NICOLE LEPERA

HEILE. DICH. SELBST.

GOLDMANN

Buch

Verletzungen und Traumata aus der Kindheit begleiten uns häufig ein Leben lang. In Form von Ängsten, Depressionen, Erschöpfung oder unklaren körperlichen Symptomen können sie sich manifestieren, oft ohne dass uns der Zusammenhang bewusst ist. Doch wir können sie überwinden, wenn wir uns auf unsere mächtigste Ressource besinnen – die Kraft der Selbstheilung. Dieses Buch gibt uns die wirkungsvollsten Tools dafür an die Hand: Future Self Journaling, Meditation, die Arbeit mit dem inneren Kind, Übungen für den Vagusnerv und viele mehr.

Autorin

Nicole LePera ist Psychologin und Gründerin des Mindful Healing Centers in Philadelphia, in dem sie Patienten mit Angststörungen, Depressionen, Burn-out und Bindungsängsten behandelt. Durch eine tiefe persönliche Krise kam sie zu der Überzeugung, dass seelische Probleme nur mit integrativen Methoden und durch Selbstverantwortlichkeit kuriert werden können. Im Jahr 2019 brachte sie die Instagram-Plattform *The Holistic Psychologist* an den Start, die sich zu einer weltweiten Bewegung mit über neun Millionen Followern entwickelt hat.

www.yourholisticpsychologist.com
@the.holistic.psychologist

Außerdem von Nicole LePera im Programm:

Erkenne. Dich. Selbst. – Das Workbook zu Heile. Dich. Selbst.
Heile. Deine. Beziehungen.

auch als E-Book erhältlich

Nicole LePera

Heile. Dich. Selbst.

Warum auch kleinste seelische Verletzungen große Folgen haben – und wie du dich davon befreien kannst

TRAUMA-HEILUNG MIT THE HOLISTIC PSYCHOLOGIST

Aus dem amerikanischen Englisch von Elisabeth Liebl

GOLDMANN

FSC MIX Papier | Fördert gute Waldnutzung FSC® C014496

Penguin Random House Verlagsgruppe FSC® N001967

4. Auflage
Vollständige Taschenbuchausgabe März 2024

in der Penguin Random House Verlagsgruppe GmbH,
Neumarkter Str. 28, 81673 München
produktsicherheit@penguinrandomhouse.de
(Vorstehende Angaben sind zugleich
Pflichtinformationen nach GPSR)

Originalverlag: Harper Wave, New York, USA
Titel der amerikanischen Originalausgabe: How to Do the Work – Recognize Your Patterns, Heal From Your Past, and Create Your Self
Published by Arrangement with Juniortine Productions LLC
Dieses Werk wurde vermittelt durch die
Literarische Agentur Thomas Schlück GmbH, 30161 Hannover
Umschlag: UNO Werbeagentur, München,
nach einer Vorlage von ki 36 Editorial Design, München, Daniela Hofner
Umschlagmotiv: © Daniela Hofner
Lektorat: Diane Zilliges
Satz: Satzwerk Huber, Germering
Druck und Bindung: GGP Media GmbH, Pößneck
Printed in Germany
JS · CB
ISBN 978-3-442-22385-5

www.goldmann-verlag.de

Für Lolly, die mich gesehen hat,
noch bevor ich mich selbst sehen konnte.
Und für euch alle: Ich sehe euch.

»Das, was unten ist, ist wie das, was oben ist.
Und das, was oben ist, ist wie das, was unten ist.
Ein ewig dauerndes Wunder des Einen.«

Hermes Trismegistos, *Das große Werk*

»Die Entwicklung des Menschen ist die Entwicklung seines Bewusstseins. Mit einem objektiven Bewusstsein kann man die Einheit von allem sehen und fühlen. Alle Versuche, diese Erscheinungen in ein geordnetes wissenschaftliches oder philosophisches System zu bringen, laufen jedoch ins Leere, denn der Mensch kann die Idee des Ganzen nicht aus isolierten Tatsachen rekonstruieren.«

George Gurdjieff, *The Fourth Way*

»Man kann nicht alle Umstände ändern,
denen man sich stellt. Aber nichts wird sich je ändern,
wenn du dich ihnen nicht stellst.«

James Baldwin, *Remember This House*
(überliefertes Manuskript, das als Grundlage für den Dokumentarfilm »I Am Not Your Negro« diente)

Inhalt

Ein Wort zur Selbstheilung

»Das Werk« – die Arbeit daran, über unsere menschliche Erfahrung hinauszuwachsen – geht auf eine lange und reiche Tradition zurück, die von den unterschiedlichsten Sprachrohren verkündet wurde. Die alten hermetischen Traditionen nennen es »Alchemie«, moderne Mystiker wie George Gurdjieff rät all jenen, die tiefer in die Welt eintauchen wollen, sich auf höhere Bewusstseinsebenen zu begeben. Und wir sehen, dass im Antirassismus-Training, in der Suchtmedizin und im Kampf gegen systemische Unterdrückung eine ähnliche Sprache verwendet wird, so wie sie sich beispielsweise in den Zwölf-Schritte-Programmen zeigt. All diesen Ausprägungen des *Werkes* ist gemeinsam, dass sie sich um Einsichten in das Selbst und unseren Platz innerhalb der Gemeinschaft bemühen. Eben darum geht es auch in diesem Buch. Das Ziel meines Werks ist es, dir jene Instrumente zu vermitteln, die dir helfen, das enge Band zu verstehen und zu nutzen, das Körper, Seele und Geist verknüpft. Dies schenkt dir eine tiefere, authentischere und innigere Beziehung zu dir selbst, zu anderen Menschen und zur Gesellschaft als Ganzes. Im Folgenden werde ich dir von meiner Reise berichten, und ich hoffe sehr, dass sie dich inspiriert, deine eigene Version des *Werks* anzupacken.

Vorwort: Die dunkle Nacht der Seele

Das Erwachen von Dichtern und Mystikern scheint sich stets an Orten zuzutragen, die vom Göttlichen erfüllt sind – auf einem Berggipfel, am Meeresufer, das den Blick fesselt, an einem murmelnden Bächlein oder im Angesicht eines brennenden Dornbusches. Meines allerdings geschah in einer Blockhütte mitten im Wald, als ich über einer Schüssel Haferbrei in hemmungsloses Schluchzen ausbrach.

Ich wollte mir mit meiner Partnerin Lolly im ländlichen Norden des Bundesstaates New York eine Auszeit vom stressgeplagten Stadtleben in Philadelphia gönnen.

Ich löffelte also gerade mein gesundes, aber fad schmeckendes Frühstück in mich hinein und vertiefte mich dabei wieder mal in ein psychologisches Fachbuch, meine Form der »Strandlektüre«. Thema? Emotional nicht verfügbare Mütter. Als ich darin herumblätterte – zur beruflichen Weiterbildung, so dachte ich jedenfalls –, lösten die Worte in mir eine emotionale Reaktion aus, die ebenso heftig wie unerwartet war.

»Du bist eben ausgebrannt«, schlug Lolly als Erklärung vor. »Du musst unbedingt kürzertreten. Versuch doch, dich mal zu entspannen.«

Ich tat das als Unfug ab. Ich glaubte nicht, dass meine Gefühle und Erfahrungen anders ausfielen als bei anderen Menschen. Ich kannte diese Symptome schließlich von meinen Patientinnen und Freunden. *Wem graut es nicht vor dem neuen Tag, wenn er morgens aufsteht? Wer ist während der Arbeit nicht ständig mit seinen Gedanken woanders? Wer in aller Welt kann ehrlich von sich behaupten, dass er nicht Tag für Tag dem nächsten Urlaub entgegenfiebert? Ist das nicht einfach ganz normal, wenn man älter wird?*

Erst vor Kurzem hatte ich meinen dreißigsten Geburtstag »gefeiert« und mich insgeheim gefragt: *Und? War's das jetzt?* Ich hatte so viel von dem erreicht, was ich mir als Mädchen erträumt hatte – in einer Stadt wohnen, die ich mir selbst ausgesucht hatte; meine eigene psychotherapeutische Privatpraxis; eine liebevolle Partnerin. Und doch nagte an mir immer noch das Gefühl, dass etwas Wesentliches in meinem Leben verloren gegangen war, ausgeknipst oder vielleicht auch gar nicht erst da gewesen. Nachdem ich mich jahrelang immer wieder in Partnerschaften wiedergefunden hatte, in denen ich mich emotional verlassen fühlte, war ich endlich jemandem begegnet, bei dem ich spürte, dass es *die Richtige* war, weil sie so ganz anders war als ich. Wo ich zögerlich und gleichgültig war, war Lolly leidenschaftlich und eigensinnig. Mehr als einmal hatte sie mich auf eine Art und Weise aus der Reserve gelockt, die ich extrem aufregend fand. Eigentlich hätte ich also glücklich oder zumindest zufrieden sein sollen. Stattdessen hatte ich ständig das Gefühl, neben mir zu stehen, isoliert und gefühllos zu sein. Ich fühlte schlicht *nichts*.

Zu alldem gesellten sich noch körperliche Probleme, die mittlerweile so massiv geworden waren, dass ich sie nicht mehr ignorieren konnte. Da war dieser Nebel im Hirn, der mich immer so benommen machte, dass ich manchmal nicht nur einzelne Wörter oder Sätze vergaß, sondern total wegdriftete. Dieser Zustand war reichlich verstörend, vor allem wenn er, wie vereinzelt geschehen, während einer Therapiesitzung auftrat. Hartnäckige Darmprobleme, die mir schon seit Jahren zusetzten, führten dazu, dass ich mich ständig schwer und niedergedrückt fühlte. Und dann eines Tages kippte ich aus heiterem Himmel um – ich verlor komplett das Bewusstsein, als ich bei Freunden zu Besuch war, was allen einen gehörigen Schrecken einjagte.

Als ich nun so dasaß, im Schaukelstuhl, mit meiner Schüssel Haferbrei, in dieser bildschönen Umgebung, spürte ich plötzlich, wie inhaltsleer mein Leben geworden war. Meine Kräfte waren erschöpft, die Verzweiflung an meiner Existenz hatte mich fest in ihren Klauen. Ich war frustriert, weil meine Patientinnen und Patienten einfach keine Fortschritte machten. Ich ärgerte mich über meine eigene Unzulänglichkeit, die mich daran hinderte, besser für ihr und für mein Wohl zu sorgen. Zudem bremste mich diese frei flottierende Stumpfheit aus und ließ mich an der Sinnhaftigkeit des ganzen Lebens zweifeln. Zu Hause im geschäftigen Treiben des Stadtlebens konnte ich diese verstörenden Gefühle überdecken, indem ich diese Energien in Aktionismus übersetzte: Küche putzen, mit dem Hund rausgehen, endlos Pläne schmieden. Immer auf Trab, Trab, Trab. Wer nicht allzu genau hinsah, hätte dabei vielleicht meine Typ-A-Effizienz bewundert. Aber hätte man nur ein wenig an der Oberfläche gekratzt, hätte man festgestellt, dass ich meinen Körper auf Trab hielt, um mich von meinen tiefsitzenden emotionalen Problemen abzulenken. Dort aber, tief in den Wäldern, wo es für mich keine andere Beschäftigung gab, als ein Buch über die langfristigen Auswirkungen von Kindheitstraumata zu lesen, konnte ich nicht länger vor mir weglaufen. Dieses Buch legte die Gefühle bloß, die ich meiner Mutter und meiner Familie gegenüber empfunden und so lange unterdrückt hatte. Es war, als würde ich in einen Spiegel schauen. Da stand ich nun, nackt, ohne jede Möglichkeit, mich abzulenken, und was ich sah, gefiel mir ganz und gar nicht.

Als ich mich nun insgesamt mit ehrlicherem Blick betrachtete, war kaum zu übersehen, dass viele meiner Schwierigkeiten sehr genau jene Probleme widerspiegelten, die ich an meiner Mutter wahrgenommen hatte. Da war vor allem die Einstellung, die meine Mutter ihrem Körper und ihren Gefühlen entgegengebracht hatte. Ich war Zeugin gewesen, wie sie mit anhaltenden Schmerzen in den Knien und im Rücken kämpfte, dazu noch die ständigen Sorgen und Ängste. Als ich größer wurde, unterschied ich mich in vielerlei Hinsicht von meiner Mutter. Ich war körperlich sehr aktiv. Es war mir wichtig, auf meinen Körper zu achten, indem ich Sport trieb und mich gesund ernährte. Ich wurde sogar Vegetarierin, nachdem ich auf einem Gnadenhof Freundschaft mit einer Kuh geschlossen hatte, was es mir unmöglich machte, je wieder Fleisch zu essen. Zugegeben: Von da an machten massiv verarbeiteter Fleischersatz und veganes Junkfood (allem voran vegane Philly Steaks) den Löwenanteil meiner Ernährung aus. Aber zumindest machte ich mir Gedanken über das, was ich meinem Körper zuführte (abgesehen vom Alkohol, dem ich nach wie vor reichlich zusprach). Dieses »Gedankenmachen« nahm bisweilen extreme Formen an. Dann legte ich mir so harte Beschränkungen auf, dass die Nahrungsaufnahme zur komplett freud- und genussfreien Angelegenheit verkam.

Ich hatte immer geglaubt, *dass ich überhaupt nicht so wäre wie meine Mutter*. Doch als all diese emotionalen und mittlerweile auch körperlichen Probleme aufbrachen und jeden Winkel meines Daseins überfluteten, wurde mir klar, dass es an der Zeit war, einiges zu hinterfragen. Und diese Einsicht ließ nun heiße Tränen in meine lauwarme Haferpampe tropfen. Und doch lag in diesem traurigen, einigermaßen armseligen Bild auch eine Botschaft für mich. Mein emotionaler Ausbruch war derart ungewöhnlich, lag so weit außerhalb meiner typischen Persönlichkeitsmuster, dass ich dieses seelische Signal nicht einfach übersehen konnte. Irgendetwas in mir schrie nach Aufmerksamkeit, und hier inmitten der Wälder gab es keine Möglichkeit, mich davor zu verstecken. Es war an der Zeit, mich meinem Leid, meinem Schmerz, meinem Trauma und meinem wahren Selbst zu stellen.

Heute nenne ich diese Geschichte meine »dunkle Nacht der Seele«, meinen Tiefpunkt. Seinen Tiefpunkt zu erreichen ist wie Sterben. Diese Erfahrung kann uns buchstäblich dem Tode nahe bringen. Doch der Tod ermöglicht auch unsere Wiedergeburt – und ich tauchte aus diesem finsteren Schlund mit dem festen Entschluss auf herauszufinden, was da nicht stimmte. Dieser Tiefpunkt ließ endlich Licht herein. Er offenbarte mir so viel über mich selbst, das ich bisher immer weggeschoben hatte. Auf einmal überkam es mich mit aller Klarheit: *Ich muss eine Möglichkeit zur Veränderung finden.* Dass diese Einsicht zu einem physischen, psychischen und spirituellen Erwachen führen und schließlich sogar eine internationale Bewegung begründen würde, ahnte ich damals noch nicht.

Anfangs konzentrierte ich mich auf das meiner Ansicht nach vordringlichste Problem: meinen Körper. Ich machte eine Bestandsaufnahme meiner Physis: Worin bestand meine Krankheit, und wie äußerte sie sich? Intuitiv wusste ich, dass sich mein Weg zur Heilung auf eine Veränderung meiner Ernährungsgewohnheiten und mehr Bewegung gründen musste. Also engagierte ich Lolly als Motivationstrainerin in Sachen Selbststärkung. Sie sollte mir helfen herauszufinden, wie ich meinen kostbaren Körper misshandelte, und dabei nicht vom Pfad der

Ehrlichkeit abweichen. Sie warf mich morgens aus dem Bett, drückte mir Hanteln in die Hand und trieb uns auch darüber hinaus mehrmals täglich zu bewusster Bewegung an. Wir vertieften uns in Nährwerttabellen und stellten fest, dass viele unserer Vorstellungen über »gesunde« Ernährung eher zweifelhaft waren. Wir fingen an, ein tägliches Morgenritual aus Atemtechniken und Meditation zu praktizieren. Auch wenn ich all das anfangs nur zähneknirschend über mich ergehen und gern mal einen Tag sausen ließ, auch wenn es Tränen, Muskelkater und jede Menge Kummer gab, auch wenn ich täglich mit Trennung drohte: Nach vielen Monaten kristallisierte sich eine gewisse Routine heraus. Ich wurde schließlich sogar süchtig danach und fühlte mich körperlich und geistig stärker als je zuvor in meinem Leben.

Während mein Körper zu heilen begann, fing ich an, viele andere Wahrheiten, die ich einst für selbstverständlich gehalten hatte, zu hinterfragen. Mein Denken über geistige Gesundheit wandelte sich. Ich erkannte, dass sich eine schwache Verbindung zwischen Geist, Körper und Seele in Krankheiten niederschlug und zu emotionaler Fehlregulierung führte. Ich entdeckte, dass unsere Gene nicht unser Schicksal sind. Doch um uns zu ändern, müssen wir uns jene Verhaltens- und Denkmuster bewusst machen, die von den Menschen geprägt wurden, die uns am wichtigsten waren oder sind. Ich stieß auf eine neue, umfassendere Definition von »Trauma«, die auch die tiefgehenden spirituellen Auswirkungen berücksichtigt, welche Stress und negative Erfahrungen in der Kindheit auf unser Nervensystem haben.

Ich erkannte, dass ich ungelöste Kindheitstraumata mit mir herumschleppte, die mich immer noch jeden Tag meines Lebens beeinträchtigten. Je mehr ich diese Zusammenhänge durchschaute, desto besser konnte ich meine neu gewonnenen Erkenntnisse in Entscheidungen umsetzen, die ich täglich neu und konsequent traf. Und so wurden diese Veränderungen mit der Zeit ein Teil von mir, und ich begann, mich grundlegend zu wandeln. Sobald ich körperlich wieder gesund war, ging ich eine Ebene tiefer. Ich brachte das Wissen aus meiner klinischen Arbeit in die neuen Kenntnisse ein, die ich mir aneignete, Kenntnisse über die Integration unseres körperlichen, seelischen und spirituellen Selbst, über die Ganzwerdung des Menschen. Ich begegnete meinem inneren Kind und nahm es an. Ich untersuchte die traumatischen Bindungen, in denen ich feststeckte, und lernte, Grenzen zu setzen. Und ich begegnete der Welt mit jener emotionalen Reife, die ich zuvor nicht für möglich gehalten hatte, weil ich sie nicht hatte kennenlernen dürfen. Bald merkte ich, dass sich diese Arbeit nicht auf mein Inneres beschränkte, sondern ganz im Gegenteil weit über mich hinausging, in jede einzelne meiner Beziehungen hinein und in das Universum. Diese Offenbarung, diese Einsicht in die Bedeutung der Integration von Geist, Körper und Seele für unser Wohlbefinden, ist das Kernthema dieses Buches, mit dem ich dich in die Grundprinzipien der Holistischen Psychologie einführen möchte.

Wenn ich mich heute auf diesen Seiten an dich wende, dann tue ich das aus einem Zustand fortgesetzter Heilung heraus. Meine Symptome (wie Panikzustände und »Sorgsucht«) sind größtenteils Vergangenheit. Meine Beziehung zur Welt ist keine bloße Reaktion mehr, ich bin zu mehr Achtsamkeit und Mitgefühl fähig. Ich fühle mich den Menschen, die ich liebe, nun stärker verbunden und bin in diesen Beziehungen wacher. Umgekehrt kann ich mich jenen Menschen gegenüber abgrenzen, die meinen Weg nicht aktiv mitgehen. Zum ersten Mal in meinem

Erwachsenenleben lebe ich wirklich bewusst. Als ich an meinem Tiefpunkt war, konnte ich das nicht sehen. Auch ein Jahr später war es mir noch nicht klar. Heute aber weiß ich, dass ich nicht hier sitzen und dieses Buch schreiben würde, wenn ich mich nicht den Untiefen meiner Verzweiflung gestellt hätte.

Als ich 2018 mit meiner Website *The Holistic Psychologist* online ging, stand dahinter der Wunsch, die Methoden, die ich für mich entdeckt hatte, mit anderen zu teilen. Ich *musste* meine Erfahrungen einfach weitergeben. Sobald ich damit anfing, meine Geschichte auf Instagram zu erzählen, quoll mein Postfach über von Zuschriften, die von Traumata, Heilungen und emotionaler Widerstandskraft erzählten. Was ich über ganzheitliches Heilen schrieb, fand, über sämtliche Alters- und kulturellen Grenzen hinweg, Widerhall im kollektiven Bewusstsein. Heute habe ich drei Millionen Follower, die sich unter dem Hashtag #SelfHealers zusammengefunden haben – und sich aktiv um ihr geistiges, körperliches und spirituelles Wohlergehen kümmern. Diese Community zu unterstützen ist zu meiner Lebensaufgabe geworden.

Den ersten Geburtstag von *The Holistic Psychologist* beging ich mit einer Meditation über unser inneres Kind. Diese Meditation, die ich an der Westküste der USA geben wollte, sollte zum einen ein Dankeschön an meine Community sein und ihr zum anderen die Möglichkeit bieten, dass wir uns im realen Leben treffen und unsere gemeinsame Reise feiern. Ein paar Tage zuvor googelte ich »Veranstaltungsorte Venice Beach« und wählte aufs Geratewohl einen der Treffer aus. Über Instagram bot ich kostenlose Tickets für die Veranstaltung an und drückte mir die Daumen, dass sich auch ein paar Interessenten finden würden. Innerhalb weniger Stunden hatte ich dreitausend Anmeldungen. Ich konnte es kaum fassen.

Als ich schließlich so dasaß, mitten in den grenzenlosen Weiten des Venice Beach, wuselten Jogger an mir vorüber und alles, was sich sonst so unter der Sonne Südkaliforniens tummelt. Ich richtete meinen Blick auf die Wellen, die an den Strand schlugen. Der raue Sand unter meinen Füßen, die Kühle meiner vom Meerwasser feuchten Haare brachten mir die Präsenz meines Körpers in Raum und Zeit eindringlich zu Bewusstsein. Ich fühlte mich so unglaublich präsent, so lebendig, als ich meine Hände zum Gebet erhob und mir die vielen verschiedenen Lebenswege bewusst machte, die jeden einzelnen dieser bemerkenswerten Menschen um mich herum hierher an diesen Strand geführt hatten. Ich ließ meinen Blick über die Menge schweifen und war einen Augenblick lang überwältigt von der Vielzahl der Augen, die sich da auf mich richteten – auf mich, die es immer gehasst hatte, im Mittelpunkt der Aufmerksamkeit zu stehen. Dann fing ich an zu sprechen:

> »Etwas hat euch alle hierhergeführt. Etwas tief in euch ist hierhergekommen mit der leidenschaftlichen Sehnsucht nach Heilung. Der Sehnsucht nach der besten Version eures Selbst. Das ist ein Grund zur Freude. Bei jedem Menschen prägt die Kindheit die Wirklichkeit, die er im Augenblick erlebt. Und heute haben wir uns entschlossen, unsere Vergangenheit zu heilen und die Zukunft neu zu gestalten.
>
> Jener Teil von euch, der weiß, dass das stimmt, ist eure Intuition. Sie war immer da. Wir haben uns nur angewöhnt, ihre Stimme zu überhören oder ihren Worten zu misstrauen. Dass wir heute hier sitzen, ist ein erster Schritt, das verlorene Vertrauen in uns selbst zurückzugewinnen.«

Während ich diese Worte sprach, begegnete ich in der Menge dem Blick einer mir unbekannten Frau. Sie lächelte mir zu und legte ihre Hand aufs Herz, als wollte sie »Danke« sagen.

Da traten mir plötzlich Tränen in die Augen. Ich weinte – aber es waren andere Tränen als jene, die ich Jahre zuvor über meinem Haferbrei vergossen hatte. Es waren Tränen der Liebe, der Akzeptanz, der Freude. Es waren Tränen der Heilung.

Ich bin der lebende Beweis dieser Wahrheit: Das Erwachen ist keine mystische Erfahrung, die Mönchen, Mystikern oder Dichtern vorbehalten ist. Es ist nicht nur »spirituell« veranlagten Menschen möglich, sondern allen und jedem, der den Wunsch hat, sich zu wandeln – der sich nach Heilung sehnt, nach Gedeihen, danach, sein Licht endlich erstrahlen zu lassen.

Ist dein Gewahrsein erst erwacht, ist alles möglich.

Einführung: Was ist Holistische Psychologie?

Heile. Dich. Selbst. ist die Essenz einer revolutionären Methode zur Heilung von Geist, Körper und Seele, die man als Holistische Psychologie bezeichnet. Dahinter steht eine ganze Bewegung: Menschen, die sich auf eine tägliche Praxis einlassen, um selbst für ihr Wohlbefinden zu sorgen, für Heilung von der Vergangenheit und die Formung ihres bewussten Selbst.

Die Holistische Psychologie konzentriert sich auf Geist, Körper und Seele, um den Körper und das Nervensystem ins Gleichgewicht zu bringen und ungelöste emotionale Verletzungen zu heilen. Dieses *Werk* schenkt dir die Kraft, dich in den Menschen zu verwandeln, der du im Grunde immer schon warst. Es erzählt dir eine aufregende, neue Geschichte, in der körperliche und seelische Symptome *Botschaften* sind, keine festgezimmerte Diagnose, mit der man leben muss. Diese Geschichte dringt bis zu den Wurzeln von chronischen Schmerzen vor, von Stress, Erschöpfung, Angst, Darmproblemen und Ungleichgewichten im Nervensystem, die von der westlichen Medizin lange Zeit übersehen oder schlicht ignoriert wurden. Sie erklärt, warum so viele Menschen nicht vorankommen, sich abkapseln oder sich verloren fühlen. Sie bietet praktikable Methoden, mit denen du für dich neue Gewohnheiten entwickeln kannst, das Verhalten anderer besser verstehst und dich von der Vorstellung lösen kannst, dass dein Wert von anderen Menschen oder Dingen abhängt. Wenn du dich diesem deinem *Werk* tatsächlich jeden Tag widmest, wird die Zeit kommen, da du in den Spiegel blickst und dem Menschen, der dich ansieht, voller Begeisterung begegnest.

Diese ganzheitlichen Methoden bestehen aus Techniken, die den Körper ansprechen (durch Atemübungen und Körperarbeit), die Psyche (durch eine veränderte Beziehung zu deinen Gedanken und früheren Erfahrungen) sowie den spirituellen Teil deiner selbst (durch die Verbindung zu deinem authentischen Selbst und dem großen Ganzen). Und diese Methoden funktionieren, weil Körper, Geist und Seele eng *verknüpft* sind. Sie wirken, weil sie sowohl auf der Wissenschaft der Epigenetik gründen als auch auf der Tatsache, dass wir viel mehr Macht über unser geistiges Wohlbefinden haben, als wir meinen. Heilung ist ein bewusster Prozess, der Tag für Tag erlebt werden kann, wenn wir unsere Denkgewohnheiten und Verhaltensmuster ändern.

Viele von uns leben im Zustand der Unbewusstheit. Wir taumeln auf Autopilot durch die Welt und führen ständig automatisierte Gewohnheiten aus, die uns nichts bringen und kein bisschen widerspiegeln, wer wir im Innersten sind und was wir uns wahrhaft wünschen. Die Praxis der Holistischen Psychologie hilft uns, jene innere Führung wiederzufinden, die wir aufgrund unserer, in der Kindheit verinnerlichten, Gewohnheitsmuster aufgegeben haben. Mithilfe der Holistischen Psychologie findest du zurück zur Stimme deiner Intuition, lernst, ihr zu vertrauen und dich von jener »Persönlichkeit« zu lösen, die von Elternfiguren, Freunden, Lehrern und der Gemeinschaft im Großen und Ganzen geprägt wurde. Wir richten also das Licht des Bewusstseins auf die unbewussten Anteile unseres Selbst.

In diesem Buch lernst du ein neues Modell einer ganzheitlichen Heilmethode kennen, die Körper, Geist und Seele einbezieht. Eines aber möchte ich noch in aller Deutlichkeit sagen: Ich wende mich hier nicht gegen die klassische Psychologie. Ich bin keinesfalls der Ansicht, dass die Instrumente der hergebrachten Psychotherapie und anderer therapeutischer Modelle nichts taugen. Ich schlage nur einfach einen Ansatz vor, bei dem verschiedene Techniken zum Tragen kommen: die klassische Psychologie ebenso wie die Neurowissenschaften bis hin zu Achtsamkeitsübungen und verschiedenen spirituellen Ansätzen. Mir geht es vor allem darum, die wirksamsten mir bekannten Techniken für Heilung und Wohlbefinden zusammenzubringen. Daher findest du hier Methoden, die aus einer traditionellen Schule stammen, wie zum Beispiel aus der Kognitiven Verhaltenstherapie (KVT) oder der Psychoanalyse, aber auch ganzheitliche Ansätze, die von der klassischen Psychologie zumindest bislang nicht akzeptiert werden. Es ist wichtig, dass du dir eines klarmachst: Die Praxis der Holistischen Psychologie hat ihre Wurzeln in der Freiheit, in der freien Wahl und der Stärkung unserer Selbstwirksamkeit. Einige Dinge werden dich ansprechen, andere nicht. Das Ziel ist, mit den Techniken zu arbeiten, die für dich am besten funktionieren. Allein die Tatsache, dass du sie gezielt auswählst, wird dir helfen, wieder mehr auf deine Intuition zu hören, auf dein wahres Selbst.

Lernst du, dich selbst zu heilen, dann hast du den Schlüssel in der Hand. Diese Selbstheilung ist nicht nur möglich, sie ist die einzig wahre Wirklichkeit unseres Menschseins, denn wer außer dir sollte wissen, was für dich in deiner Einzigartigkeit richtig ist? Hier aber tut sich ein Problem auf: Für sehr viele von uns ist eine gute gesundheitliche Versorgung – vor allem, wenn es um die geistige Gesundheit geht – einfach nicht verfügbar. Wir leben in einer Welt der Ungleichheit, in der unsere

Versorgung davon abhängt, wo wir leben, was wir darstellen und wer wir sind. Selbst jene Menschen, die so privilegiert sind, dass sie Zugang zu einer guten gesundheitlichen Fürsorge haben, müssen häufig feststellen, dass diese Versorgung keineswegs immer gleich gut ist. Und wenn wir dann tatsächlich mal jemanden gefunden haben, dem wir in dieser Hinsicht vertrauen, ist die Zeit, die wir mit dieser Person verbringen dürfen, meist begrenzt. In diesem Buch aber findest du ein Lernmodell, bei dem du selbst bestimmst, wohin es geht. Du findest darin Informationen und Tipps, die dich in die Lage versetzen, *dein heilerisches Werk* zu beginnen. Deine Vergangenheit zu verstehen, ihr zu lauschen, sie anzusehen und von ihr zu lernen ist ein Prozess, der tiefgreifende Veränderungen mit sich bringt. Einen Wandel, der bleibt. Eine wirkliche Veränderung.

Heile. Dich. Selbst. ist in drei Teile gegliedert. Im ersten Teil schließen wir Bekanntschaft mit unserem bewussten Selbst, der Macht unserer Gedanken und dem Einfluss von Stress und Kindheitstraumata auf alle Systeme unseres Körpers. Wir werden erkennen, wie uns körperliche Fehlfunktionen davon abhalten, geistig und emotional vorwärtszukommen. Im zweiten Teil gehen wir eine Schicht tiefer und tauchen ein in das, was man »den Geist« nennt. Wir werden untersuchen, wie Bewusstsein und Unbewusstes zusammenspielen, und entdecken, wie die Konditionierung durch unsere Elternfiguren unsere Welt geschaffen hat. Und wie diese Konditionierung Gedanken- und Verhaltensmuster prägte, die wir bis heute ausagieren. Schließlich gehen wir noch einen Schritt weiter und lernen unser inneres Kind kennen. Wir werden erfahren, welche Ich-Geschichten uns zwar schützen, aber auch zur Folge haben, dass wir Beziehungsmuster leben, die noch aus unserer Kindheit stammen. Im letzten Teil, der für mich den Kern des

Heilungswerkes darstellt, lernen wir, das bislang erworbene Wissen anzuwenden, um jene emotionale Reife zu erlangen, die es uns ermöglicht, mit anderen Menschen authentische Beziehungen einzugehen. Kein Mensch ist eine Insel. Wir sind soziale Geschöpfe. Erst wenn wir imstande sind, unser wahres Selbst zu leben, können wir zu den Menschen, die wir lieben, eine authentische Beziehung aufbauen. Damit legen wir den Grundstein für das Gefühl des Einsseins mit dem kollektiven »Wir«, das größer ist als wir selbst. Hier findest du Möglichkeiten und Instrumente, die dich dort abholen sollen, wo du gerade stehst.

Alles, was du für diese Reise brauchst, ist dein bewusstes Selbst, der Wunsch, tiefer zu gehen, und die Einsicht, dass der Wandel niemals einfach ist. Der Weg, der vor dir liegt, kann manchmal ganz schön schwierig werden. Es gibt keine Sofortlösungen. Wer irgendwann glauben gemacht wurde, es gäbe Wundermittel, kann das schwer begreifen. Ich bin dann vielleicht die Erste, die mit Nachdruck unterstreicht, dass das heilerische *Werk* vor allem eines ist: Arbeit. Es gibt keine Abkürzungen, und niemand kann diesen Weg für dich gehen. Es fühlt sich manchmal unangenehm an, ja es kann regelrecht erschreckend sein, aktiv an der eigenen Heilung zu arbeiten. Schließlich ist die Erkenntnis, wer du bist und wozu du fähig bist, nicht nur ein bestärkendes Erlebnis. Sie gehört zu den umwälzendsten Erfahrungen, auf die wir uns einlassen können.

Manche, die sich auf das *Werk*, wie ich es hier vorstelle, einlassen, sagen mir, dass ich die Wahrheit immer schön in kuschlige Decken verpacke. Ich nehme das als Kompliment, aber einen Punkt, und auch der entspricht der Wahrheit, möchte ich hier klipp und klar betonen: Man kann es auch *zu* bequem haben. Heilung vollzieht sich selten ohne Schwierigkeiten. Sie kann schmerzhaft sein und erschreckend. Heilung heißt, dass du Geschichten loslässt, die dich zurückhalten und dir schaden. Dass du einen Teil deiner selbst sterben lässt, damit ein anderer Teil Wiedergeburt erfährt. Nicht jeder Mensch will, dass es ihm besser geht. Auch das ist völlig in Ordnung. Für manche Menschen ist ihre Identität unlösbar verwoben mit ihrer Krankheit. Andere fürchten das Wohlbefinden, weil sie es nicht kennen und das Unbekannte nicht vorhersehbar ist. Es ist tröstlich, dass sie genau zu wissen meinen, was das Leben für sie bereithält, selbst wenn es Krankheit ist. Unser Geist ist eine Maschine, die stets nach dem Vertrauten sucht. Das Vertraute fühlt sich sicher an. Zumindest, solange wir uns selbst nicht klarmachen, dass auch unangenehme Gefühle vergehen werden und ein notwendiger Schritt hin zum Wandel sind.

Du wirst wissen, wann du bereit bist, dich auf diese Reise zu machen. Dann wirst du anfangen zu zweifeln und am liebsten gleich wieder aufhören wollen. An genau diesem Punkt ist es am wichtigsten, dass du bei der Stange bleibst und die jeweilige Übung so lange wiederholst, bis sie dir zur Routine geworden ist. Diese Routine schafft schließlich Vertrauen. Aus dem Vertrauen entsteht die Veränderung. Und die Veränderung wird zum dauerhaften Wandel. Das eigentliche *Werk* hat nichts mit der Außenwelt zu tun. Nur mit dem, was in dir ist. Es kommt ganz »aus dir« selbst.

Der erste Schritt erweist sich meist als erstaunlich schwierig. Es geht darum, dass du dir eine Zukunft vorstellst, die anders ist als deine Gegenwart. Schließ also die Augen. Sobald du fähig bist, dir eine Wirklichkeit vorzustellen, die anders ist als deine augenblickliche, bist du bereit. Kannst du dir diese Wirklichkeit im Moment noch nicht vorstellen, dann bist du damit nicht allein. Diese geistige Blockade hat ihre Gründe. Komm mit! Dieses Buch wurde für dich geschrieben, denn mir ging es ganz genauso.

Machen wir uns also ans Werk!

1

Dein bester Heiler bist du selbst

Das folgende Szenario kommt dir vermutlich bekannt vor: Du beschließt, mit dem heutigen Tag ein neues Leben anzufangen. Ab sofort wirst du regelmäßig ins Fitnessstudio gehen, weniger industriell verarbeitete Lebensmittel essen, dir eine Auszeit von den sozialen Medien nehmen oder den Kontakt zu einem oder einer problematischen Ex abbrechen. Du bist dir auch ganz sicher, dass du es *diesmal* schaffen wirst: Du wirst dauerhaft gesünder leben. Aber dann – vielleicht schon ein paar Stunden oder Tage später, vielleicht auch nach ein paar Wochen – regt sich geistig Widerstand. Du fühlst dich körperlich einfach nicht in der Lage, auf zuckerhaltige Limonaden zu verzichten. Du kannst dich einfach nicht aufraffen, ins Fitnessstudio zu gehen. Und du verspürst den Drang, deinem oder deiner Ex schnell noch eine SMS zu schicken, nur so, um dich mal zu melden. Dein Geist zählt dir recht überzeugende Argumente auf, warum du bei deinem alten Leben bleiben solltest. Er brüllt dir förmlich ins Ohr: »Du hast dir eine Pause verdient.« Und dann kommt ihm auch noch der Körper zu Hilfe und steuert Gefühle von Erschöpfung und Antriebslosigkeit bei. Die überwältigende Botschaft lautet: »Du packst das nicht.«

In den zehn Jahren meiner Tätigkeit als Wissenschaftlerin und klinische Psychologin war »festgefahren« die Formulierung, die die meisten meiner Patienten gebrauchten, wenn ich wissen wollte, wie sie sich fühlten. Jede einzelne Patientin, jeder einzelne Patient kam in die Therapiestunde, weil er etwas ändern wollte. Der eine wollte sich selbst ändern, neue Gewohnheiten, neue Verhaltensweisen erlernen oder zumindest herausfinden, wie er sich selbst schätzen lernen konnte. Anderen ging es um Dinge im Außen. Sie wollten ihre Beziehung zu anderen Menschen verändern, ein problematisches Verhältnis zu Elternfiguren, Partnerinnen oder Kollegen. Viele wünschten (und brauchten) sowohl das eine wie das andere: Veränderung sowohl im inneren wie im äußeren Leben. Ich habe mit reichen Leuten ebenso gearbeitet wie mit armen; mit hyperfunktionalen Workaholics wie mit Menschen im Gefängnis oder an anderen Orten der Ausgrenzung. Am Rande der Gesellschaft. Unabhängig vom sozialen Hintergrund berichteten alle Klientinnen und Klienten beinahe einstimmig, sie hätten das Gefühl festzustecken. In schlechten Gewohnheiten, selbstschädigendem Verhalten, vorhersagbaren problematischen Reaktionsmustern, die in ihnen ein Gefühl von Einsamkeit, Isolation und Hoffnungslosigkeit hervorriefen. Fast alle machten sich Sorgen, wie dieses »Feststecken« wohl von anderen wahrgenommen würde. Die Grübeleien darüber, was geliebte Menschen, Freunde, Bekannte oder selbst völlig Fremde möglicherweise von ihrem »Feststecken« dachten, nahmen geradezu zwanghafte Züge an. Die meisten meiner Klientinnen und Klienten waren fest davon überzeugt, dass ihre Unfähigkeit, etwas zu verändern, eine tiefsitzende Persönlichkeitsstörung widerspiegle, dass sie für eine durchgehende »Wertlosigkeit« stehe – dieser Begriff wurde häufig gebraucht.

Diejenigen meiner Klientinnen oder Klienten, deren Selbstwahrnehmung gut entwickelt war, erkannten diese Verhaltensmuster bei sich und hatten klare Vorstellungen, wie sie sich verändern ließen. Doch selbst sie waren nicht imstande, den Schritt vom Wissen zum Tun zu vollziehen. Wer den Weg heraus erkannte, äußerte eine tiefe Scham darüber, dass er trotzdem immer wieder automatisch in unerwünschte Verhaltensmuster zurückfiel. Sie schämten sich dafür, dass sie es zwar besser *wussten*, aber trotzdem nicht besser *machen* konnten, was sie schließlich in meine Praxis führte.

Leider war auch meine Unterstützung in vielen Fällen nur von beschränktem Nutzen. Fünfzig Minuten Psychotherapie pro Woche schienen bei der Mehrheit meiner Patientinnen und Patienten keine wirklich entscheidenden Veränderungen zu bewirken. Einige waren von diesem unbefriedigenden Auf-der-Stelle-Treten schließlich so frustriert, dass sie nicht mehr in die Therapie kamen. Und selbst wenn manche von den gemeinsamen Sitzungen profitierten, stellten sich Verbesserungen nur quälend langsam ein. Einzelne Sitzungen schienen wirklich fruchtbar zu sein, und doch kam dieser Mensch in der Folgewoche wieder und berichtete von Erlebnissen, die genau der angesprochenen Problematik entsprangen. Manche zeigten in der Therapie unglaubliche Einsichten. Sie vermochten jene Verhaltensmuster, die sie blockierten, zu einem Gesamtbild zusammenzusetzen, und fühlten sich dennoch nicht imstande, dem Sog zu widerstehen, der sie im Alltag (wenn sie nicht in meiner Praxis saßen) in eben jene Muster zurückfallen ließ. Sie erkannten die problematische Dynamik *in der Rückschau*, aber das trug kein bisschen dazu bei, diese Einsichten im Alltag auch anzuwenden. Ähnliche Muster konnte ich bei Menschen beobachten, die starke transformative Erfahrungen gemacht hatten – etwa im Rahmen intensiver Retreats oder bewusstseinsverändernder Ayahuasca-Zeremonien: Im Laufe der Zeit fielen sie langsam, aber sicher in ihre alten unerwünschten Verhaltensmuster zurück, für die sie nach Lösungen gesucht hatten. Diese Unfähigkeit, nach solch offensichtlich wichtigen Erkenntnissen Fortschritte zu machen, löste bei vielen meiner Patienten Krisen aus: *Was stimmt bloß nicht mit mir? Warum kann ich mich nicht ändern?*

Schließlich begriff ich, dass uns Therapie und einzelne Transformationserfahrungen (wie zum Beispiel Ayahuasca-Zeremonien) auf dem Weg der Heilung nur ein kurzes Stück führen können. Damit sich nachhaltig etwas verändert, musst du täglich an dieser Veränderung *arbeiten*. Um geistiges Wohlergehen zu erlangen, musst du *Tag für Tag* für deine Heilung aktiv werden.

Je mehr ich mich umsah, desto öfter begegnete mir diese Frustration, auch bei meinen Freunden. Viele von ihnen nahmen Medikamente, weil sie unter Schlaflosigkeit, Depressionen oder Angstzuständen litten. Sie hatten zwar keine offiziell diagnostizierten seelischen Störungen, und doch wiesen sie viele der entsprechenden Symptome auf und suchten dafür gesellschaftlich akzeptierte Ausdrucksmöglichkeiten: Sie arbeiteten zu viel, waren ständig auf Reisen oder schafften es kaum, das Handy aus der Hand zu legen, weil sie unentwegt etwas in den sozialen Medien posteten. Sie waren die glatten Einser-Typen, Menschen, die ihre Projekte Wochen vor dem Fälligkeitstermin fertiggestellt hatten, Marathon liefen, stressige Jobs hatten und erst unter Druck zur Höchstform aufliefen. Auch ich war in vielerlei Hinsicht diese Art Mensch.

Die Grenzen der etablierten seelischen Gesundheitsversorgung hatte ich am eigenen Leib erfahren. Ich fing an, Therapie zu machen, als ich in den Zwanzigern war und mich um meine chronisch herzkranke Mutter kümmerte. Damals litt ich nahezu ständig unter Panikattacken. Angstlösende Medikamente halfen mir kurzfristig, trotzdem fühlte ich mich ständig antriebslos, gleichgültig und müde – und älter, als ich tatsächlich war. Ich war Psychologin. Ich sollte anderen Menschen helfen können, ihre Innenwelt zu verstehen, und doch blieb ich mir selbst ein Rätsel, unfähig, etwas für mich zu tun.

Mein Weg

Ich wurde in eine typische Mittelschichtfamilie in Philadelphia hineingeboren. Mein Vater hatte einen geregelten Bürojob, meine Mutter besorgte den Haushalt. Jeden Morgen wurde um 7:00 Uhr gefrühstückt. Abendessen gab es jeden Tag pünktlich um 17:30 Uhr. Das Familienmotto lautete: »Die Familie geht über alles.« Von außen betrachtet schien dieses Motto sogar zu stimmen. Wir waren der Inbegriff von Mittelschicht-Normalität und Mittelschicht-Glück – eine typisch amerikanische Projektion, welche die Wirklichkeit schlicht verschleierte.

Tatsächlich waren wir eine kranke Familie. Meine Schwester litt von klein auf unter lebensbedrohlichen schweren Krankheiten. Meine Mutter kämpfte mit mysteriösen Schmerzen, die sie immer wieder tagelang ans Bett fesselten. Auch wenn in der Familie nie offen über die Krankheit meiner Mutter gesprochen wurde, so entging sie mir dennoch nicht. Ich wusste, dass meine Mutter leidend war. Ich wusste, dass sie krank war. Mir war klar, dass sie nicht für mich da war, weil sie Schmerzen hatte. Sie war mit dem Kopf immer woanders und litt unter chronischer Angst. Bei all diesen Belastungen war es ja verständlich, dass man mich irgendwie vergaß.

Ich war das dritte und letzte Kind – ein »glücklicher Unfall«, wie es hieß. Meine Geschwister sind deutlich älter als ich (mein Bruder ging schon wählen, als ich das Licht der Welt erblickte), und ihre Erfahrungen unterschieden sich grundlegend von den meinen. Es ist eine bekannte Tatsache, dass Kinder selbst dann, wenn sie unter ein und demselben Dach groß werden, nicht die gleiche Kindheit haben. Meine Eltern witzelten immer, ich sei ihr »Christkind«. Ich schlief durch, machte kaum Probleme und beschäftigte mich meist selbst. Ich war ein lebhaftes Kind mit einer Menge Energie und immer auf Achse. Ich lernte schon früh, die Last meines Daseins dadurch zu lindern, dass ich überall dort, wo mir das möglich war, versuchte, perfekt zu sein.

Meine Mutter zeigte ihre Gefühle nicht. Wir waren keine »körperliche« Familie, es gab einfach kaum Körperkontakt. »Ich liebe dich« sagte man so gut wie nie. Ich erinnere mich daran, den Satz zum ersten Mal gehört zu haben, als ich Anfang zwanzig war und meine Mutter sich einer Herzoperation unterziehen musste. Bitte versteh mich jetzt nicht falsch. Ich wusste durchaus, dass meine Eltern mich liebten. Später erfuhr ich, dass die Eltern meiner Mutter ebenfalls sehr distanziert gewesen waren, völlig unfähig, Liebe und Zuneigung zu zeigen. Meine Mutter, selbst ein tief verletztes Kind, erfuhr nie die Liebe, nach der sie sich so sehr sehnte. Was zur Folge hatte, dass sie selbst nicht in der Lage war, ihren Kindern, die sie innig liebte, diese Liebe zu zeigen.

Alles in allem lebte unsere Familie in einer allgemeinen emotionalen Verweigerungshaltung, in der unangenehme Dinge einfach ignoriert wurden. Als ich anfing zu rebellieren (und damit kurzzeitig die Christkindrolle aufgab), auf Partys ging, bevor ich offiziell das Teenageralter erreicht hatte, und mit roten Augen und lallend nach Hause kam, verlor niemand auch nur ein Wort darüber. Das ging so weiter, bis plötzlich all die unterdrückten Emotionen hochkochten und explodierten. Einmal geschah das, nachdem meine Mutter eine Notiz von mir gelesen hatte, aus der hervorging, dass ich Alkohol trank. Sie wurde total hysterisch, warf mit Sachen um sich, heulte und schrie: »Du bringst mich noch ins Grab! Wegen dir bekomme ich noch einen Herzinfarkt und falle auf der Stelle tot um.«

Da ich, solange ich denken kann, das Gefühl hatte, anders als andere zu sein, begann ich, mich dafür zu interessieren, warum Menschen sich so verhielten, wie sie es taten. Kein Wunder also, dass schon bald für mich feststand: Ich will Psychologin werden. Und das nicht nur, weil ich anderen Menschen helfen wollte. Ich wollte sie *verstehen*. Ich wollte auf Forschungsergebnisse zeigen und sagen können: »Schau! Genau deshalb bist du so, wie du bist! Deshalb bin ich so, wie ich bin!« Dieses Interesse führte mich an die Cornell University, wo ich Psychologie studierte, und später nach New York in ein Promotionsprogramm der *New School for Social Research*. Das dort gelehrte duale Modell aus Theorie und Praxis verlangte, dass ich sowohl theoretisch als Wissenschaftlerin wie praktisch als Therapeutin arbeitete. Wie ein Schwamm sog ich begierig alles auf, was es über die diversen therapeutischen Ansätze zu wissen gab. Denn mein erklärtes Ziel war, als Therapeutin anderen Menschen wirklich zu helfen.

Dort erhielt ich auch eine Ausbildung in Kognitiver Verhaltenstherapie (KVT). Es handelt sich dabei um einen systematisierten Therapieansatz, der hochgradig geregelt und ergebnisorientiert ist. Während einer KVT-Sitzung konzentriert sich der Patient meist auf ein einziges, genau umrissenes Problem – das kann ein Alkoholproblem sein oder die Angst vor Menschenansammlungen, aber auch so etwas wie Beziehungsschwierigkeiten. Ziel dieser Herangehensweise ist es, den Patienten dabei zu unterstützen, die verzerrten Denkmuster zu erkennen, die seinem problematischen Verhalten zugrunde liegen. Diese Methode kann helfen, den Leidensdruck zu lindern, den gewisse schwierige Gefühle erzeugen.

Die KVT beruht auf der Annahme, dass unsere Gedanken unsere Gefühle und am Ende unser Verhalten beeinflussen. Wenn wir unsere Haltung unseren Gedanken gegenüber verändern, verändern wir damit auch die Kaskade von Emotionen, die unseren Körper flutet und uns auf eine bestimmte Art und Weise handeln lässt. Dieser Ansatz ist übrigens ein Grundpfeiler der Arbeit, um die es in diesem Buch geht. Die KVT wird oft als der »Goldstandard« der Psychotherapie bezeichnet, da ihre Ergebnisse replizierbar, also jederzeit wiederholbar sind und Systematik und Form sie für klinische Studien besonders geeignet machen. Diese Therapieform war für mich eine wichtige Lektion über die Macht unserer Gedanken. Im realen Leben angewandt ist sie mitunter ein wenig unflexibel. In der Arbeit mit meinen Patientinnen und Patienten empfand ich sie oft tendenziell als einengend und unpassend für den speziellen Menschen, der da vor mir saß.

Während meines Promotionsstudiums fühlte ich mich vor allem zur interpersonellen Psychotherapie hingezogen. Dieser therapeutische Ansatz ist ergebnisoffener und nutzt die Patienten-Therapeuten-Beziehung als Katalysator, um auch andere Beziehungen des Patienten zu verbessern. Im Leben der meisten Menschen gibt es schwierige Beziehungen – ob mit der

Familie oder dem Partner, mit Freundinnen oder Kollegen. Daher kann es zutiefst heilsam sein, wenn es einem Menschen gelingt, seinem Therapeuten gegenüber zu einer neuen, gesünderen Beziehungsdynamik zu finden. Wie wir in unseren Beziehungen auftreten, ist ein zuverlässiges Maß für unser Wohlergehen insgesamt. *Wie wir in unseren Beziehungen auftreten, so treten wir auch im Leben auf* – dieser Aussage stimme ich voll und ganz zu. Dieses Thema wird uns in diesem Buch durchgehend beschäftigen. In die Holistische Psychologie ist zudem die Erkenntnis eingeflossen, dass auch die frühesten Bindungen mit unseren Bezugspersonen unsere Beziehungen prägen. Diese Form der Verhaltensmodellierung wird als Konditionierung bezeichnet. Damit werden wir uns in Kapitel 2 beschäftigen.

Während meiner Ausbildung interessierte ich mich auch für psychodynamische Modelle. Diese Theorien besagen, dass der Mensch von Impulsen aus seinem Innersten getrieben wird. Bei diesen Ansätzen sitzt dann tatsächlich ein Analytiker (vielleicht Pfeife rauchend) dem Patienten auf dem Sofa gegenüber. Ich studierte sie am *New York Psychoanalytic Society & Institute* und an der *Philadelphia School of Psychoanalysis.* Dort hörte ich vom Sog des Unbewussten, jener Tiefenschicht unserer Psyche, in der unsere Erinnerungen abgespeichert sind und unsere Triebe (unsere Automatismen und Instinktreaktionen) ihren Ursprung haben. Als ich anfing, selbst therapeutisch zu arbeiten, verschaffte mir dieser Ansatz tiefe Einblicke in die Rolle eben dieses Unbewussten. Immer wieder konnte ich beobachten, dass meinen Patientinnen oder Patienten jene Teile ihres Lebens, die einer Veränderung bedurften (Drogenmissbrauch zur Ablenkung von Problemen, Ausbrüche von Jähzorn in Beziehungen, Zurückfallen in kindliches Verhalten innerhalb familiärer Beziehungen) durchaus bewusst waren, dennoch kamen sie zu jeder weiteren Therapiesitzung mit neuen Geschichten, in denen sich dasselbe alte Muster wiederholte. Was im Übrigen auch auf mich selbst zutraf. Diese Erkenntnis war entscheidend für die Begründung und Weiterentwicklung der philosophischen Hintergründe der Holistischen Psychologie.

Während ich diese neuen Behandlungstechniken erlernte, begann ich, theoretisch und praktisch auf dem Gebiet der Drogentherapie zu arbeiten. Ich leitete stationäre und ambulante Therapiegruppen und arbeitete an einem Programm mit, bei dem Menschen mit Suchtproblemen lernten, durch das Entwickeln sozialer Kompetenzen ihren Genesungsprozess zu fördern. Diese Arbeit bot mir Einblick in das Innenleben von Menschen, die mit Suchtproblemen kämpften. Die dabei gesammelten Erfahrungen führten mich zu dem Schluss, dass Sucht sich nicht auf abhängig machende Substanzen oder Erfahrungen beschränkt wie auf Alkohol-, Drogen-, Spiel- oder Sexsucht. Auch emotionale Abläufe können süchtig machen. Emotionale Süchte sind besonders dann sehr stark, wenn wir gewohnheitsmäßig bestimmte emotionale Zustände anstreben beziehungsweise vermeiden, um mit traumatischen Erfahrungen zurechtzukommen. Diese Auseinandersetzung mit dem Thema »Sucht« zeigte mir ein für alle Mal, wie stark das Band ist, das Körper und Geist unauflösbar verbindet, und dass das Nervensystem eine zentrale Rolle für unser geistiges Wohlbefinden spielt. Auch dieser Punkt wird uns später noch ausführlicher beschäftigen.

Nach meiner Promotion versuchte ich immer wieder, Elemente in meine psychotherapeutische Arbeit einzuführen, die nicht dem weiten Feld der Psychotherapie entsprangen. So hatte ich das Gefühl, dass die Achtsamkeitsmeditation gute Möglichkeiten zur Selbstreflexion und Selbstwahrnehmung bot. Nachdem ich zu diesem Thema bereits eigene Recherchen angestellt und die Ergebnisse publiziert hatte[1], versuchte ich, meinen Doktorvater dazu zu bewegen, mich im Rahmen der Doktorarbeit Untersuchungen über die Wirksamkeit von Meditationstechniken bei Suchterkrankungen durchführen zu lassen. Er lehnte das ab. Er glaubte nicht, dass Achtsamkeit irgendeinen therapeutischen Nutzen entfalten könne. Für ihn war das eine bloße Modeerscheinung, die der akademischen Betrachtung nicht würdig war.

In der Rückschau sehe ich heute, dass sich schon damals vor mir ein Weg auftat. Meine innere Führung zeigte mir, was ich brauchte, um ein ganzheitliches Modell der Heilung zu entwickeln. Ich eröffnete eine Privatpraxis, wo ich viele Aspekte der erlernten Techniken in die Behandlung einfließen lassen konnte. Doch obwohl ich einen ganzheitlichen Therapieansatz verfolgte, machte sich nach ein paar Jahren auch bei mir Frustration breit. Meine Patientinnen und Patienten gewannen zwar gewisse Einsichten, aber Veränderungen stellten sich, wenn überhaupt, nur langsam ein. Ich konnte spüren, wie sie mit der Zeit die Zuversicht verloren. Und damit schwand auch die meine.

Ich begann genauer hinzuschauen – wirklich hinzuschauen, so als würde ich alles zum ersten Mal sehen. Ich übertreibe jetzt nicht, wenn ich sage, dass bei jedem einzelnen Menschen, der zu mir in die Therapie kam, neben den seelischen auch körperliche Symptome vorlagen. Lange nach meinem Studium begann ich, mir neue Fragen zu stellen: Warum litten so viele in meiner Praxis an Verdauungsproblemen, angefangen beim Reizdarmsyndrom bis hin zur chronischen Verstopfung? Woher der derart hohe Prozentsatz an Autoimmunerkrankungen? Und warum kämpften wir alle mehr oder weniger ständig mit Gefühlen von Panik und Unsicherheit?

Ich kann mit Bestimmtheit sagen, dass ich ohne die klassische universitäre Ausbildung, die ich erhalten habe, meinen Weg nicht gefunden hätte. So viel von dem, was ich im akademischen Umfeld gelernt habe, ist in die von mir entwickelte Holistische Psychologie eingeflossen. Doch je mehr ich selbst über das Band zwischen Geist, Körper und Seele herausfand, desto deutlicher sah ich auch, wo die Grenzen eben jener klassischen Ausbildung lagen.

Das Band zwischen Geist, Körper und Seele

Schließ deine Augen. Stell dir eine Zitrone vor. Schau auf ihre glänzend gelbe Schale. Halte sie in der Hand. Spüre ihre Poren. Halte sie dir vor die Nase. Stell dir vor, wie ihr reiner Duft sich ausbreitet. Nun ruf dir vor dein inneres Auge, wie du eine dicke Scheibe von der Zitrone abschneidest. Wie der Saft spritzt, wenn du durchs Fruchtfleisch schneidest! Schau dir die ovalen Kerne an. Nun führst du die Zitronenscheibe an die Lippen. Vielleicht brennt es ein wenig, wenn die Zitrone sie berührt. Schmeck die Säure, den kühlen Zitrusgeschmack, die Frische. Zieht sich nun etwa dein Mund zusammen und füllt sich mit Speichel? Schon die bloße Vorstellung einer Zitrone kann eine Sinnesreaktion auslösen. Und ohne das Buch aus der Hand zu legen, hast du soeben das innige Band zwischen Geist und Körper live erlebt.

Diese Visualisierung ist eine einfache, aber höchst wirkungsvolle Methode, um zu zeigen, wie Geist und Körper zusammenspielen. Leider herrscht in der westlichen Medizin die beschränkte Überzeugung vor, dass Geist und Körper zwei getrennte Dinge sind – Kliniker behandeln entweder den Geist

(Psychologen und Psychiater) oder den Körper (die einzelnen Fachmediziner). Nur selten werden Körper und Geist als Einheit in die Behandlung einbezogen. Durch diese willkürliche Trennung von Körper und Geist nimmt sich die Medizin ihr volles Heilungspotenzial und macht uns manchmal noch kränker. In den Kulturen indigener und asiatischer Völker versteht und respektiert man seit Jahrtausenden die Verbindung von Psyche, Körper und Seele/Geist[2] – das Gefühl, dass es etwas gibt, das größer ist als wir.[3] Rituale und Zeremonien werden dort seit jeher eingesetzt, um sich über das Selbst mit den Ahnen zu verbinden und sie um Führung und Klarheit in bestimmten Fragen zu bitten. Man handelte stets im Einklang mit dem tiefinneren »Wissen«, dass der Mensch als Ganzes aus miteinander innig verquickten Teilen besteht.

In der westlichen Schulmedizin wurde dieses Band lange Zeit als »unwissenschaftlich« abgetan. Im 17. Jahrhundert postulierte der französische Philosoph René Descartes den »Leib-Seele-Dualismus«[4], der von einer Trennung zwischen Körper und Geist ausgeht.[5] Vierhundert Jahre später existiert diese Zweiteilung noch immer. Wir behandeln den Geist beziehungsweise die Psyche immer noch als etwas, das getrennt vom Körper ist. Wenn Sie an einer psychischen Erkrankung leiden, dann gehen Sie zu einer bestimmten Art von Arzt, haben eine bestimmte Art von Krankenakte und landen schließlich in einer bestimmten Art von Klinik. Werden Ihre Symptome dagegen als »körperlich« deklariert, laufen völlig andere Prozeduren ab. Der technologische Fortschritt des 19. Jahrhunderts brachte uns viele neue Erkenntnisse über die Biologie des Menschen und darüber, wie Umweltfaktoren (Viren und Bakterien) uns schaden können. Die Medizin entwickelte sich zu einem System von Eingriffen von außen. Treten Symptome auf, so ist ein Arzt zur Stelle, der sie behandelt: entweder, indem er sie beseitigt (zum Beispiel mittels Operation) oder indem er sie therapiert (mittels verschreibungspflichtiger Medikamente, die bekannte und unbekannte Nebenwirkungen aufweisen). Statt auf unseren Körper zu hören – die verschiedenen Symptome sind schließlich die Sprache, in der er sich uns mitteilt –, versuchen wir, ihn zum Schweigen zu bringen. Aber durch das Unterdrücken von Symptomen handeln wir uns oft nur neue Probleme ein. Die Idee eines ganzheitlichen Heilungsansatzes wurde zugunsten der reinen Symptombeherrschung aufgegeben. Und dadurch sind schädliche Abhängigkeitsverhältnisse entstanden. Ich nenne das die »Heftpflastertherapie«, bei der wir uns nur darauf konzentrieren, isoliert die auftretenden Symptome zu behandeln, uns jedoch nie um die zugrunde liegenden Ursachen kümmern.

Die Psychiatrie bezeichnete sich selbst einmal als die »Wissenschaft (oder das Studium) von der Psyche beziehungsweise Seele«. Heute richtet sich das Augenmerk der Psychiatrie zum überwiegenden Teil auf die Biologie des Menschen. Ein Psychiater wird sich sehr viel wahrscheinlicher nach psychischen Erkrankungen in Ihrer Familie erkundigen und Ihnen dann ein Antidepressivum verschreiben, als Sie auf traumatische Kindheitserfahrungen hin zu befragen oder Ihnen Empfehlungen für eine gesündere Ernährung und einen anderen Lebensstil zu geben. In der US-amerikanischen Psychiatrie wird grundsätzlich gemäß den Anweisungen des DSM (*Diagnostic and Statistical Manual of Mental Disorders*, auf Deutsch »diagnostischer und statistischer Leitfaden psychischer Störungen«, aktuell in der fünften Auflage) vorgegangen. Das DSM wird von der Amerikanischen psychiatrischen Gesellschaft (*American Psychiatric Association*, APA) herausgegeben und stellt eine Auflistung von Symptomen dar, anhand derer eine Diagnose gestellt wird – für gewöhnlich das Vorliegen einer genetisch oder »organisch« bedingten »Störung«. Wenn wir allerdings unsere Diagnose *sind*, mindert das den Anreiz, uns zu verändern oder nach den eigentlichen Wurzeln unseres Problems zu suchen. Wir identifizieren uns mit dem Etikett, das man uns aufgeklebt hat. *So bin ich*.

Mit der Wende zum 20. Jahrhundert kam der Glaube, dass für jede Diagnose genetische Gründe verantwortlich seien, eine Theorie, die als genetischer Determinismus bekannt wurde. Diesem Modell zufolge werden unsere Gene (und in der Folge unsere Gesundheit) bei der Geburt festgeschrieben. Ob es unser »Schicksal« ist, gewisse Krankheiten zu bekommen oder eben nicht, wird allein davon bestimmt, wie viel Glück oder Pech wir mit unseren Erbanlagen gehabt haben. Der genetische Determinismus lässt Faktoren wie familiären Hintergrund, Traumata, Gewohnheitsmuster und sämtliche anderen Umwelteinflüsse unberücksichtigt. In diesem Szenario spielen wir keine aktive Rolle, was unsere Gesundheit und unser Wohlbefinden angeht. Und warum sollten wir auch? Wenn alles genetisch bedingt ist, dann ist es auch nicht nötig, nach anderen Gründen als jenen zu suchen, die in der DNA festgeschrieben sind. Doch je besser die Wissenschaft das Zusammenspiel von Körper und Umwelt versteht (in seinen unzähligen Spielarten, angefangen bei unserer Ernährung über unsere Beziehungen hin zu Systemen rassistischer Unterdrückung), desto vielschichtiger wird das Ganze. Wir sind nicht nur Ausdruck unseres genetischen Codes, sondern auch das Produkt einer Vielzahl von Interaktionen mit der Umwelt, die zum Teil unserer Kontrolle unterliegen, zum Teil aber auch nicht. Sobald wir einmal unseren Fokus über die Geschichte, dass die Gene unser Schicksal sind, hinaus erweitern, können wir unsere Gesundheit in die eigene Hand nehmen. So können wir den Blick über unsere einstige »Alternativlosigkeit« hinausrichten und uns wirklich dauerhaft verändern.

Mit dieser »Alternativlosigkeit« wurde ich während meiner Ausbildung fortwährend konfrontiert. Auch mir brachte man bei, dass psychische Störungen genetisch bedingt sind; dass mit unseren Erbanlagen unser Schicksal vorgezeichnet ist und wir daran, wenn überhaupt, kaum etwas ändern können. Meine Aufgabe war es, Symptome aufzulisten – Schlaflosigkeit, Gewichtszunahme, Gewichtsverlust, Wut, Reizbarkeit, Trauer – und auf dieser Grundlage eine Diagnose zu erstellen, um dem oder der Betreffenden dann therapeutische Unterstützung anzubieten. Wenn diese nicht ausreichte, konnte ich den Patienten an einen Psychiater überweisen, der ihm dann Psychopharmaka verschrieb. Das waren meine Optionen als Therapeutin. Es gab weder Diskussionen darüber, welche Rolle dem Körper bei einer psychischen Erkrankung zukam, noch wurden wir je darauf hingewiesen, wie wichtig es ist, Wörter wie »Heilung« oder »Wohlbefinden« zu gebrauchen. Die Idee, die Psyche über den Körper und seine Energie zu heilen, wurde als unwissenschaftlich verworfen. Oder schlimmer noch: als New-Age-Quatsch.

Wenn wir aber nicht fragen, was wir selbst zu unserem Wohlergehen beitragen können, begeben wir uns in einen Zustand erlernter Hilflosigkeit und Abhängigkeit. Die dahinterstehende Botschaft lautet: Wir sind den Launen unseres Körpers ganz und gar ausgeliefert, und die einzige Möglichkeit, etwas für unser Wohlbefinden zu tun, ist es, unsere Gesundheit in ärztliche Hände zu legen. Denn die Ärzte haben Zauberkügelchen, die uns gesund machen, sie kennen alle Antworten, sie können uns retten. In Wirklichkeit aber werden wir so nur immer kränker und kränker. Als ich begann, den Status quo zu hinterfragen, dämmerte mir die Erkenntnis: Wir schaffen es nicht, uns zu ändern, weil uns niemand die volle Wahrheit über unser Menschsein sagt.

Die Kraft zum Wandel

Doch gerade in dieser Hinsicht vollzieht sich im Moment ein Erwachen. Wir müssen die Story von den »defekten Genen«, die angeblich unser Schicksal sind, nicht länger glauben. Neue wissenschaftliche Erkenntnisse nämlich besagen, dass unsere ererbten Gene nicht unveränderlich festgeschrieben sind, sondern auf Einflüsse aus der Umwelt reagieren. Dieser Prozess beginnt schon im Mutterleib und setzt sich ein Leben lang fort. Die bahnbrechenden Entdeckungen der Epigenetik wissen eine ganz neue Gen-Geschichte zu erzählen.

Natürlich bekommt jeder von uns bei der Geburt einen Satz Gene zugeteilt. Doch wie bei einem Blatt Spielkarten können wir in einem gewissen Umfang selbst bestimmen, welche Karte wir ausspielen wollen. Wir entscheiden selbst über unsere Schlaf- und Essgewohnheiten, über unsere Beziehungen und die Art oder das Ausmaß unserer körperlichen Bewegung. Und all diese Faktoren wirken sich auf unsere Genexpression aus.

Der Entwicklungsbiologe Bruce Lipton leistet seit Jahren engagiert Öffentlichkeitsarbeit, um auf die wichtige Rolle der Epigenetik hinzuweisen, die er als »neue Biologie«[6] bezeichnet. Gleichzeitig kritisiert er scharf den genetischen Determinismus als grobe Verzerrung der Wahrheit über die biologische Natur des Menschen. Tatsächlich übt alles – vom Fruchtwasser im Mutterleib über die Worte, die wir als Kind von unseren Bezugspersonen hören, und die Luft, die wir atmen, bis hin zu den chemischen Stoffen, die wir mit der Nahrung aufnehmen – Einfluss auf unsere Gene aus. Was zur Folge hat, dass manche ein- und manche abgeschaltet werden. Wir kommen mit einem bestimmten genetischen Code zur Welt. Doch Genexpression und -repression werden von der Umwelt beeinflusst. Mit anderen Worten: Die Erfahrungen, die wir im Laufe unseres Lebens machen, verändern uns bis hinein in die Ebene unserer Körperzellen.

Die Wissenschaft der Epigenetik[7] hat das alte Modell des Krankheitsmanagements ersetzt durch ein Paradigma, das die Auswirkungen der Umwelt auf unsere Gesundheit berücksichtigt. Dies eröffnet uns eine radikal neue Sicht: Wir können aktiv an unserem Wohlbefinden mitarbeiten. Und das gilt für unsere »körperliche« Gesundheit (beziehungsweise das Risiko, Krankheiten wie Diabetes oder Krebs zu entwickeln) ebenso wie für unser geistiges und emotionales Wohlergehen. Epigenetische Faktoren[8] spielen eine wichtige Rolle bei der Entstehung psychischer Erkrankungen. Dies belegen Studien an eineiigen Zwillingen, von denen ein Zwilling eine schwere psychische Erkrankung wie Schizophrenie beziehungsweise eine bipolare Störung entwickelte, der andere aber nicht. Untersuchungen zum Zusammenhang von Stressbelastung (die bereits im Mutterleib erfolgen kann) und später auftretenden psychischen Erkrankungen zeigen, wie sehr unsere Umwelt jeden Teil unseres Körpers beeinflusst. Dies gilt ganz besonders für dessen wichtigstes Organ: den Geist. Der Sucht- und Traumaspezialist Dr. Gabor Maté zum Beispiel hat sehr viel dazu geforscht, wie emotionaler Stress körperlich und seelisch krank machen und sich tief in die Hirnstruktur einprägen kann.

Die Idee, dass Gene nicht unser Schicksal sind, war für mich persönlich ein wichtiger Schritt. Hatte ich doch immer geglaubt, ich müsse krank werden, weil meine Mutter krank war. Die Epigenetik erlaubte mir einen neuen Blick auf Krankheiten und ihre Ursachen. Endlich hatte ich ein Werkzeug in der Hand, mit dem ich meine Körperwahrnehmung neu ausrichten konnte. Ich mochte zwar gewisse Tendenzen von meiner Mutter geerbt haben, doch das bedeutete nicht, dass ich auch so werden musste wie sie.

Andere wissenschaftliche Studien zeigen, dass die Epigenetik über Generationen hinweg wirkt. Die Erfahrungen unserer Ahnen haben deren DNA geprägt, die wiederum unsere DNA formt. Das bedeutet, dass unser Leben nicht mit uns endet, sondern weitergegeben wird – Gutes wie Schlechtes, Trauma ebenso wie Freude. Bei Laborversuchen an Mäusen, die Stress oder extremen Formen von Unter- beziehungsweise Überernährung ausgesetzt waren, zeigten sich nicht nur bei den eigentlichen Versuchstieren Veränderungen am Herzen und im Stoffwechsel, sondern auch bei deren Jungen und den Jungen dieser Jungen und so weiter. Es gibt Belege dafür, dass dies auch beim Menschen der Fall ist.[9] Studien an Kindern von Traumaopfern (darunter auch Menschen, die andauernder rassistischer Verfolgung ausgesetzt waren) zeigten, dass diese Kinder ähnliche gesundheitliche Probleme hatten wie ihre Eltern und dass auch eine Vielzahl anderer Krankheiten bei ihnen überdurchschnittlich häufig auftrat.

Wenn unsere Gene durch die Erfahrungen der Generationen vor uns negativ geprägt werden, wie schaffen wir es dann, diesen Teufelskreis zu durchbrechen? Über einige Umweltfaktoren haben wir schlicht keine Kontrolle – zum Beispiel über die Lebensumstände in unserer Kindheit, von den Verhältnissen zur Zeit unserer Urgroßeltern ganz zu schweigen. Viele andere Faktoren aber haben wir sehr wohl in der Hand. Wir können uns selbst die Zuwendung geben, die wir als Kinder nicht bekommen haben. Wir können die Fähigkeit erlernen, verlässliche Bindungen zu knüpfen und uns ein sicheres Zuhause einzurichten. Wir können unsere Ernährungsgewohnheiten ändern, können selbst bestimmen, wie oft wir Sport machen. Und wir können unser Bewusstsein, unsere Gedanken und Überzeugungen ändern. In den Worten von Dr. Lipton: »Genau darum geht es bei der neuen Biologie. Sie holt uns weg vom ›Du bist das Opfer deines Lebens‹. Sie zeigt uns vielmehr, dass wir dessen Schöpfer sind.«[10]

Wir sind mehr als unsere genetische Verkabelung. Je eher uns dies klar ist, desto unbrauchbarer wird uns der traditionelle Ansatz des genetischen Determinismus erscheinen, der mithilfe chirurgischer Eingriffe und chemischer Keulen angebliche »Fehlschaltungen« neu verdrahten möchte. Wir können, ja *wir müssen* Körper und Geist in ihrem Heilungsprozess auf dem Weg zu Gesundheit und Wohlbefinden unterstützen.

Der Placeboeffekt

Je mehr ich mich mit dem Thema Epigenetik befasste, desto mehr erfuhr ich auch über Heilung und möglichen Wandel. Ich las, welche Heilkraft unser Glaube entfaltet und was der Placeboeffekt alles bewirken kann: das bekannte Phänomen, dass durch eine an sich wirkungslose Substanz wie zum Beispiel Zucker Krankheitssymptome gebessert werden. Seit jeher hatten mich Berichte über Spontanheilungen und Menschen fasziniert, welche die schlimmsten nur vorstellbaren Krankheiten ohne jede medizinische Behandlung überwunden haben. Dennoch schienen mir solche Berichte immer irgendwie ein Randphänomen zu sein, mehr der Welt der Wunder zugehörig. Jedenfalls nichts, was wissenschaftliche Gültigkeit beanspruchen konnte.

Unser Geist kann reale, messbare Veränderungen im Körper hervorrufen – der Placeboeffekt ist der Beweis dafür, dass diese Tatsache auch in den Schulwissenschaften Anerkennung findet. Signifikante Placebowirkungen sind für eine ganze Reihe von Krankheiten von Parkinson[11] bis hin zum Reizdarmsyndrom[12] dokumentiert. Die stärksten Effekte wurden bei Studien zu depressiven Erkrankungen[13] beobachtet. Viele Teilnehmer gaben an, dass sie sich besser fühlten, obwohl sie kein Antidepressivum erhielten, wie sie glauben mussten, sondern nur Zuckerkügelchen. Sie müssen nicht einmal krank sein, um die Macht des Placeboeffekts zu erfahren. An der Universität Glasgow[14] wurde eine Studie mit fünfzehn Läufern durchgeführt. Die Forscher erklärten den Teilnehmern, sie wollten die Wirkung von Dopingpräparaten an ihnen testen. Bei dem im Anschluss durchgeführten Wettrennen liefen auch jene Teilnehmer deutlich bessere Zeiten, denen man nur eine einfache Kochsalzlösung injiziert hatte.

Wenn unser Körper fest damit rechnet, dass es ihm bald besser geht, sendet er Botschaften aus, die den Heilungsprozess anstoßen. Er setzt nämlich einen regelrechten Cocktail von Hormonen, Immunzellen und neurochemischen Botenstoffen frei. Der Placeboeffekt liefert uns den Beweis, dass es uns sofort besser geht, wenn wir glauben, dass wir körperlich oder seelisch auf dem Weg zur Gesundung sind. Er belegt, dass der Geist die Macht hat, den Körper durch bloße Suggestion zu beeinflussen.

Doch dieses Prinzip hat auch eine Kehrseite, den sogenannten Noceboeffekt, den man als den bösen Zwilling des Placebos bezeichnen könnte.[15] Der Noceboeffekt tritt auf, wenn unsere Gedanken uns nicht heilen, sondern uns krank machen. Unter Laborbedingungen geschieht dies, wenn der Versuchsleiter den Teilnehmern erklärt, das Präparat, das sie bekämen, hätte starke Nebenwirkungen. Tatsächlich entwickeln viele Probanden dann genau jene Symptome, die man ihnen als wahrscheinlich genannt hat.

Ein berühmt-berüchtigtes Beispiel dafür, wie gefährlich der Noceboeffekt sein kann, stammt aus den 1970er-Jahren.[16] Bei einem Patienten war Speiseröhrenkrebs festgestellt worden, und sein Arzt sagte ihm, er hätte nur noch drei Monate zu leben. Als dieser Mann wenige Wochen später starb, wurde eine Autopsie durchgeführt, bei der sich herausstellte, dass es sich um eine Fehldiagnose gehandelt hatte. Es gab keinerlei Hinweise auf einen Tumor der Speiseröhre. Er starb also möglicherweise, weil er glaubte, sterben zu müssen, auch wenn man das nicht mit letzter Sicherheit sagen kann. Später in einem Interview meinte sein behandelnder Arzt: »Ich dachte, er hat Krebs. Er dachte, er hat Krebs. Sein ganzes Umfeld dachte, er hat Krebs. Habe ich ihm irgendwie keine Hoffnung gelassen?«[17]

Ein weiterer dokumentierter Fall von Nocebowirkung stammt aus dem Jahr 2007.[18] Ein sechsundzwanzigjähriger Mann nahm an einer klinische Studie teil, bei der die Wirkung von Antidepressiva getestet werden sollte. Der junge Mann wurde kurz darauf mit Blaulicht ins Krankenhaus eingeliefert, weil er nach einem Streit mit seiner Freundin versucht hatte, sich mit einer Überdosis das Leben zu nehmen. Insgesamt hatte er von den Tabletten, die er bei der Studie bekommen hatte, ganze siebenundzwanzig geschluckt. Als er im Krankenhaus eintraf, war sein Blutdruck lebensbedrohlich tief abgefallen. Er schwitzte stark, zitterte am ganzen Leib und atmete schwer.

Sobald die Ärzte ihn stabilisiert hatten, führten sie mehrere Tests durch, fanden aber keine Spuren von Medikamenten in seinem Körper. Als einer der Versuchsleiter ins Krankenhaus kam, merkte er, dass dieser junge Mann aus der Placebogruppe war. Mit anderen Worten: Er hatte siebenundzwanzig Pillen ohne Wirkstoff geschluckt. Das Einzige, was er abbekommen hatte, war, so scheint es, eine Überdosis seiner eigenen negativen Gedanken.

Holistische Psychologie

Das wachsende Verständnis für die geistigen und körperlichen Zusammenhänge unseres Lebens war für mich der Aufbruch in eine neue Welt. Zu erkennen, dass wir mit jeder einzelnen Entscheidung aktiv zu unserem Wohlbefinden beitragen (oder es verhindern) können, trieb mich an, immer weiter zu lernen. Ich wollte so viel wie möglich über unser Potenzial zur vollständigen körperlichen Heilung herausfinden.

Durch die gerade im Entstehen begriffene Disziplin der Psychoneuroimmunologie erfuhr ich von der weitreichenden Wirkung chronischer Entzündungen auf das Gehirn. Viele kluge Köpfe öffneten mir die Augen für die Rolle unserer Ernährung und ihrer Wirkung auf das Ökosystem Darm, das direkt mit unserem Gehirn kommuniziert. Die brandneue Polyvagaltheorie, die sich mit der Funktion des Nervensystems für unser körperliches und geistiges Wohlergehen beschäftigt (alles Themen, über die du in diesem Buch noch ausführlicher lesen wirst), ließ mich schließlich vollends aus dem Häuschen geraten. Es ist unglaublich, wie viele neue Erkenntnisse der Mensch gerade gewinnt! Wir erleben im Moment eine bedeutende Phase des

Umbruchs, was unser Wissen um die Entstehung von Krankheiten und die Wiederherstellung der Gesundheit angeht.

Als ich meine Nase endlich wieder aus all den Forschungsberichten und Fachbüchern nahm, merkte ich, wie sehr dieses Wissen meine Sicht auf meine Rolle bei der Erhaltung meiner Gesundheit verändert hatte. Ich wollte mein psychologisches Fachwissen mit dem verbinden, was ich aus der Beschäftigung mit den neuesten Forschungsergebnissen zur heilenden Verbindung von Geist und Körper gelernt hatte. Aus dieser Perspektive heraus formulierte ich die Grundprinzipien der Holistischen Psychologie, bei der es vor allem darum geht, sämtliche Aspekte des Menschen (Körper, Seele und Geist) in die Heilung miteinzubeziehen. Im Wesentlichen handelt es sich hierbei um die folgenden vier Erkenntnisse:

1. Heilung ist ein tägliches Geschehen. Du kannst nicht schnell mal »jemanden aufsuchen«, wenn du Heilung finden willst. Du musst vielmehr in dich gehen, um geheilt zu werden. Das bedeutet, dass du dich ernsthaft dazu verpflichtest, täglich das *Werk* in Angriff zu nehmen, von dem in diesem Buch die Rede ist. Du bist für deine Heilung selbst verantwortlich und musst an diesem Prozess aktiv mitwirken. Der Grad deiner Mitwirkung steht in direktem Verhältnis zu deiner Chance auf Heilung. Kleine, aber regelmäßige Schritte sind der einzige Weg zu einer tiefen Wandlung.
2. Bestimmte Dinge entziehen sich unserer Kontrolle, andere dagegen haben wir sehr wohl im Griff. Die Holistische Psychologie setzt auf die Kraft der Entscheidung, denn selbstbestimmte Entscheidungen zu treffen eröffnet den Weg zur Heilung.

3. Die Methoden der Holistischen Psychologie können pragmatisch und effektiv sein. Aber Veränderungen können auch Angst machen, und das gar nicht mal so selten. Eine der Hauptaufgaben unseres Unbewussten ist es, uns zu schützen. Veränderungen aber stellen eine Bedrohung für unser Gefühl von Sicherheit dar. Wir spüren den »Sog des Vertrauten«, sobald wir etwas Neues ausprobieren. Täglich kleine, sich wiederholende Entscheidungen zu treffen bahnt uns den Weg durch diese Widerstände. So gewinnen wir die Kraft, den Wandel dauerhaft zu forcieren.
4. Wenn du die Verantwortung für deine geistige Gesundheit übernimmst, ist das vielleicht angstbesetzt, aber zugleich eine unglaublich stärkende Erfahrung. Gesellschaftlich machen sich zurzeit deutlich spürbare Anzeichen für Veränderung bemerkbar. Immer mehr Menschen reagieren mit Unwillen auf die Ungleichbehandlung durch unser Gesundheitssystem und auf dessen Beschränkungen. Sehr wahrscheinlich weiß ein Teil von dir intuitiv, dass in puncto Gesundheit mehr möglich ist, sonst hättest du nicht zu diesem Buch gegriffen. Ich werde dir hier neue wissenschaftliche Disziplinen und deren Erkenntnisse vorstellen. Sie zeigen in aller Deutlichkeit, warum das alte Modell nicht mehr funktioniert. Gleichzeitig werde ich dir Wege aufzeigen, wie du dieses neue Modell geistiger Gesundheit für dich nutzbar machen kannst.

Der Kreis der Menschen, mit denen ich die Prinzipien und Methoden der Holistischen Psychologie teile, wächst ständig, und die Welle an Dankbarkeitsbezeigungen, die von Resilienz und Heilung berichten, versetzt mich immer wieder in tiefe Ehrfurcht. Ich kann dir gar nicht sagen, wie viele Tränen ich mir bisher schon aus den Augen gewischt habe, während ich auf diesem Weg von der unglaublichen Kraft und inneren Stärke von Menschen aus aller Welt erfuhr.

Besonders eine wahrhaft bemerkenswerte Verwandlung ist mir im Gedächtnis geblieben. Diese Geschichte möchte ich hier mit dir teilen. Ich stand schon seit einiger Zeit in Kontakt mit einer Frau namens Ally Bazely. Sie hatte viele meiner Erklärungen zur Selbstsabotage mitverfolgt und sich darin wiedererkannt, vor allem ihr starkes Bedürfnis nach äußerer Anerkennung und ihre Unfähigkeit, neue, konstruktive Verhaltensmuster beizubehalten. Was aber letztlich tatsächlich tief in ihr eine Saite zum Schwingen brachte, war, dass ihre tiefsten Wunden nicht von anderen Menschen stammten. Sie fügte sie sich vielmehr selbst zu, weil sie ständig ihr intuitives Selbst, ihr authentisches Wesen verriet. Erst mit dieser Erkenntnis konnte sie ihr Leben verändern. »Es war, als würde jemand zum ersten Mal die Schatten erhellen, die mich so gequält haben«, schrieb sie später.

Sie ging gerade durch eine sehr schwere Zeit, die sie später als ihre dunkle Nacht der Seele bezeichnen würde. Ally litt an Multipler Sklerose und hatte erst vor Kurzem die massiven Nebenwirkungen eines neu verordneten Medikaments überlebt. Dabei war ihr die Kehle zugeschwollen, sodass sie immer wieder das Bewusstsein verlor, während sie auf dem Sofa ihrer Mutter *Der Preis ist heiß* ansah. Die Ärzte sagten ihr, dass sie vermutlich arbeitsunfähig bleiben würde. »Keiner konnte mir sagen, was mit mir los war. Weder mein Arzt noch mein Neurologe noch die Pharmafirma. Niemand wusste, wie meine Genesung verlaufen würde. Oder ob ich überhaupt je wieder gesund werden würde«, schrieb sie. Sie war zutiefst depressiv und dieses Lebens überdrüssig, das sie an die Couch fesselte. Ally sehnte sich verzweifelt nach Veränderung, doch niemand gab ihr auch nur den kleinsten Hinweis, wie ein gesundes Leben mit einer chronischen Krankheit aussehen konnte – oder ob dieser Traum für sie überhaupt im Bereich des Möglichen war. Manche Patientinnen oder Patienten mit Multipler Sklerose führen ein ganz normales Leben, während andere ihre Gehfähigkeit verlieren und unter schweren neurologischen Beeinträchtigungen leiden. Ally hatte keine Ahnung, zu welcher Gruppe sie gehören würde. Ihre Eltern überlegten schon, ob sie nicht eine rollstuhlgerechte Wohnung für ihre Tochter suchen sollten, denn es sah so aus, als würde sie bald nicht mehr gehen können. Allys Behandlungsmöglichkeiten waren begrenzt, und ihre Prognose lautete: »ungünstig«.

Trotz des breiten Spektrums an Befunden bekam Ally von keiner Seite Unterstützung in der Form, dass man ihr gesagt hätte, wie sie mit ihren Symptomen umgehen sollte. Niemand fragte sie nach ihren Kämpfen mit der Depression oder nach traumatischen Kindheitserfahrungen. Sie wurde nicht einmal darüber aufgeklärt, was sie selbst für sich tun konnte, denn auch das gehört nicht zum Vokabular der Schulmedizin. All das musste Ally im Alleingang herausfinden.

Als sie am Tiefpunkt war, scrollte sie sich durch die Social-Media-News auf ihrem Handy und stieß dabei auf meinen Post über den »Verrat an sich selbst«. Dort las sie, wie sich so etwas heilen lässt, indem man neues Vertrauen zu sich aufbaut. Davon inspiriert beschloss sie, einen wichtigen Schritt nach vorn zu tun. Sie entschied, sich selbst ein kleines Versprechen zu geben und es jeden Tag zu halten: Sie wollte etwas für ihre Gesundheit tun – je kleiner und machbarer der Schritt, desto besser. Ihr erstes Versprechen? Sie würde jeden Morgen vor dem Kaffee ein Glas Wasser trinken. Zuerst kam sie sich dabei dumm vor. *Wie soll ein Glas Wasser mein Leben ändern?* Trotzdem richtete sie auf ihrem Handy eine Erinnerung ein, täglich um 6.45 morgens ein Glas Wasser zu trinken. Und sie hielt sich brav daran.

Nach einer Woche widerstand sie dem Drang, weitere Veränderungen anzugehen, und konzentrierte sich darauf, jeden Tag zuverlässig ihr Glas Wasser zu trinken. Nachdem sie es getrunken hatte, hielt sie inne, um sich selbst zu ihrem Erfolg zu gratulieren und zu überlegen, wie stolz sie mittlerweile auf sich sein konnte, weil sie ihrem Vorsatz treu blieb. »Donnerwetter«, pflegte sie zu sagen, »schau mal, wie gut du das machst.«

Dreißig Tage später. Ally fügte ihrem Morgenritual nun das Tagebuchschreiben hinzu. Sie hielt sich an meine Anleitungen zu einer Übung, die ich »Tagebuch für mein künftiges Selbst« nenne.[19] Ich hatte diese Übung ursprünglich entwickelt, um meinen eigenen Heilungsprozess voranzutreiben. Mit dieser Form des Tagebuchschreibens kannst du bewusst neue neuronale Pfade im Gehirn legen, die die erwünschten Gedanken, Gefühle und Verhaltensweisen fördern. Bevor Ally diese Technik erlernte, hatte sie zwar immer schon mal ein Tagebuch führen wollen, war aber nie dabeigeblieben. Erst als sie das Tagebuchschreiben mit dem täglichen Ritual des Wassertrinkens verknüpfte, war sie in der Lage, das Versprechen, das sie sich selbst gegeben hatte, auch zu halten. Irgendwie fühlte es sich für sie sicherer an, statt zu ihrem augenblicklichen Selbst nett zu ihrem künftigen Selbst zu sein. Ihr Schreiben spiegelte diese weichere Einstellung wider. Je freundlicher sie nun über sich selbst schrieb, desto deutlicher wurden ihr die negativen geistigen Selbstgespräche, die sie ständig führte. Je mehr sie lernte, sich selbst zu vertrauen, desto leiser wurde dieses Geschnatter und desto mehr griffen die täglichen Akte der Selbstfürsorge und Selbstliebe auf ihr restliches Leben über.

Was dann folgte, nennt Ally ihre »Wiedergeburt«. Sie stieß auf die Arbeit von Dr. Terry Wahls und ihr gleichnamiges Programm: Ihre Empfehlungen zu Ernährung und Lebensstil lindern massiv die Symptome der Multiplen Sklerose. Ally begann, Grenzen zu setzen. Sie meditiert mittlerweile täglich, macht Yoga und schreibt ihr Tagebuch. Ihrer Umwelt tritt sie nun ganz anders gegenüber, und natürlich trinkt sie immer noch jeden Tag ihr Glas Wasser. Und zwar wirklich jeden Tag! »Ich fühle mich jetzt mehr in mir zu Hause als irgendwann in den vergangenen vierzehn Jahren«, schrieb sie in einem Blogpost. »Die Träume, die ich mein Leben lang in mir hatte, sind neu entflammt.«

Heute hat Ally seit über einem Jahr keine Symptome der Multiplen Sklerose mehr. Einst an die Couch gefesselt kann sie jetzt nicht nur Treppensteigen, sondern hat auch mit Radfahren und sogar mit dem Laufen angefangen – beides Aktivitäten, von denen sie früher dachte, die Krankheit hätte sie ihr ein für alle Mal genommen.

Allys Geschichte führt uns die Macht der Entscheidung vor Augen. Sie erkannte, dass sie auch angesichts einer schwierigen Diagnose die Kraft in sich hatte, heilsame Entscheidungen zu treffen. Die Tatsache zu akzeptieren, dass wir immer eine Wahl haben, wenn es um unsere Gesundheit und unser Wohlbefinden geht, ist das erste Geschenk, von dem ich hoffe, dass auch du es auf deine künftige Reise mitnimmst.

Tu dein Werk: Steckst du fest?

Nimm dir nun ein wenig Zeit, um über die folgenden Fragen nachzudenken und herauszufinden, ob es Bereiche in deinem Leben gibt, wo du das Gefühl hast festzustecken. Gibt es Gründe, warum das so ist? Gibt es in deinen Gedanken und Emotionen bestimmte wiederkehrende Muster, die dazu führen, dass du stets dasselbe kontraproduktive Verhalten wiederholst? Solche Feststellungen in einem Tagebuch festzuhalten kann hilfreich sein.

- Machst du häufig die Erfahrung, dass du Versprechen, die du dir selbst gegeben hast, nicht einhalten kannst? Dass du dir vornimmst, bestimmte Dinge nicht mehr oder anders zu machen, aber dann doch wieder in alte Muster zurückfällst?
- Passiert es dir häufiger, dass du auf bestimmte Ereignisse hochemotional reagierst? Und hast du danach das Gefühl, du hättest dich besser kontrollieren müssen und solltest dich schämen?
- Bist du häufig geistesabwesend? Hast du das Gefühl, dir selbst und anderen fremd zu sein? Oder nicht in der Gegenwart zu leben? Verlierst du dich häufig in Gedanken über Vergangenheit oder Zukunft oder driftest sonst wohin ab?
- Fühlst du dich von deiner inneren kritischen Stimme niedergedrückt, sodass es dir schwerfällt, dich auf deine körperlichen, emotionalen und spirituellen Bedürfnisse einzustellen?
- Fällt es dir schwer, in Beziehungen deine Wünsche, Bedürfnisse, Überzeugungen und/oder Gefühle zu äußern?

- Fühlst du dich häufig vom Stress überwältigt oder bist nicht in der Lage, mit bestimmten (oder allen) Gefühlen fertigzuwerden?
- Wiederholst du im Alltag häufig frühere Erfahrungen?

Hast du eine oder mehrere dieser Fragen mit Ja beantwortet, dann hast du vermutlich aufgrund früherer Erfahrungen und Konditionierungen das Gefühl, einfach nicht weiterzukommen. Es sieht so aus, als wäre kein Wandel möglich. Ich versichere dir hoch und heilig: Das stimmt nicht. Der erste Weg hin zur Veränderung ist es, dir eine Zukunft vorzustellen, die sich von deiner früheren und jetzigen Lebenswirklichkeit unterscheidet. Und dieses Bild regelrecht einzuüben.

Tagebuch für mein künftiges Selbst

Das *Tagebuch für dein künftiges Selbst* (TKS) ist eine tägliche Praxis, die dir helfen soll, dich von der Kontrolle durch deinen unbewussten Autopiloten zu befreien – von konditionierten Verhaltensweisen, die dich tagtäglich in Endlosschleife alte Muster abspulen lassen. Konsequent angewandt kannst du mit den folgenden Techniken neue Horizonte ansteuern.

- Beobachte, was dich in deinen alten Konditionierungen verharren lässt.
- Formuliere täglich und bewusst die Absicht, dich zu ändern.
- Entscheide dich für kleine, machbare Schritte, die deine täglichen Weichenstellungen für eine bessere Zukunft unterstützen.

- Bestärke dich selbst in diesen täglichen Entscheidungen, auch wenn Veränderung schwer ist und du in dir Widerstände verspürst.

Um mit deiner neuen täglichen Praxis zu beginnen, besorg dir als Erstes ein Notizbuch. Mach daraus dein ganz persönliches Werk, in dem du deine Arbeit festhältst: Schmück es aus. Mal und zeichne darin. Weihe es mit einer kleinen Zeremonie deinem künftigen heilerischen Werk. Feiere dich dafür, dass du dich auf den Weg machst. Formuliere eine Absicht: Was willst du mit deinem Heilungswerk erreichen? Was wird dir deine neue Praxis bringen?

Nun bist du so weit: Gib dir ein kleines Versprechen, mit dem du den Wandel einleitest, und halte dich daran. Wenn du auch nur ansatzweise so bist wie ich, Ally oder eine Million anderer Menschen, die aufgrund früherer Erfahrungen mit dem Verrat ihres authentischen Selbst zu kämpfen haben, dann sollst du wissen, dass du nicht allein bist. Du bist nun Teil einer Gemeinschaft von Millionen Menschen überall auf der Welt, die sich wie du darin üben, ihre täglichen, kleinen, selbst gegebenen Versprechen einzuhalten.

2

Das bewusste Selbst: Seiner gewahr werden

Bei meiner ersten Sitzung mit Jessica dachte ich: »Mit dieser Frau werde ich mich sicher anfreunden.« Sie war beinahe im gleichen Alter wie ich und arbeitete in einem Laden, in dem ich gern einkaufen ging. Und sie zog sich an wie die Hippiefreundin, die jeder von uns gern hätte. Sie schien mir ein warmherziger, umgänglicher Mensch zu sein, jemand, der bei jeder Party im Mittelpunkt stehen würde.

Sie hatte es schon mehrmals mit Therapie versucht, aber nichts davon hatte je funktioniert. Trotzdem wollte sie einen letzten Versuch wagen, weil auch sie das Gefühl quälte, nicht weiterzukommen. Da sie dieses Gefühl in Panik versetzte, hatte sie sich auf der Webseite von »Psychology Today« umgesehen und meine Kontaktdaten gefunden. Anfangs benutzte sie unsere Sitzungen hauptsächlich dazu, um Dampf abzulassen, und ich ließ sie machen. Sie verlangte nicht viel von mir. Sie wollte einfach nur einen sicheren Ort zum Reden – über die Arbeit, den täglichen Stress, ihre nervenden Genossen in der Wohngemeinschaft und über das nagende Gefühl, dass sie irgendetwas verpasste.

Doch im Laufe unserer gemeinsamen Arbeit blätterte der Lack des coolen Hippiemädchens langsam ab. Ich erkannte allmählich ihre chronischen Angstzustände und ihr tief verwurzeltes Bedürfnis nach Anerkennung durch andere Menschen. All das trieb sie zu einem Perfektionismus, der stets nach Höchstleistungen strebte. Um ihre dauernden Ängste und Zweifel zu betäuben, machte sie Party – ein paar Gläser Wein, ein bisschen Marihuana, vielleicht hin und wieder mal härtere Drogen. Alles nur, um sich zu entspannen und ihren inneren Kritiker zum Schweigen zu bringen. Aber was sie auch tun oder leisten mochte, sie war nie zufrieden mit sich selbst.

Schließlich lernte sie einen Mann kennen. Nun packte sie all ihre Ängste und ihre Unzufriedenheit in diese Beziehung zu ihrem neuen Partner. *Liebte sie ihn denn tatsächlich? Oder war die Beziehung nur ein Akt der Bequemlichkeit? Sollte sie zu ihm ziehen? Oder ihn doch lieber verlassen?* Hin und her, vor und zurück, von einem Extrem zum anderen. Die Beziehung entwickelte sich, nahm wichtige Wendepunkte, bis eine Ehe fast unvermeidlich schien. Doch in dieser Zeit erlebte Jessica immer häufiger krasse Stimmungsschwankungen. Woche für Woche erzählte sie dieselben Dinge über ihre Beziehung. Über die vielen Auseinandersetzungen. Darüber, wie sie die Beherrschung verlor, ihren Partner beschimpfte und türenschlagend aus dem Haus rannte. Danach war sie traurig und schämte sich. Um damit fertigzuwerden, trank sie ziemlich viel. Das Trinken wiederum führte zu neuen Stimmungsschwankungen. Der Reigen aus Beschimpfungen und Türenknallen ging von vorn los. Wie ein Karussell. Ihre Ausfälle waren für sie und ihren Partner schwer zu ertragen. Diese Spirale aus Ausrasten und anschließenden Schamgefühlen wurde mit der Zeit so selbstverständlich, dass sie schließlich zu einem verlässlichen Part der Beziehung wurde.

Woche für Woche schilderte Jessica mir das nämliche Verhalten. Wir arbeiteten dann gemeinsam verschiedene Punkte heraus, die sie ändern konnte, um in der Folgewoche Besseres berichten zu können. Sie stellte fest, dass ihr Alkoholkonsum maßgeblich für ihr Verhalten verantwortlich war, und beschloss, ihn zu reduzieren. Als sie dann zur nächsten Therapiestunde kam und mir »beichtete«, es nicht geschafft zu haben, machte sie sich wegen ihres mangelnden Durchhaltevermögens herunter: »Wie üblich habe ich nicht eines der Dinge geschafft, die ich mir vorgenommen habe.«

Nach zwei Jahren Therapie war sie so frustriert, dass sie wütend vor sich hin schimpfte: »Vielleicht sollte ich mit der Therapie aufhören. Ich komme hierher und mache wieder und immer wieder das Gleiche.« Frustrierte Ausbrüche wie dieser waren mir nicht neu. Es ist schon schwer genug, sich selbst zu enttäuschen. Aber bei dem, was man als persönliches Versagen erlebt, auch noch einen Zeugen zu haben, ist fast unerträglich. Nur zu verständlich, dass viele meiner Klienten mich (oder andere Therapeutinnen) als missbilligende Elternfigur erleben.

Das Problem war, dass Jessica einfach nicht weiterkam. Sie saß – oder steckte – fest in ihrem Ausrastzyklus. Jeder Gedanke, der ihr durch den Kopf schoss, wurde in ihren Augen zum Glaubenssatz ihres innersten Selbst. Entscheidungen konnte sie nicht treffen, weil ihre Gedanken ständig vom einen Extrem – *Ich liebe diesen Kerl* – ins andere – *Ich hasse diesen Typ* – umschlugen. Und sie agierte jeden dieser Gedanken voll aus, ohne auch nur einen einzigen infrage zu stellen.

Die Wahrheit ist: Nur wenige Menschen haben eine klare Verbindung zu dem, was sie tatsächlich sind. Und doch hätten wir gern, dass andere Menschen durch alle Mauern blicken, die wir um unser Selbst errichtet haben, tief in unser wahres Innerstes. Wie Jessica wollen wir alle die bessere Version von uns sein. Aber wenn wir es versuchen, sind wir unweigerlich zum Scheitern verurteilt, weil wir weder unseren Geist noch unseren Körper verstehen. Wir wissen nicht, wie wir die Veränderungen, die wir uns wünschen, tatsächlich bewerkstelligen können. Andererseits können wir auch nicht von anderen Menschen erwarten, dass sie schaffen, was wir selbst nicht hinbekommen.

Du bist nicht deine Gedanken

Wenn die Leute von meinem ganzheitlichen Ansatz der Heilung hören, wollen sie sofort loslegen: ihr inneres Kind kennenlernen, mit dem Reparenting beginnen, die Arbeit am Ich erledigen, die Traumata auflösen. Diese Sehnsucht nach schnellen Lösungen, die in vielerlei Hinsicht typisch für die westliche Welt ist, entsteht aus dem nur allzu verständlichen Wunsch, das unglaubliche Leid loszuwerden, das ein Leben mit diesen Verletzungen mit sich bringt. Doch bevor wir in diese tieferen Schichten vorstoßen, müssen wir zuerst die Fähigkeit erlernen, Zeugen unserer Innenwelt zu werden. Das hört sich nicht gerade sexy an, aber es ist gleichwohl grundlegend. Alles, was folgt, fußt auf dem Erwecken unseres bewussten Gewahrseins.

Ich bekam erstmals Einblick ins Gewahrsein, als ich nicht im Geringsten damit rechnete. Es war eine Zeit der Verzweiflung. Ich war um die zwanzig, lebte zum ersten Mal allein – und das in einer Riesenstadt wie New York City. Ich bekam starke angstlösende Medikamente und deckte mich zusätzlich noch mit allen möglichen Nahrungsergänzungsmitteln und Zaubertränklein ein, um die körperliche und emotionale Übererregung in den Griff zu kriegen, die mich nicht loslassen wollte. Ich arbeitete in einer Forschungseinrichtung mitten in Manhattan, weil ich während meines Doktorats Geld brauchte. In den Mittagspausen ging ich spazieren und versuchte, die aufbrandende Angst abzuwehren. Dabei landete ich immer wieder vor der majestätischen Kalksteinfassade der Kirche des heiligen Michael in der Nähe des Empire State Buildings. Ich setzte mich auf eine Bank, atmete möglichst ruhig aus und ein und betete: »Lieber Gott, hilf mir da durch.«

Eines Tages, nachdem ich gerade wieder einen Panikanfall überstanden hatte, blieb ich nicht bei der Kirche stehen, sondern marschierte einfach weiter. Irgendwann stand ich vor einem Gebäude, das ich vorher nie bemerkt hatte. Es war das Rubin Museum of Art, das eine Sammlung östlicher religiöser Kunst beherbergt. An der Fassade war ein Transparent befestigt, auf dem stand: »Wir erinnern uns nicht an Tage, sondern an Augenblicke.« Irgendetwas an diesem kurzen Satz fesselte meine Aufmerksamkeit.

Wieder zu Hause googelte ich den Spruch. Es stellte sich heraus, dass er von Cesare Pavese stammte, einem berühmten italienischen Dichter des 20. Jahrhunderts. Und schon begab ich mich auf die Reise durch die vielfältigen literarischen Quellen, in denen es um die Macht des gegenwärtigen Moments ging. Gespannt tauchte ich ein in den Kaninchenbau persönlicher Nachforschungen. Recherche führte zu Recherche, und so ging es weiter und weiter, bis ich schließlich auf die Vorstellung vom Bewusstsein stieß.[20] Mittlerweile kennt fast jeder Mensch diesen Begriff. Aus medizinischer Sicht bedeutet er einfach, dass wir »wach« sind. Für unsere Zwecke allerdings passt ein anderer Begriff besser: das Gewahrsein. Damit ist ein Zustand von Offenheit gemeint, in dem wir nicht nur uns selbst und dem Leben um uns herum folgen können, sondern auch die Freiheit der Wahl erleben.

Leg einmal deine Finger an deine Stirn. Hier, unter deinen Fingerspitzen, in dem Teil deines Schädels, der am stärksten vorspringt, liegt der präfrontale Kortex, der Sitz des bewussten Geistes. Dort schmieden wir Pläne für unsere Zukunft, stellen komplexe Überlegungen an und steuern unser gesamtes Multitasking. Unser bewusster Geist lässt sich vom Ballast der Vergangenheit keine Zügel anlegen. Er denkt nach vorn, ist konstruktiv. Und er macht uns Menschen einzigartig – obwohl alle anderen tierischen Geschöpfe ebenfalls lebendig und präsent sind, scheinen sie unsere Fähigkeit, über unser Denken nachdenken zu können, nicht zu teilen. Eine Fähigkeit, die man als Metakognition bezeichnet.

Obwohl uns dieses Bewusstsein zu Menschen macht, sind die meisten von uns so tief in ihrer inneren Welt versunken, scheinen richtiggehend zu schlafen und sind so unbewusst, dass sie gar nicht merken, dass in ihrem Geist ein Drehbuch abläuft. Sie halten das Geplapper im Geist für ihr wahres Ich, für das Selbst. Dabei ist es nur ihr Denken. Darin aber üben sie sich – wie wir alle – ununterbrochen.

An diesem Punkt gerätst du beim Lesen vermutlich ins Stolpern. Du denkst: »Ich übe mich doch gar nicht im Denken.« Aber genau das tun wir. Wir praktizieren das Denken von dem Moment an, in dem wir morgens die Augen öffnen, bis zum Abend, wenn wir sie zum Schlafengehen schließen. Du hast dich so fortgesetzt und so intensiv im Denken geübt, dass dir der Akt des Übens schon lange nicht mehr bewusst ist. Sogar im Traum und im Unbewussten übst du dich noch im Denken.

Du hältst diese Gedanken vielleicht für »dich«, aber sie sind nicht dein Ich. Du bist die Person, die deine Gedanken denkt. *Aber du bist nicht deine Gedanken.*

Gedanken sind elektrochemische Reaktionen der Nervenzellen (Neuronen) im Gehirn. Gedanken haben einen bestimmten Zweck: Sie sollen uns in die Lage versetzen, Probleme zu lösen, kreativ zu sein und Querverbindungen herzustellen. Aber man kann sich auch zu sehr auf seine Gedanken verlassen. Wenn wir »dem Affengeist« freien Lauf lassen, wie der Buddha das bezeichnete, dann können wir nicht mehr aufhören zu denken. Unsere Gedanken überschlagen sich. Dazwischen ist keinerlei Raum mehr zum Atmen oder zum Untersuchen unseres Gedankenstroms.

Aber kehren wir zunächst einmal zu Jessica zurück. Ihre Wankelmütigkeit – an einem Tag negativ, am anderen positiv zu denken – war ein Produkt ihres Affengeistes. An manchen Tagen fand sie, dass sie unglaubliches Glück hatte, so einen tollen Typen kennengelernt zu haben, und war davon zutiefst überzeugt. Diese Überzeugung drückte sich dann auch in ihrem Verhalten aus: Sie zog zu ihrem Freund und nahm seinen Heiratsantrag an. An anderen Tagen wollte sie ihn unbedingt los sein, und auch an diese Gedanken glaubte sie fest. Dann brach sie einen Streit nach dem anderen vom Zaun, knallte mit den Türen und warf Sachen nach ihm. Ihr Schwanken führte dazu, dass sie sich selbst nicht mehr traute. Daher fing sie an, ihren Schmerz mit Alkohol und Drogen zu betäuben. Damit kapselte sie sich noch mehr von ihrem bewussten Selbst ab.

Jessica trat auf der Stelle, weil ihr analytischer Geist sie in diesem Zustand der Reaktivität festhielt. Sie kam einfach nicht dahinter, was sie wirklich wollte, weil sie keinerlei Verbindung zu ihrer Intuition hatte. Jeder Mensch besitzt Intuition. In psychologischer und spiritueller Hinsicht ist damit eine angeborene unbewusste Weisheit gemeint. Sie ist das von der Evolution geschaffene Bauchgefühl, das uns im Laufe der Menschheitsgeschichte am Leben erhalten hat und noch immer für uns da ist. Das Gefühl, das unsere Nackenhaare zum Sträuben bringt, wenn wir durch eine dunkle Straße gehen. Sie ist dieses Grummeln im Magen, wenn wir jemanden kennenlernen, bei dem wir eigentlich keinen Grund haben, ihm zu misstrauen. Oder dieses spezielle Kitzeln im Nacken, wenn uns ein Mensch begegnet, der für uns jemand Besonderes werden könnte. Das ist unser intuitives Selbst, in dem sich unsere Seele durch unsere körperlichen Reaktionen äußert. Als Kinder haben wir gewöhnlich einen guten Draht zu unserer spirituellen Selbsterkenntnis. Wir haben starke Instinkte. Doch wenn wir älter werden, nimmt der Einfluss anderer Menschen auf uns zu, und wir verlieren den Kontakt zu unserer Intuition. Unser sechster Sinn wird verwässert. Er ist uns aber nicht abhandengekommen, sondern wird nur einfach überlagert.

Das bewusste Selbst und das unbewusste Selbst

Erst wenn du erkennst, dass du fähig bist, dich selbst zu *sehen*, setzt ein Prozess des Selbstgewahrseins ein, der dir die vorher verborgenen Kräfte enthüllt, die an dir zerren, dich manipulieren und dich nicht vorankommen lassen. Du kannst dich nicht besser ernähren, kannst deinen Partner nicht mehr lieben, kannst nicht mit dem Trinken aufhören oder dir auf andere Weise Gutes tun, wenn du nicht durchsichtig für dich selbst wirst. Denn wenn du tatsächlich intuitiv weißt, was du brauchst, damit dein Leben sich zum Besseren wandelt – warum tust du es dann nicht? Das ist kein moralisches Versagen. Es liegt vielmehr daran, dass du in diesen mehr oder weniger automatischen Verhaltensweisen festhängst.

Vielleicht kommt dir das ja bekannt vor: Du gehst jeden Tag zur selben Zeit zur Arbeit. Die Morgenroutine ist mehr oder weniger eingeschliffen. Du gehst unter die Dusche, putzt dir die Zähne, brühst Kaffee auf, frühstückst. Du ziehst dich an, fährst zur Arbeit und so weiter. Du musst gar nicht lange überlegen, wenn du diese Dinge tust, denn du hast sie so oft gemacht, dass dein Geist auf Autopilot schaltet. Bist du je frühmorgens zur Arbeit gefahren und hast dich im Büro gefragt, wie zum Teufel du eigentlich hierhergekommen bist?

Wenn wir dergestalt auf Autopilot schalten, wird unser Handeln von einem urtümlichen, unbewussten Teil des Geistes gesteuert. Erstaunlicherweise speichert unser Unbewusstes jede einzelne Erfahrung ab, die wir machen. Und doch ist es kein einfacher Speicher für Fakten und Zahlen. Es ist vielmehr höchst emotional, reaktionsfreudig und irrational. In jedem Augenblick jeden Tages prägt unser Unbewusstes die Art, wie wir die Welt sehen: Es steuert den Großteil unserer (häufig automatischen) Verhaltensweisen. Immer wenn wir nicht vollkommen präsent sind, arbeitet unser Unbewusstes daran, »wir« zu sein. Wie wir denken, sprechen, reagieren – all das kommt aus dem unbewussten Teil unseres Selbst, das von Gedanken, Glaubenssätzen und Verhaltensmustern geprägt wurde, die sich in der Kindheit eingeschliffen haben. Man nennt diesen Prozess auch »Konditionierung«.

Der Autopilot ist eine Funktion dieser Konditionierung. Die meisten Menschen stecken in der einen oder anderen Form unbewusster Programmierung fest: Bildgebende Verfahren zeigen, dass wir nur 5 Prozent des Tages tatsächlich bewusst erleben.[21] Den Rest der Zeit steuert uns der unbewusste Autopilot. Das heißt, dass wir nur in einem kleinen Ausschnitt unseres Lebens tatsächlich bewusste Entscheidungen treffen. Den Rest der Zeit schmeißt das Unbewusste den Laden.

Der homöostatische Impuls

Dieser überwältigende Druck des Unbewussten macht es uns schwer, Veränderungen zu bewirken. Die Evolution hat uns nicht für den Wandel ausgestattet. Wenn wir tatsächlich versuchen, uns aus dem Autopilot-Modus herauszuschälen, setzen uns Körper und Geist Widerstände entgegen. Auch diese Reaktion hat einen Namen: homöostatischer Impuls. Die Homöostase reguliert unsere physiologischen Funktionen vom Atmen über die Körpertemperatur bis hin zum Herzschlag. All das geschieht natürlich unbewusst. Wir greifen nicht aktiv in diese Funktionen ein, sie laufen vielmehr automatisch ab. Der homöostatische Impuls zielt darauf ab, Körper und Geist im Gleichgewicht zu halten. Wenn dieser Regelkreis nicht funktioniert, führt das Ungleichgewicht zu Problemen, am Ende gar zum Verrat an sich selbst.

Das Unbewusste hat es gern bequem. Der sicherste Ort ist immer einer, den man schon kennt, weil man von hier aus das vertraute Endergebnis absehen kann. Gewohnheiten und Verhaltensmuster, auf die wir immer wieder zurückgreifen, werden also im Unbewussten zur standardmäßigen Voreinstellung. Unser Gehirn mag es, wenn es auf Autopilot laufen kann – dann spart es Energie, weil es weiß, was es erwartet. Daher fühlen wir uns so wohl in unseren Gewohnheiten und routinemäßigen Verhaltensmustern. Umgekehrt empfinden wir es als beunruhigend, ja ermüdend, wenn unsere Routine durchbrochen wird. Das Problem ist nur: Wenn wir ständig an unseren alten Mustern kleben, dann drehen wir uns im Kreis.

Dieses Festhalten am Altbekannten schützte unsere Vorfahren vor den Bedrohungen, denen sie immer wieder ausgesetzt waren: vor wilden Tieren, Nahrungsknappheit und menschlichen Feinden. Verhalten, das uns überleben ließ – uns Obdach und Nahrung sicherte –, wurde wiederholt, und der homöostatische Impuls förderte es, ohne dass wir uns aktiv dafür entscheiden mussten. Heute haben wir es relativ bequem (zumindest in den Industrieländern), aber unser Geist und unser Körper haben diesen reagiblen Zustand nicht verlassen, in dem alles Neue und Unbekannte als Bedrohung betrachtet wird. Für bestimmte Menschen – zum Beispiel Angehörige von indigenen Stämmen oder Menschen mit anderer Hautfarbe – ist diese Bedrohung selbst in unserer hoch entwickelten Welt immer noch real, weil sie täglich mit den Problemen eines repressiven Systems zu kämpfen haben.

Aufgrund der instinktgesteuerten Reaktionen bleiben viele Menschen in einem Reaktionszyklus gefangen, der ihnen die Kraft zur Veränderung nimmt. Die meisten von uns verstehen nun aber nicht, dass der Grund dafür diese von der Evolution gewollten körperlichen Impulse sind. Stattdessen schämen wir uns. Doch diese Scham verstellt den Blick auf die Realität unserer physiologischen Reaktionen.

Immer wenn wir eine Entscheidung treffen, die dieser standardmäßigen Voreinstellung zuwiderläuft, versucht das Unbewusste, uns zurück in das vertraute Verhalten zu locken, indem es Widerstände aufbaut. Diese Widerstände zeigen sich in geistigem und körperlichem Unbehagen. Zum Beispiel in Gedankenzyklen wie: »Ich kann es ja auch später machen.« Oder: »Ich muss das nicht tun.« Manchmal ruft es auch körperliche Symptome hervor: Angstzustände, Nervosität oder das Gefühl, einfach nicht »man selbst« zu sein. Hier meldet sich dein Unbewusstes und teilt dir mit, dass es sich mit den vorgenommenen Veränderungen nicht wohlfühlt.

Wie du aus diesen Mustern ausbrichst

Der Termin für Jessicas Hochzeit rückte näher, und ihre Beklemmungen erreichten einen neuen Höhepunkt. Sie überdeckte sie, indem sie ihre ganze Energie in die Planung der Hochzeitsfeier steckte. Sie wurde zwar nicht zur Monsterbraut, aber sie erzählte mir in den Therapiestunden, dass sie das Gefühl habe, jede Kontrolle zu verlieren. Es hörte sich an, als wäre ihr großer Tag in Wirklichkeit nur eine große Last für sie. Wir arbeiteten weiter an den Problemen, die sie ansprach, und daran, ihr Bewusstsein für ihre Gedanken zu wecken. Etwa um diese Zeit – nachdem wir schon Jahre miteinander gearbeitet hatten – erfuhr ich, dass sie einen unglaublich schweren Verlust erlitten hatte. Sie brachte dieses Thema zur Sprache, als sie mir erzählte, sie hätte keine Chance auf den klassischen Tanz des Brautvaters mit seiner Tochter.

Als Jessica Anfang zwanzig war, war ihr Vater nämlich urplötzlich gestorben. Er war für sie immer der Fels in der Brandung gewesen, zu ihm hatte sie stets Kontakt gehalten. Eine solche Tragödie erschüttert jeden Menschen, aber dass Jessica diesen Verlust erst nach fünf Jahren Therapie erwähnte, zeigte mir, wie sehr sie ihre Verlustgefühle unterdrückt hatte.

Möglicherweise brachen sich ihre unterdrückten Gefühle ja in ihren zyklisch wiederkehrenden Ausbrüchen Bahn, in ihrem Ärger auf ihren Partner und im immer noch hohen Stresslevel in ihrem Leben.

Da Jessica sich ihre Trauer nie bewusst gemacht hatte – diese Gefühle waren zu stark und zu furchterregend für sie, also schob sie sie beiseite, um mit ihrem Leben weitermachen zu können –, steckte sie in einem Teufelskreis. Ihr Körper hatte sich an diesen Zyklus gewöhnt. Sie fühlte sich wohler, wenn sie diese tief vergrabenen Gefühle ließ, wo sie waren, statt sich damit auseinanderzusetzen. Ich sprach sie darauf an: Es sei doch ungewöhnlich, dass in all unseren Gesprächen die Rede nie auf ihren Vater gekommen sei, und weshalb sie dieses entscheidende traumatische Erlebnis ihrer Ansicht nach nie erwähnt habe. Sie war überrascht, dass sie das nie zur Sprache gebracht hatte, und wusste nicht, wie sie zu diesem Verlust stand. So sehr also hatte sie ihre Trauer verdrängt.

Als sie mit der Hochzeitsplanung begann, wurde ihr Vater zum Thema. Seine offensichtliche Abwesenheit machte es ihr unmöglich, die Leerstelle in ihrem Leben zu übersehen. Aber sie zeigte immer noch keinerlei emotionale Reaktion, wenn sie über ihn sprach. Sie blieb gefasst, beinahe wie betäubt, wenn sie ihn erwähnte. Je näher die Hochzeit rückte, umso häufiger drehten sich unsere Sitzungen um ihn. Wir arbeiteten daran, bei Jessica ein Bewusstsein dafür zu schaffen, wie die Trauer der Vergangenheit ihren Blick auf die Gegenwart prägte. Sie erkannte, dass sie die oberflächlichen Stressfaktoren in ihrem Leben selbst geschaffen hatte, um sich vom verdrängten Schmerz über den Tod ihres Vaters abzulenken.

Zusammen trainierten wir ihre Aufmerksamkeit, also die Stärke ihrer bewussten Wahrnehmung, um diese automatischen Reaktionen zu durchbrechen. Wir tasteten uns vor, um ihr Gewahrsein im gegenwärtigen Moment zu verankern, bevor sie wieder in eine automatische Überreaktion zurückfiel, weil sie etwas am Hochzeitskuchen oder der Sitzordnung störte. Wir prüften gemeinsam, wie sie Atemübungen und Meditation in ihren Alltag integrieren konnte. Was Jessica besonders guttat, war körperliche Bewegung, insbesondere Yogaübungen. Für viele Menschen ist körperliche Bewegung der Schlüssel zum Training des »Aufmerksamkeitsmuskels«, der für das Gewahrsein so wichtig ist. Yoga ist eine sogenannte Top-down-Praxis, was heißt, dass das Gehirn die Absicht setzt und der Körper folgt. Das ist ein besonders wirksames Mittel, um den Geist in der Gegenwart zu verankern. Wir richten unsere Aufmerksamkeit aus, indem wir den Atem lenken und unseren Körper fordern. Die bewusste Kontrolle, die Jessica durch Yoga erlernte, half ihr, im Alltag immer öfter eine Sekunde lang innezuhalten, bevor sie wieder ausrastete. So schuf sie den Raum, in dem sie gewahr wurde, was wirklich in ihr vorging. Dieses Fundament des Gewahrseins half ihr, den Wandel in ihrem Leben einzuläuten.

Die Erfahrung des Yoga war für Jessica bahnbrechend. So sehr, dass sie schließlich eine Ausbildung zur Yogalehrerin machte. Dabei hatte sie ein strenges Programm zu durchlaufen, das sie schlicht zwang, sich mit ihren automatischen Reaktionen auseinanderzusetzen. Sobald sie sich den Raum für ihre Selbstreflexion gab und fähig war, das Unwohlsein auszuhalten, das ihre mitunter überwältigenden Emotionen mit sich brachten, fing auch unsere Therapie an zu greifen. Je mehr sie sich für ihre Yogapraxis engagierte, desto stärker lebte sie in der Gegenwart. Sie konnte sich zunehmend von ihrem Autopilot-Modus verabschieden und erlebte einen Funken von sich selbst, statt stets nur von einem Gefühl zum nächsten zu springen. Je stärker sie sich der Gegenwart gewahr wurde, desto mehr konnte sie innehalten und ihre Gefühle und Gedanken als das sehen, was sie waren: vorübergehende Zustände, mit denen man fertigwerden konnte. Ihre sich vertiefende Achtsamkeit half ihr, sich ihrer Gedanken immer besser gewahr zu werden. Und sie lernte, die unangenehmen Gefühle auszuhalten, wenn sie ihnen einfach zusah. So schuf sie für sich ein Refugium der Resilienz und der Selbstwirksamkeit, das ihr den Weg zum inneren Wandel eröffnete.

Je mehr Jessica ihre Yogapraxis fortführte, desto stärker wurde ihr Gewahrsein. Und tatsächlich veränderte sich durch ihr neues Erleben ganz konkret ihr Gehirn. Wenn wir unsere Aufmerksamkeit trainieren, läuft dabei ein Prozess ab, den man »Neuroplastizität« nennt. Dieser wurde in den letzten fünfzig Jahren gründlich erforscht. Die Wissenschaft entdeckte, dass sich unser Gehirn, solange wir leben, strukturell und physiologisch verändern kann. Früher war man davon ausgegangen, dass es nach den Zwanzigerjahren quasi erstarrt war. Doch das Gehirn besitzt diese bemerkenswerte Fähigkeit, sich neu zu organisieren und zwischen den Nervenzellen neue Verbindungen herzustellen. Wissenschaftliche Untersuchungen belegen, dass Methoden wie Yoga oder Meditation, bei denen wir lernen, unsere Aufmerksamkeit auf den gegenwärtigen Moment zu richten, besonders wirksam sind, wenn es um die Neustrukturierung unseres Gehirns geht. Wenn neue neuronale Pfade angelegt werden, können wir uns aus unseren eingefahrenen Automatismen lösen und unser Leben bewusster erfahren. Funktionelle Aufnahmen mit dem Magnetresonanztomografen (fMRT) zeigen, dass regelmäßige Achtsamkeitsübungen dazu führen, dass sich der präfrontale Kortex, in dem unser bewusstes Gewahrsein angesiedelt ist, verdickt.[22] Andere Formen der Meditation, zum Beispiel über Mitgefühl (es genügt schon, wenn du die Augen schließt und an jemanden denkst, den du liebst), stärken eine Gehirnregion, die man »limbisches System« nennt. Das ist quasi das Emotionszentrum im Gehirn. All diese Methoden helfen uns, unser Gehirn neu zu verkabeln. Sie holen uns heraus aus unseren standardmäßigen Automatismen und lassen uns aus dem Autopilot-Modus unseres Unbewussten erwachen. Dieses Fundament des Gewahrseins sorgt dafür, dass wir die konditionierten Muster in unseren Gedanken, Glaubenssätzen und Beziehungen erkennen. Ehrliches Selbstgewahrsein weist uns den Weg zum Wandel und letztendlich zur Heilung.

Die Macht des Glaubens

1979 bat Ellen Langer, Professorin für Psychologie an der Harvard University, zwei Gruppen älterer Männer aus Pflegeheimen in der Region um Boston, eine Woche lang in einem Kloster in New Hampshire zu leben, wo sie an einer bahnbrechenden Studie über die Macht des Glaubens und dessen Auswirkung auf das Altern teilnehmen würden.[23] Die erste Gruppe Männer sollte so leben, als wäre die Uhr plötzlich um zwanzig Jahre zurückgedreht worden. Man bat sie, als jüngere Version ihrer selbst zu agieren. Die zweite Gruppe hingegen sollte in der Gegenwart bleiben, sich aber intensiv mit ihrer Vergangenheit beschäftigen.

Für die erste Gruppe wurden die Räume des Klosters umdekoriert, damit sich die Männer tatsächlich zwanzig Jahre zurückversetzt fühlten. Das Mobiliar stammte aus den 1950er-Jahren. Überall lagen Exemplare des *Life Magazine* oder der

Saturday Evening Post aus jener Zeit herum. Die Männer sahen den Moderator Ed Sullivan im Schwarz-Weiß-Fernsehen oder alte Filme wie *Anatomie eines Mordes* mit James Stewart. Man regte sie an, über Ereignisse der Vergangenheit zu diskutieren: den ersten US-Satelliten am Himmel, Fidel Castros Aufstieg in Kuba und ihre Ängste im Hinblick auf den Kalten Krieg. Kein Spiegel war zu sehen. Stattdessen hingen an der Wand Fotos, die die Männer vor zwanzig Jahren zeigten.

Die Studie dauerte nur eine Woche, doch die Veränderungen, die sie bewirkte, waren bemerkenswert. Beide Gruppen zeigten in jeder Hinsicht Verbesserungen – auf körperlicher, kognitiver und emotionaler Ebene. Alle Teilnehmer konnten sich besser bewegen. Ihre von Arthritis geplagten Finger wurden geschickter und sahen auch gesünder aus. Unabhängige Betrachter, denen man Fotos davor und danach zeigte, ohne dass sie von der Studie wussten, glaubten, dass die Danach-Bilder zwei Jahre früher aufgenommen worden waren als die Davor-Fotos.

Doch nicht nur körperlich zeigten sich Veränderungen. Vor allem war auffällig, dass die Veränderungen, die sich infolge des Experiments einstellten, bei der Gruppe, die ihr jüngeres Selbst gelebt hatte, sehr viel deutlicher ausfielen. 63 Prozent aus dieser Gruppe erzielten bei Intelligenztests am Ende der Woche höhere Werte. Bei der anderen Gruppe waren es nur 44 Prozent. Ganz allgemein gaben die Männer der ersten Gruppe an, auf allen fünf Sinnesebenen Verbesserungen erfahren zu haben. Sie schmeckten beim Essen mehr, hörten und sahen besser.

Ich führe diese Studie an, um uns zu zeigen, welche Macht unseren Gedanken innewohnt. Sie beeinflusst uns auf vielfältige Weise. Dass diese erstaunlichen Veränderungen bei alten

Menschen eintraten, die dem Wandel gewöhnlich mehr Widerstände entgegensetzen, ist ein klarer Beleg dafür, dass sich auch dein Leben ändern lässt.

Statt dich auf die damit verbundenen negativen Gedanken zu konzentrieren (Studien zeigen, dass wir das in 70 Prozent unserer Zeit tun[24]), solltest du deine körperlichen Empfindungen beobachten, wenn du dich beispielsweise das nächste Mal bedroht fühlst. Oder anders gesagt: Du solltest dir deiner selbst *gewahr werden.* Merkst du, wie du dich verkrampfst – deine Schultern, deine Muskeln –, wenn du einen Video-Chat mit deiner Mutter hast? Wie reagierst du, wenn du in einem neuen Umfeld bist: Ziehst du dich zurück und kapselst dich ab? Oder werden dir plötzlich all deine körperlichen Empfindungen bewusst? Beobachte, ohne zu urteilen. Schau einfach zu. Der Weg nach vorn führt über die Selbsterkenntnis. Lerne, mit dir allein zu sein. Still zu sitzen, auf deine Intuition zu hören und Zeuge deines Innenlebens zu werden – ganz besonders jener dunklen Teile, die du lieber verbergen möchtest.

Es liegt eine unglaubliche Freiheit darin, nicht jedem Gedanken zu glauben, der uns durch den Kopf schießt. Zu verstehen, dass wir es sind, die diese Gedanken schaffen. Dass wir jedoch nicht unsere Gedanken sind. Unser Geist ist ein machtvolles Instrument. Wenn wir uns die Trennung zwischen unserem wahren Selbst und unseren Gedanken nicht bewusst machen, geben wir den Gedanken in unserem Leben zu viel Raum.

Um mit dieser Arbeit zu beginnen, müssen wir uns in einem sicheren Umfeld befinden, das uns unterstützt. In einem feindlichen Umfeld können wir unser nicht gewahr werden, vor allem am Anfang nicht. Wir brauchen einen Ort, an dem wir unsere Verteidigung zumindest kurzfristig fallen lassen können, ein Risiko eingehen und loslassen können. All jene, die in einem Umfeld leben, das ihnen keine Sicherheit bietet, die ihr Leben in repressiven Systemen führen müssen, finden ihren sicheren Ort eher in kurzen, stillen Momenten, in denen sie bei sich selbst sind.

Nun ist es allmählich an der Zeit für ein paar Übungen, die uns helfen, in diesen Bewusstseinszustand zu gelangen. Es ist sinnvoll, diese kurzen Einheiten täglich ein paar Minuten lang zu üben. Warum? Um eine Veränderung herbeizuführen, brauchst du eine Routine, an die du dich halten kannst. Ein kleines tägliches Versprechen an dich selbst, das du auf deinem Weg zur Heilung jeden Tag einhältst. Du wirst vermutlich bemerken, dass sich diese Übungen anfangs nicht angenehm anfühlen. Dann wird dein Geist laut schreien: »Halt mal! Das ist unangenehm! Wir wollen unsere alte Programmierung zurückhaben!« Das kann sich auch in gesteigerter Nervosität äußern. In diesem Fall kannst du vielleicht üben, wie du atmend durch diese Empfindungen hindurchgehst. *Versuche, diese Erfahrung nicht zu verurteilen.* Wenn das unangenehme Gefühl zu stark wird, dann erlaube dir ruhig, mit der Übung aufzuhören. Aber vor allem: Erkenne an, dass du deine Grenze gefunden hast. Gönn dir ein wenig Ruhe im Wissen, dass du die Praxis am nächsten Tag wiederholen kannst.

Vergiss nicht: Zu Anfang mag es sich unangenehm und albern anfühlen. Bleib trotzdem dabei. Die Übung zum Aufbau des Gewahrseins bildet das Fundament für die Arbeit, die danach kommt.

Tu dein Werk: Bau Gewahrsein auf

1. Such dir ein oder zwei Minuten in deinem Tagesablauf, in denen du üben kannst, ganz präsent zu sein, was auch immer du tust. Das kann beim Abwasch sein oder wenn du die Wäsche einräumst oder in der Badewanne. Oder du hältst beim Spazierengehen inne und schaust den Wolken nach. Oder du versuchst, mit der Nase herauszufinden, wonach dein Arbeitsplatz riecht. Entscheide dich ganz bewusst dafür, deine Erfahrung in diesem Moment in ihrer Gänze wahrzunehmen. Sag dir: »Ich bin ganz im gegenwärtigen Augenblick.« Vielleicht schleudert dir dein Geist einen ganzen Berg von Widerständen entgegen, weil er aus seiner Konditionierung gerissen und beobachtet wird. Vermutlich sprudeln in deinem Kopf alle möglichen Gedanken hervor. Üb dich darin, ihnen einfach zuzusehen.
2. Verankere dich in diesem Augenblick. Unsere Sinne erlauben uns, den Affengeist hinter uns zu lassen und eine tiefere Verbindung zum gegenwärtigen Moment zu finden. Nehmen wir mal an, du machst diese Übung während des Abwaschs. Spür dann das Spülmittel auf deinen Händen. Schau zu, wie es Blasen macht. Spür der Glätte der Teller nach. Erschnuppere den Duft, der dich umgibt. So gelingt es dir, im Augenblick zu bleiben, ohne dass der Geist dich wieder herausreißt. Mit der Zeit wird dir diese Übung immer leichter und leichter fallen.
3. Nachdem du dies für ein oder zwei Minuten geübt hast, würdige die Tatsache, dass du dir diese Zeit genommen hast.

Dann verstehen dein Geist und dein Körper besser, wie sich das anfühlt. Dank dir selbst für die Zeit, die du in dein heilerisches Werk investierst.

4. Mach diese Übung mindestens einmal pro Tag. Sobald du dich damit wohler fühlst, wirst du mehr und mehr Momente erkennen, in denen du sie wiederholen kannst.

TKS: Aufbau des Gewahrseins

Du erinnerst dich? TKS ist das Tagebuch für dein künftiges Selbst. Ich werde mich dir nun auf deiner Reise anschließen und dir zeigen, mit welchen Satzanfängen ich täglich gearbeitet habe, um neue Gewohnheiten für meinen Alltag zu entwickeln. Zunächst einmal habe ich mir das Versprechen gegeben, jeden Tag eine neue Erfahrung des Gewahrseins zu machen. Dann habe ich Tag für Tag folgende Satzanfänge vervollständigt und sie in meinem Notizbuch festgehalten, was mich täglich daran erinnert hat, dass ich mich ändern wollte. Auf diese Weise habe ich jeden Tag neu entschieden, mit der Zeit neue Abläufe zu schaffen. Du kannst dich bei deiner Übung an meinem Beispiel orientieren oder auch etwas völlig Neues versuchen:

»**Heute bin ich** mir meiner selbst und meiner täglichen Muster bewusst.«

»**Ich bin dankbar für** die Möglichkeit, mein Leben zu verändern.«

»**Heute bin ich** mir bewusst und gewahr, wann immer ich mich dafür entscheide.«

»Eine Veränderung auf diesem Gebiet erlaubt mir, mir meiner selbst und meiner gewohnheitsmäßigen Muster bewusst zu sein.«

»Heute übe ich, indem ich meine Aufmerksamkeit regelmäßig zurück in den gegenwärtigen Moment bringe.«

Das Ziel hier ist, sich darin zu üben, diese neue Entscheidung jeden Tag immer wieder neu zu treffen. Damit ich mich an meine bewusst gesetzte Absicht erinnere, hatte ich mir auf dem Smartphone Erinnerungen zu den unterschiedlichsten Zeiten einprogrammiert. (Ja, die Technik ist manchmal wirklich nützlich.) Wann immer eine Erinnerung aufpoppte, prüfte ich, wo meine Aufmerksamkeit gerade war. Ich kam recht schnell dahinter, dass dies nur selten der gegenwärtige Moment war. Eigentlich fast nie. Ich fand heraus, dass ich gerade verrückt danach war, stressige Erfahrungen im Geist immer und immer wieder ablaufen zu lassen. Wenn ich nicht gerade die Vergangenheit durchkaute, machte ich mir Sorgen über unzählige »unvermeidliche« Katastrophen, die mich möglicherweise in der Zukunft ereilen würden. Meine bewusste Kraft, den Wandel herbeizuführen, hatte damals überhaupt nichts zu melden.

3

Eine neue Traumatheorie

Christine lernte ich kennen, als ich gerade angefangen hatte, meinen Weg der Heilung in den sozialen Medien vorzustellen. Wie Ally kontaktierte sie mich nach meinen Posts zum Thema Selbstverrat, genauer gesagt zur ständigen Verleugnung unserer authentischen Wünsche und Bedürfnisse, was zu schädlichem und selbstschädigendem Verhalten führt.

Christines allererstes Geständnis war, dass sie »selbsthilfeabhängig« sei. Es gab keine Wellnessmode, die sie nicht mitgemacht hatte. Sie kaufte die entsprechenden Bücher, besuchte Seminare, ja fuhr zu einwöchigen Workshops überall auf der Welt – und all das endete immer auf dieselbe Weise: mit einer profunden Enttäuschung. Ganz egal, was sie anpackte, sie kam nie über den Punkt hinaus, an dem sie angefangen hatte. Wenn sie eine neue Methodik entdeckte, fing sie sofort eifrig zu praktizieren an, nur um ein paar Wochen später wieder damit aufzuhören. »Langweilig. Unangenehm. Nein, das ist es doch nicht.«

Ihr größtes Problem sei, so erzählte sie, vielleicht rein oberflächlich, aber es mache ihr trotzdem zu schaffen: Sie hasste ihren Bauch. Ihre »kleine Kugel«, wie sie es nannte, störte sie schon seit der Pubertät. Sie war zwar nie übergewichtig gewesen, hatte aber immer das Gefühl, dass ihr Bauch zu dick war. Als sei er ein vollkommen fremder Körperteil, der nicht zu ihr gehörte. Als sie anfing, ihre Ernährung genauer unter die Lupe zu nehmen, stellte sie fest, dass sie sich häufig nicht einmal daran erinnerte, was sie gegessen hatte. Ja, sie vergaß manchmal mitten im Essen, dass sie sich gerade etwas in den Mund schob. Sie meinte, sie würde manchmal komplett abschalten, während sie ein ganzes Blech Brownies verdrückte. Erst wenn sie wieder zu sich kam, merkte sie, dass sie sich des Essens so wenig gewahr war, dass sie kaum seinen Geschmack registriert hatte.

Diese Art der Erfahrung ist charakteristisch für Menschen, die im Zustand der Dissoziation leben – mit diesem Begriff wird eine Bewältigungsstrategie bezeichnet, bei der sich das körperliche und geistige Erleben aufgrund von Stress oder extremen Gefühlen vom Umfeld abkoppelt. So ein Mensch ist zwar körperlich präsent, geistig jedoch nicht. Im Grunde handelt es sich dabei um eine Schutzreaktion auf Ereignisse oder Situationen, die unerträglich scheinen und für den bewussten Geist zu bedrohlich sind, um sich ihnen auszusetzen. Die Dissoziation ist eine verbreitete Stressreaktion bei Menschen, die ein Kindheitstrauma erlebt haben. Der Psychiater Pierre Janet, der den Begriff prägte, beschreibt sie als ein »Aufspalten« des Selbst.[25] Meinen Klientinnen und Klienten erkläre ich das so: Es ist ein Gefühl, als würde man in einem »Raumschiff« davondriften, eine Art metaphysische Abwendung des Selbst vom Körper. Christines dissoziatives Verhältnis zu ihrer Ernährung zeigte mir, dass sie etwas vermied, das mit dem Essen rein gar nichts zu tun hatte.

Mit der Zeit erzählte mir Christine immer mehr von ihrer Vergangenheit. Sie erkannte, dass ihre Familie ihr kein vertrauensvolles, unterstützendes Umfeld geboten hatte. Ihre Mutter hatte sie häufig schikaniert und auch die Geschwister dazu angestachelt.

Ohne sichere Beziehungen im Hintergrund hatte sie ein schreckliches Geheimnis für sich behalten: Ein enger Freund der Familie, ein Mann um die vierzig, hatte begonnen, sie sexuell zu missbrauchen, als sie neun Jahre alt war.

Dieser Mann hatte Christine eingeredet, dass das, was er mit ihr machte, ein Geheimnis sei und dass sie Schwierigkeiten bekommen würde, wenn sie jemandem davon erzählte. Eine Taktik, mit der sexuelle Missbrauchstäter häufig operieren. Der Missbrauch ging über mehrere Jahre. Ihre Familie zog sie sogar damit auf, dass dieser Mann sie so eindeutig bevorzugte. »Du bist sein Liebling«, sagte ihre Mutter immer wieder. Ihre Geschwister wurden zornig, wenn er ihr Geschenke mitbrachte oder sie auf Ausflüge mitnahm. »Du bist so eine Arschkriecherin«, hieß es.

Christine wusste instinktiv, dass das, was ihr passierte, falsch war. Doch sie lernte, ihre Intuition zum Schweigen zu bringen, und glaubte dem Täter. Ihre Bewältigungsstrategie war es, sich während des Missbrauchs von ihrem Körper zu lösen. Da sie so häufig gezwungen war, ihre Intuition zu verdrängen, lernte sie, dass sie sich selbst nicht vertrauen konnte. Stattdessen glaubte sie den Gedanken, Glaubenssätzen und Meinungen der anderen.

Ihr dissoziatives Verhalten wurde zu ihrer wichtigsten Bewältigungsstrategie. Als Erwachsene verabschiedete sie sich immer wieder von ihrer körperlichen Erfahrung, wenn ihr etwas unangenehm erschien. Nachdem sie dieses Muster in ihrem Erwachsenenverhalten identifiziert hatte, verstand sie, dass es sich dabei um ein erlerntes Verhalten aus ihrer Kindheit handelte. Damals verließ sie den gegenwärtigen Moment, um emotional am Leben zu bleiben.

Trauma: Ein missverstandener Begriff

Ein Trauma entsteht, so die Ansicht vieler Psychologinnen und Psychiater, infolge eines katastrophalen Erlebnisses wie schwerer Missbrauch oder Vernachlässigung. Solche Erlebnisse verändern das Leben des Betroffenen und spalten seine Welt auf in ein »Vorher« und ein »Nachher« – wie bei Christines sexueller Missbrauchserfahrung. Die CDC (Centers for Disease Control and Prevention), eine amerikanische Gesundheitsbehörde, haben zur Einschätzung belastender Kindheitserfahrungen den ACE-Test entwickelt (Adverse Childhood Experiences).[26] Mithilfe dieses Tests ermitteln Psychologen den Schweregrad der traumatischen Erfahrung ihrer Patientinnen und Patienten. Der Fragebogen umfasst zehn Fragen, die auf verschiedene Formen von Kindheitstraumata abstellen, zum Beispiel körperliche, verbale oder sexuelle Missbrauchserfahrungen. Gefragt wird auch nach Situationen, in denen die Kinder Missbrauchsverhalten mitangesehen haben, und danach, ob ein Familienmitglied im Gefängnis war. Jedes Ja gibt einen Punkt. Wissenschaftliche Untersuchungen haben gezeigt, dass ein hoher Punktwert mit hoher Wahrscheinlichkeit zu negativen Erfahrungen im späteren Leben führt, zum Beispiel zu Drogen- oder Alkoholmissbrauch, Selbstmord oder zu chronischen Krankheiten.

Der ACE-Test ist wichtig, weil er zeigt, dass traumatische Kindheitserfahrungen körperlich und seelisch bleibende Schäden verursachen. Er zeigt, dass das, was uns in der Kindheit widerfährt, unser ganzes Leben prägt, vor allem, wenn es sich dabei um extrem negative Erlebnisse handelt. Als ich den ACE-Test machte, erzielte ich einen Punkt. Fast 70 Prozent der Befragten kommen auf wenigstens einen Punkt.[27] Mein Resultat deckte sich mit dem, was ich während meiner Ausbildung gelernt hatte – dass der Begriff »Trauma« nur auf Menschen wie Christine anzuwenden ist, die extreme Missbrauchserfahrungen gemacht haben. Ich hätte meine Kindheit nie als traumatisch bezeichnet. Meiner Ansicht nach kam ich aus einer ganz »normalen« Familie. Mein Vater arbeitete viel und kam jeden Tag um die gleiche Zeit nach Hause. Wir hatten immer genug zu essen. Meine Eltern waren keine Trinker. Sie waren immer noch verheiratet. Es hatte in unserer Familie weder verbale noch körperliche Gewalt gegeben.

Und doch konnte ich mich an meine Kindheit fast nicht erinnern. Die einschneidenden Erlebnisse, die man so hat – der erste Kuss, Ferien, die Abschlussfeier –, waren wie aus meinem Gedächtnis gelöscht. Ich hatte auch Probleme, Gesichter wiederzuerkennen. Ich entdeckte beispielsweise nie irgendwelche Familienähnlichkeiten. Babys waren für mich nie »ihren Eltern wie aus dem Gesicht geschnitten«. Sie waren Babys, nichts weiter. Wenn ich ein Dokudrama guckte, merkte ich nie, wer Schauspieler war und wer Zeitzeuge.

Dass da etwas nicht stimmte, merkte ich nur, wenn diese Lücken in meiner Erinnerung andere Menschen betrafen. Wenn sie sauer wurden, weil ich mich nicht an ein gemeinsames Erlebnis erinnerte, oder sie sich über mich lustig machten, weil ich mich an Bekannte aus früheren Tagen nicht erinnerte, obwohl ich sie eigentlich mühelos hätte erkennen müssen. Einige Leute konnten das nicht glauben: »Du verkohlst uns doch! Wie kannst du das vergessen haben?« Auch meine

Freunde mokierten sich: »Nicole hat ein schrecklich schlechtes Gedächtnis.«

An dieser Stelle sollte ich vielleicht erwähnen, dass ich mich an Gefühle durchaus erinnerte – ich hatte »gefühlte Erinnerungen«, emotionale Eindrücke aus der Vergangenheit. Ich konnte diese Gefühle nur nicht konkreten Erfahrungen zuordnen. Ich kann spüren, wie es war, wenn ich mit meinen sechs Jahren im Bett lag und mir vorstellte, auf wie viele verschiedene Weisen meine Welt in die Brüche gehen konnte: Meine Eltern könnten sterben. Jemand könnte in unser Haus einbrechen. Wir könnten bei einem Feuer alle den Tod finden. Und so weiter und so fort. Dieser Zustand der Angst ist eine gefühlte Erinnerung und gleichzeitig Reflex eines Satzes, der in meiner Familie refrainartig täglich wiederholt wurde: »Es ist doch immer irgendwas!« Dieses »Irgendwas« konnte ein verärgerter Nachbar sein, eine nicht bezahlte Rechnung, ein Schneesturm oder ein Streit in der Familie. Und wenn einer »etwas« hatte, dann betraf es uns alle. Wir waren vereint in einem Zyklus der Entrüstung und der Angst.

Anders als der Rest meiner Familie, der durchaus Probleme damit hatte, in einem Klima der Angst zu leben, war mit mir *allem Anschein nach* alles in Ordnung. Ich war für alle das unbeteiligte, entspannte, coole Kind, das alles locker nahm und niemals aneckte. Es sah so aus, als könnte mich nichts je aus der Ruhe bringen. Aber dieses Abgehobensein war einfach meine Bewältigungsstrategie. So schützte mich mein Geist vor den realen Belastungen: Ich kapselte mich ab, distanzierte mich, begab mich an Bord meines »Raumschiffs«. Ich war mir selbst so fern, so unendlich weit fort in meinem Raumschiff, dass ich wirklich nur sehr wenige Momente aus meiner Kindheit speicherte. An meine Zwanziger habe ich so gut wie keine

Erinnerung. Doch weil mein Geist nicht in der Gegenwart und bei dem, was um mich herum ablief, verweilte, heißt das nicht, dass mein Körper sich nicht daran erinnert.

Dr. Bessel van der Kolk ist Traumaexperte und Autor eines bahnbrechenden Buches: *Verkörperter Schrecken. Traumaspuren in Gehirn, Geist und Körper und wie man sie heilen kann.* Er schreibt: »Dissoziation bedeutet gleichzeitig zu wissen und nicht zu wissen.«[28] Traumatisierte Menschen, die sich abkoppeln, erinnern sich nach Bessel van der Kolk gleichzeitig an zu wenig und zu viel. Traumata lagern sich auf ganz unterschiedliche Weise in den Körper ein, was wir im nächsten Kapitel genauer unter die Lupe nehmen werden. Am stärksten aber ist normalerweise der Kampf-Flucht-Impuls des Nervensystems betroffen.

Viel später in meinem Leben und Jahre, nachdem ich mit Klientinnen wie Christine therapeutisch gearbeitet hatte, entdeckte ich, dass Menschen mit belastenden Kindheitserfahrungen etwas gemeinsam haben: Viele haben sich so ein »Raumschiff« gebaut, um mit den Erfahrungen fertigzuwerden, und haben dieses Verhalten ihr Leben lang beibehalten. Sie koppeln sich ab, lösen sich von ihrer Umwelt und speichern nur wenige Erinnerungen ab. Angesichts dieser Entdeckung drängten sich mir einige Fragen auf: Wenn mir – nach meinem damaligen Verständnis – nie etwas »Traumatisches« passiert war, warum konnte ich mich an meine Kindheit fast nicht erinnern? Warum hatte ich solche Schwierigkeiten, Kontakt zu meinen Gefühlen aufzunehmen und emotional gut für mich zu sorgen? Warum betrog ich mich ständig selbst? Wie konnte es sein, dass Christine und ich die gleichen traumatischen Reaktionen zeigten, obwohl unsere Kindheitserfahrungen so unterschiedlich waren?

Was ich damals nicht wusste: Ich litt an einer Form von »spirituellem« Trauma und erfuhr, genauso wie Christine, tagtäglich dessen Nachwirkungen.

Ausweitung des Traumabegriffes

Ich habe Klientinnen und Klienten von jedem Ende des ACE-Spektrums behandelt: Menschen aus »perfekten« Familien mit einem Punktwert von null bis hin zu jenen, die es auf neun oder zehn Punkte brachten und in einer Welt aufwuchsen, deren traumatische Belastungen sich die meisten von uns nicht mal vorstellen können – geschweige denn überleben würden.

Obwohl sich die individuellen Leidensgeschichten massiv unterschieden, so folgten deren Auswirkungen doch einem recht ähnlichen Drehbuch. Unter den Betroffenen waren viele hochfunktionale Perfektionisten, bei denen die Leistung stets im Mittelpunkt stand. Andere wiederum waren süchtig nach Alkohol, Drogen oder bestimmten Erfahrungen. Sie hatten mit Angstzuständen, Depressionen, geringem Selbstwertgefühl und dem unentrinnbaren Bedürfnis zu kämpfen, der Umwelt ein bestimmtes Bild von sich zu geben. Und dann war da natürlich das »Feststecken«, die Unfähigkeit, eingeschliffene Verhaltensmuster abzulegen. Und diese Muster erzählten eine Geschichte – die wiederum deutlich machte, wie sehr kindliche Traumata das gesamte Leben der Betroffenen prägten.

Tatsächlich können nur wenige Menschen den Finger auf genau den Punkt legen, an dem ihr Leben zerbrach (auch wenn es dafür oft mehrere Gründe dafür gibt). Die meisten können sich nicht einmal eingestehen, dass sie in der Kindheit schädliche Erfahrungen gemacht haben. Doch gerade das bedeutet nicht, dass es keine Traumata gegeben hätte. Ich habe noch keinen Menschen kennengelernt, der keine einzige traumatische Erfahrung gemacht hat. Meiner Ansicht nach sollte der Traumabegriff ausgeweitet werden auf sämtliche Erfahrungen, die einen überwältigen können. Oder, wie der Neurologe Robert Scaer schreibt: auf jedes negative Lebensereignis, das in einem Zustand relativer Hilflosigkeit erfahren wird.[29]

Der Rahmen, den der ACE-Test bietet, ist nützlich, aber er umfasst nicht alle Aspekte von Trauma. Er berücksichtigt die häufigen emotionalen und spirituellen Traumata nicht, die entstehen, wenn wir ständig die Bedürfnisse unseres authentischen Selbst verleugnen oder unterdrücken. Der ursprüngliche ACE-Test geht auch nicht auf jene Erfahrungen ein, bei denen uns die Umwelt, ja die Gesellschaft als Ganzes traumatisiert. Durch Rassismus zum Beispiel, durch Diskriminierung und ähnliche negative Erlebnisse, die ganz offensichtlich rassistisch motivierte Traumaerfahrungen sind. In diesem Zusammenhang wären auch Fragen vorstellbar, die auf die alles durchdringende bösartige Bigotterie beziehungsweise Voreingenommenheit einer Gesellschaft zielen, die Menschen nach zweierlei Maß misst. Wenn du in einer Welt lebst, die dich nicht fördert, sondern bedroht – im Erziehungssystem, im Gefängnis, im Kontakt mit der Polizei, am Arbeitsplatz, in den Krankenhäusern –, dann lebst du in einer dauerhaft traumatisierenden Welt. Benachteiligte Gruppen, vor allem die Angehörigen indigener Völker oder People of Color, stehen einer systemimmanenten Unterdrückung gegenüber, die sich in diskriminierenden Gesetzen ebenso äußert wie in Alltagsvorurteilen. Dass dies die Betroffenen in einen Zustand »relativer Hilflosigkeit« versetzt, ist klar. Und damit wäre der Kernpunkt von Scaers Definition erfüllt.

Anders ausgedrückt: Traumatische Erfahrungen sind nicht immer offensichtlich. Unserer Wahrnehmung eines Traumas kommt die gleiche Gültigkeit zu wie dem Trauma selbst. Das trifft vor allem auf die Kindheit zu, wo wir am hilflosesten und am abhängigsten sind. Es ist ein Trauma, wenn wir uns um der Liebe willen ständig selbst verraten, wenn wir auf eine Weise behandelt werden, dass wir uns schließlich als unwürdig oder nicht akzeptabel empfinden. All das führt zu einem Bruch in der Beziehung zu unserem authentischen Selbst. Ein Trauma erzeugt in uns den festen Glauben, dass wir unser Selbst verraten müssen, um überleben zu können.

Konditionierung in der Kindheit

Die Rolle von Eltern und Bezugspersonen ist es, uns eine Leitfigur zu sein. Eine liebevolle Eltern-Kind-Beziehung gibt dem Kind eine sichere Basis, zu der es jederzeit zurückkehren kann, wenn es sich ins Leben hinauswagt – mit all dem Auf und Ab, der mit diesem Übergang verbunden ist. Eine Leitfigur verurteilt normalerweise nicht. Sie erlaubt dem Kind, so zu sein, wie es ist. Ein solcher Mensch beobachtet und handelt dann aus einem Zustand der Weisheit und des Gewahrseins heraus. Das Kind wiederum lernt so, die Folgen seiner Handlungen ohne fremde Hilfe zu meistern, und legt damit den Grundstein für sein Selbstvertrauen. Stell dir diese Leitfigur als weisen Lehrer vor, der auf den von ihm gelegten Grundstein vertraut und sich gewiss ist, dass sein Schüler in der Lage ist, mit allem fertigzuwerden, was das Leben ihm bringt. Diesen Glauben verinnerlicht das Kind. Das heißt nicht, dass es nie Schmerz, Verlust, Wut oder Trauer – das ganze weite Spektrum menschlicher

Gefühle – erfährt. Doch die Elternfigur hat eine Basis geschaffen, die Sicherheit und Resilienz verspricht, weshalb das Kind dorthin zurückkehrt, wenn es schwere Zeiten durchmacht.

Wenn Elternfiguren keine Heilung erfahren haben und ihre unerlösten Traumata nicht kennen, dann sind sie selbst außerstande, bewusst ihren Weg durchs Leben zu gehen. Und sie sind keine zuverlässigen Führungsgestalten für einen anderen Menschen. Es kommt recht häufig vor, dass Eltern oder andere Bezugspersonen ihre Traumata auf die Kinder projizieren. Selbst wohlmeinende Eltern, die unter dem Einfluss ihrer eigenen, nicht verheilten Wunden handeln, können keine wirkliche Führung anbieten. Stattdessen versuchen sie, das Kind zu kontrollieren, es bis ins kleinste Detail fernzusteuern, damit es ihrem Willen folgt. Das kann sogar aus den besten Absichten heraus erfolgen. Viele Elternfiguren versuchen beispielsweise bewusst oder unbewusst, ihr Kind abzusichern, es vor der Welt zu beschützen, damit es nicht den Schmerz erlebt, den sie selbst erfahren mussten. Dabei gehen sie allerdings über die Wünsche und Bedürfnisse des Kindes hinweg. Auch wenn es nach außen hin so wirkt, als würden sie ihr Kind behüten, wurzeln ihre Reaktionen häufig in einem tief verborgenen eigenen Schmerz, der an der Oberfläche nicht sichtbar ist. Viele von uns wurden von Elternfiguren erzogen, die aufgrund ihres ungelösten kindlichen Schmerzes mit ihren eigenen Emotionen nicht umgehen konnten. Sie projizierten diesen Schmerz auf uns – direkt, wenn sie uns aufforderten, nicht zu weinen; oder indirekt, wenn sie sich zurückzogen, sobald wir Emotionen zeigten. Lindsay Gibson ist Psychotherapeutin und Autorin von *Kalte Kindheit. Wie wir trotz unemotionaler Eltern Wärme im Leben finden*. Wird in der Kindheit die emotionale Verbindung zu den Elternfiguren nicht hergestellt, so »wird das Kind dort ein

Loch fühlen, wo bei anderen Menschen die Empfindung der Geborgenheit sitzt. Das einsam machende Gefühl, von anderen nicht gesehen zu werden, stellt einen ebenso grundlegenden Schmerz dar wie eine körperliche Verletzung.«[30] Die emotionale Vereinsamung setzt sich bis ins Erwachsenenalter fort, weil wir die Muster der emotionalen Vermeidung, Dissoziation und Beschämung stets wiederholen.

Vor diesem Hintergrund kann man vielleicht besser nachvollziehen, dass Traumata tatsächlich vererbt werden können: von einer Elternfigur zur nächsten und immer weiter und weiter – bis hin zu uns. Eine zentrale Rolle hierbei spielt die Konditionierung, ein Prozess, bei dem uns Glaubenssätze und Verhaltensweisen eingeimpft werden, ohne dass wir dies bemerken. Jeder, der jemals Zeit mit einem Kleinkind verbracht hat, weiß, dass es versucht, das Verhalten anderer nachzuahmen: Ob es sich nun um einen Freund oder um eine Zeichentrickfigur handelt, die Kinder machen nach, was sie sehen. Auf eben diese Weise funktioniert Konditionierung. Wir lernen, was andere uns vormachen, vor allem, wenn es sich dabei um unsere primären Bezugspersonen, beispielsweise unsere Eltern, handelt. Die Bindungen in unseren frühesten Jahren bilden das Fundament unserer unbewussten Glaubenssätze. Wir lernen, wie eine Beziehung auszusehen hat, indem wir die Beziehungen beobachten, die in unserem Umfeld gelebt werden. Wir lernen, wie wir unseren Körper empfinden sollen, indem wir beobachten, wie unsere Eltern zu ihrer Körperlichkeit stehen. Wir lernen, ob wir auf uns selbst achtgeben dürfen oder nicht. Wir lernen, wie wir mit Geld umgehen, unsere Sicht aufs Leben, was wir über uns selbst, andere Menschen und die Welt glauben sollen. Wir speichern diese Glaubenssätze und unzählige andere Botschaften in unserem Unbewussten.

Wir suchen bei unseren Bezugspersonen nach Führung, sie sind unser Spiegel. Wie sie mit ihrer Welt umgehen, wird uns zum Modell dafür, wie wir ihr selbst entgegentreten. Wir erben ihre Art, die Dinge zu sehen und sie zu handhaben. Wir erben ihre Glaubenssätze, Gewohnheiten und Bewältigungsstrategien.

Du hast mittlerweile gelernt, wie du dich selbst bewusst beobachten kannst. Aber in *deinem Werk* geht es auch darum, dass du deine Lieben und deine Beziehungen zu ihnen klar sehen lernst. Ich habe lange gebraucht, bis mir klar war, dass ich ungelöste Traumata aus der Kindheit mit mir herumschleifte. Ich habe es einfach nicht geschafft, mir das einzugestehen. Ich hätte mit dir auf Teufel komm raus gestritten, hättest du behauptet, meine Kindheit sei nicht perfekt gewesen. Nicht nur, weil ich meine Vergangenheit idealisierte, sondern auch weil ich eine tiefe kulturelle Prägung in mir trage, die mir sagt, dass die Familie unter allen Umständen heilig ist. Öffentlich zuzugeben, dass hier nicht alles Gold war, was glänzte, wäre eine grobe Beleidigung gewesen. Wir waren eine große und glückliche italienische Familie! Was fällt dir ein, das Gegenteil zu behaupten?!

Ich leistete jahrelang Widerstand. Ich hatte meine Wirklichkeit so lange geleugnet, dass es mich viel Arbeit kostete, meinen Blick auf die Familie zu verändern und die Vergangenheit durch die Brille der kindlichen Verletzungen zu sehen. Ich hatte so lange die Augen vor meinen Bedürfnissen verschlossen, dass ich sie nicht einmal mehr spürte. Wie die meisten Menschen das tun, wiederholte auch ich viele der Gewohnheiten aus meiner Kindheit mein Leben lang. Viele von uns halten niemals inne, um darüber nachzudenken: Bin das wirklich *ich*? Wie viele von uns machen Jahr für Jahr genauso Ferien, wie sie das von Kindesbeinen an kannten, und kommen gar nicht auf die Idee, mal was anderes zu probieren? Für wie viele Aspekte deines Lebens hast du dich wirklich frei entschieden – und wie viele hast du einfach ererbt?

Deine Wunde offenzulegen ist ein ganz wesentlicher Schritt auf dem Weg zur Heilung und selten leicht. Diese Erkenntnis fördert häufig tiefen Schmerz ans Licht, Trauer und Wut – Gefühle, die du lange Zeit unterdrückt hast, um zumindest oberflächlich funktionieren zu können. Wenn du dich weiter auf dein *Werk* einlässt, werden vermutlich alte Wunden aufgerissen. Und während sie allmählich abheilen, wird dich ein heftiger Aufruhr von Gefühlen durcheinanderwirbeln. Vergiss eines nicht: Auch hierbei kannst du zum Beobachter werden. Fang damit an, dass du nett zu dir selbst und zu deinen Lieben bist, ganz egal, was da aus dir heraussprudelt. Wie deine Bezugspersonen dich als Kind behandelt haben, spiegelt nicht dein wahres Selbst wider. Auch nicht deren Selbst. Du musst nicht zum Spiegelbild ihrer unverarbeiteten Traumata werden.

Im Folgenden möchte ich dir einen neuen Rahmen für die Sicht auf kindliche Traumata vorstellen – auf der Basis von Archetypen, die ich in meiner langjährigen klinischen Praxis entwickelt und auch in der SelfHealing Community wiedergefunden habe. Sie sind nicht als verbindliche Kategorien gedacht, sondern mehr als Vorschläge. Vielleicht erkennst du dich in einem dieser Bilder besonders wieder, vielleicht aber auch in mehreren. Du musst dich nicht in eine bestimmte Schublade zwängen. Ich möchte nur, dass du anfängst, über deine frühesten kindlichen Beziehungen nachzudenken, und entdeckst, welche Art der Konditionierung du erfahren hast. Der erste Schritt zur Heilung ist immer die Bewusstheit.

Archetypen kindlicher Traumata

Eltern, die deine Realität leugnen

Ein typisches Beispiel für diese Art der Realitätsverleugnung ist es, wenn ein Kind, das sich mit einer Verwandten nicht wohlfühlt, dies seiner Mutter erzählt und dann zu hören bekommt: »Ach, die will doch nur nett sein. Sei höflich zu ihr.« Ein ähnliches Beispiel ist Christine, die von ihrer Familie auch nur Positives über den Mann zu hören bekam, der sie regelmäßig missbrauchte.

Wenn eine Bezugsperson die Realität des Kindes verleugnet, bringt sie dem Kind damit unbewusst bei, dass es sich auf seine Intuition, sein »Bauchgefühl«, nicht verlassen kann. Je mehr wir lernen, uns selbst zu misstrauen, umso weiter zieht sich die Stimme unserer Intuition zurück, sodass wir sie immer weniger hören können. Das Endergebnis sind eine verlorene Intuition und reichlich innere Konflikte. Wir lernen, dass wir unserem Urteil nicht vertrauen können, und orientieren uns an anderen, um unsere Wirklichkeit zu gestalten.

Diese Realitätsverleugnung kann ganz subtile Formen annehmen. Nehmen wir einmal an, ein Kind erzählt seinen Eltern, dass seine Freunde in der Schulmensa nicht neben ihm sitzen wollten. Für das Kind war das eine Stresssituation. Es fühlte sich zurückgewiesen, und dies zu einer Zeit, in der die Anerkennung von Altersgenossen ein wichtiger Entwicklungsschritt ist. Ein wohlmeinender Elternteil nimmt das Ganze nicht besonders ernst: »Keine Sorge, du wirst schon neue Freunde finden. Das ist weiter nicht tragisch. Das wird bald anders. Es war ja auch dein erster Tag!« Jeder Mensch, der selbst Emotionen unterdrückt hat, fühlt sich für gewöhnlich unwohl, wenn ein Kind seine Gefühle äußert. Daher wird er leicht versucht sein, sie als unwichtig abzutun. Die Erfahrungen des Kindes wecken beim betroffenen Elternteil (häufig unbewusste) Erinnerungen, sodass dieser alles tut, um die angesprochenen Gefühle unterhalb der Bewusstseinsschwelle zu halten. Das Problem ist nur: Das Gefühl des Kindes war ja völlig berechtigt, es wollte Trost und Unterstützung. Stattdessen bekam es zu hören, dass sein Schmerz nicht von Bedeutung sei. Erlebt das Kind dies öfter, lernt es, dass es sich auf seine Realitätswahrnehmung und die zugehörigen Gefühle nicht verlassen kann.

Unsere kindliche Realität wird auch verleugnet, wenn unsere Elternfiguren oder die Familie objektive Ereignisse nicht akzeptieren. Ich hatte einmal einen Klienten, dessen Vater funktionaler Alkoholiker war. Er hatte zwar einen Job, sodass es ihm gelang, die Familie finanziell zu versorgen – in diesem Sinne war er funktional, der Alkoholismus war für die Umwelt nicht sichtbar –, doch wenn er abends nach Hause kam, öffnete er sofort ein Bier und soff den ganzen Abend weiter, bis er entweder einen Streit vom Zaun brach oder auf dem Sofa einschlief. Als mein Klient alt genug war, um das zu bemerken, wollte er mit seiner Mutter über das Verhalten des Vaters reden. Die Mutter aber tat seine Angst als unbegründet ab und nahm den Vater in Schutz. Dass er sich so benähme, läge nur daran, dass er einen harten Tag im Büro gehabt hätte. Diese Reaktion der Mutter war ein erlerntes Verhalten, denn sie war selbst in einem Haushalt aufgewachsen, in dem die Drogenabhängigkeit eines Familienmitglieds konsequent geleugnet wurde. Mit der Zeit ererbte mein Klient das mütterliche Verhalten und erzählte ständig, wie schwer sein Vater hatte arbeiten müssen. Erst als er den Vorhang anhob und dahinter die langen Reihen geleerter Flaschen zum Vorschein kamen, begann er, das abendliche Trinken seines Vaters als das zu sehen, was es war.

Eltern, die dich nicht sehen oder hören

Wir alle haben diesen Spruch schon mal gehört: »Kinder soll man sehen, nicht hören.« In ihm drückt sich die Haltung der älteren Generation zu Fragen der Kindererziehung aus. Sie wurzelt in der Ansicht, dass Kinder nur Grundbedürfnisse hätten wie Nahrung und Obdach. Die meisten aus dieser Generation haben den Mangel an diesen Dingen hautnah erlebt und konnten diesen Überlebenskampf-Modus nie ablegen. Gute Eltern waren in den Augen dieser Generation solche, die ihre Familie materiell versorgen konnten. Zeit oder Aufmerksamkeit für emotionale Bedürfnisse standen nicht zur Debatte. Die Auswirkungen dieses Überlebenskampf-Modus wurden als ererbtes Trauma an künftige Generationen weitergegeben. Wir alle leben heute noch mit den Folgen.

Sich nicht gesehen oder gehört zu fühlen ist die Erfahrung einer emotionalen Trennung von der Elternfigur. Das kann in Gestalt dramatischer Vernachlässigung geschehen, aber auch subtilere Formen annehmen. Solche Eltern kommen manchmal mit ihren eigenen Gefühlen nicht zurecht, weil sie unter andauerndem Stress leiden. Oder sie haben sich selbst emotional abgekapselt und sind daher unfähig, den Gefühlsausdruck ihrer Kinder zu akzeptieren. Eine andere Form ist die Bezugsperson, die ständig auf Autopilot ist, von Aufgabe zu Aufgabe hetzt, vollkommen entfremdet von dem, was im eigenen Geist vor sich geht, und daher unfähig, das Kind wahrzunehmen. All diese Formen verhindern eine tiefere emotionale Verbindung zum Kind, denn die Elternfigur ist geistig einfach »nicht da«.

Es ist schmerzlich, nicht gehört zu werden. Es ist schlimm, nicht beachtet zu werden. Es ist im höchsten Grade verwirrend zu erfahren, dass wir unser wahres Selbst verbergen müssen, um geliebt zu werden. Gesehen, wahrgenommen zu werden ist eines der grundlegendsten menschlichen Bedürfnisse. Wenn du als Kind Gedanken und Ideen hast, die nicht »gehört« werden, fühlt sich dein Geist abgelehnt. Wenn dein Selbstausdruck in der Kindheit nicht »gesehen« wird, fühlt sich deine Seele zurückgewiesen. Dieser Mangel an Anerkennung kann auch eine andere Form annehmen: Du hältst deine Zukunft für vorgegeben und festgelegt, lange bevor deine Leidenschaften und dein Lebensweg Form annehmen können. Erfahrungen wie diese erschweren es uns, unseren Neigungen zu vertrauen und unseren intuitiven Bedürfnissen zu folgen.

Wenn du selbst Kinder hast, dann mach dir bewusst, dass sie einen besseren Kontakt zu ihrer Intuition und ihrem innersten Selbst haben als wir Erwachsenen. Wir verlieren uns dauernd im steten Strom unserer Gedanken. Kinder sind noch hochgradig intuitiv, ihre Welt ist im Fluss, sie ist immer noch im Werden begriffen. Wenn du einen sicheren, aber auch offenen Raum für sie schaffst, in dem sie ihren Erkundungen nachgehen können, lernst du viel über dich selbst und die Möglichkeiten, die jeder von uns hat, wenn er frei sein authentisches Selbst ausdrücken kann.

Eltern, die durch ihr Kind ein Stellvertreterdasein führen oder es formen wollen

Zu diesen Elternfiguren gehören auch die sogenannten Bühnenmütter oder -väter, also Eltern, die ihr Kind unermüdlich antreiben, damit es ein großer Star wird und so den Wunsch der Eltern nach Berühmtheit, Anerkennung und Leistung wahr macht. Obwohl man bei diesem Archetyp meist an die Bühne denkt (und unfairerweise eher an Mütter als an Väter), zeigt sich dieses Verhalten auch in anderen Lebensbereichen.

Man tut sich leicht, diese »Bühneneltern« zu verunglimpfen, werden sie doch in der Popkultur geradezu als Ungeheuer hingestellt. Aber häufig entspringt der Wunsch, das eigene Kind möge Erfolg haben, einem ganz alltäglichen Gefühl: elterlichem Stolz. Leider verwandelt sich dieser Stolz in Gift, wenn die Motivation, ein Kind zum Erfolg zu führen, in unerkannten traumatischen Erlebnissen der Eltern wurzelt. Elternfiguren, die ihr Leben durch ihr Kind führen, glauben, sie selbst seien »Versager«, also irgendwie ungenügend. Diesen tiefsitzenden Glauben projizieren sie dann auf ihre Kinder. Nehmen wir mal an, ein Vater wollte unbedingt ein guter Basketballer werden, brach sich jedoch das Bein, bevor er in die Mannschaft seines Colleges aufgenommen werden konnte. Oder eine Mutter wollte Ärztin werden, was ihr durch irgendwelche Umstände unmöglich war. Also wurde sie Krankenschwester. Letztlich empfindet das Kind dann einen unglaublichen Erfolgsdruck – und gibt sein authentisches Selbst preis, um der Elternfigur zu gefallen. Am Ende aber führt es auch bei den Eltern immer zu Enttäuschungen, wenn sie versuchen, den eigenen Wert durch jemand anderen auszuleben; und zu Frustration und Verbitterung bei den Kindern, die ihre eigenen Wünsche verleugnen, um die unerfüllten Bedürfnisse anderer zu erfüllen. Wann immer ein wesentliches Bedürfnis verleugnet wird, macht sich schnell Unmut breit.

Diese Form von Selbstverlust kann sich im Erwachsenendasein auf vielfältige Weise äußern. Meiner Erfahrung nach sind die häufigsten Formen eine gravierende Unentschlossenheit und

Aufschieberitis beziehungsweise das beinahe zwanghafte Streben nach Erfolg. Versteh mich nicht falsch: Es gibt Eltern, die bewusst und aus Berechnung so handeln. Das wären die klassischen Hollywood-Eltern, die ihr Kind auf der Bühne sehen wollen, damit es für sie Geld verdient. In den meisten Fällen aber wünschen sich die Eltern wirklich ein besseres Leben für ihr Kind. Eltern, die ihr Kind prägen und formen wollen, projizieren ihre eigenen Wünsche und Bedürfnisse auf den Nachwuchs, und auch dies kann vielfältige Formen annehmen. Da ist zum Beispiel die Mutter, die ihrem Kind aufträgt, bestimmte Freunde zu meiden oder in der Schule bestimmte Kurse zu belegen. Oder der Vater, der seiner Tochter sagt: »Du wirst einmal eine großartige Mutter sein.« Das läuft häufig auch völlig unbewusst ab. Diesen Eltern ist meist gar nicht klar, dass sie damit ein höchst problematisches Verhalten zeigen. Sie sehen darin vielmehr einen Akt der Liebe (und manchmal ist er das auch tatsächlich). Doch das Resultat kann ebenso schädlich sein – vor allem für Menschen in traditionell als erstrebenswert angesehenen Berufen wie Anwalt oder Arzt. Viele von ihnen haben zu kämpfen, weil sie den für sie falschen Beruf gewählt haben, nehmen Drogen, trinken zu viel, leiden unter psychischen Erkrankungen, und im Extremfall begehen sie gar Selbstmord.[31]

Eltern, die keine Grenzen setzen können

Grenzen sind klare Ansagen, was für uns einfach nicht geht. Kinder begreifen instinktiv, was Grenzen sind. Sie reagieren auf Grenzen anderer und kommunizieren klar und deutlich ihre eigenen, auf denen sie dann auch bestehen, ganz egal, wie ihr Gegenüber dazu steht. Beobachten Sie einfach mal ein Kleinkind: Es schüttelt energisch den Kopf, wenn es etwas nicht will. Manche Erwachsenen hingegen haben damit Probleme. Sie setzen weniger Grenzen, und selbst diese können sie kaum aufrechterhalten. Viele von uns sind in einem Umfeld aufgewachsen, in dem die Eltern nicht wussten, wie man Grenzen setzt und wahrt. Das macht es verständlicherweise schwierig, diese Fähigkeit dann den eigenen Kinder zu vermitteln.

In meiner therapeutischen Praxis wurde mir immer wieder berichtet, dass Eltern das Tagebuch ihrer Kinder gelesen haben. Nicht nur, dass so der private Raum des Kindes missachtet und verletzt wird, häufig wird es obendrein auch noch getadelt, ja sogar bestraft für das, was es geschrieben hat. (Mir ist das jedenfalls so ergangen.) Solche Erfahrungen lehren uns als Kinder, dass Menschen, die wir lieben, unsere Grenzen nicht achten und das auch ungestraft tun können. Kommt dies öfter vor, verinnerlichen Kinder den Glauben, dass das Nichtbeachten von Grenzen zur »Nähe« einfach dazugehört, ja vielleicht sogar »Liebe« ist. Und so nehmen sie ein solcher Verhalten auch in ihren Beziehungen hin. Oder sie lernen schon als Kind, genau das Gegenteil zu tun: alles für sich zu behalten und persönliche Dinge möglichst gut zu verstecken.

Eine weitere Grenze wird überschritten, wenn sich Elternfiguren bei ihrem Kind über Probleme mit dem Partner beklagen. Mehrere meiner Patientinnen und Patienten berichteten mir, dass sie so persönliche Details über die Partnerschaft ihrer Eltern erfuhren, zum Beispiel wenn ein Elternteil untreu war oder Geld verlor. Eine Bezugsperson, die so handelt, verliert aus den Augen, dass das Kind kein Erwachsener auf Augenhöhe ist, und sucht vielleicht Trost beim Kind. Das aber fühlt sich von solchen Enthüllungen überfordert und gerät in einen Konflikt, wenn es diese negativen Aussagen über den anderen, ebenfalls geliebten Elternteil verarbeiten muss.

Eltern, denen Äußerlichkeiten übermäßig wichtig sind

Wie wir alle wissen, erlischt das Verlangen nach äußerer Anerkennung nicht automatisch, sobald wir »erwachsen« sind. Der innige Wunsch, geschätzt, ja bewundert zu werden, bleibt uns ein Leben lang erhalten. Elternfiguren projizieren dieses Bedürfnis auf vielfache Weise auf ihre Kinder. Manchmal passiert das auf ganz augenfällige Art und Weise: zum Beispiel, wenn Eltern Kommentare über das Gewicht ihres Kindes machen oder es ihnen unglaublich wichtig ist, dass es immer »hübsch« aussieht. Oder wenn Eltern ihrem Kind ganz genau vorschreiben, wie es seine Haare zu tragen hat. Kinder lernen schnell, dass manche Aspekte ihres Aussehens »annehmbar« sind und andere nicht. Damit beginnt der lebenslange Glaube daran, dass Geliebtwerden vom äußeren Erscheinungsbild abhängt.

Dieselbe Prägung erfolgt, wenn unsere Bezugspersonen enormen Wert auf ihre eigene Erscheinung legen. Damit leben sie uns Verhaltensweisen vor wie ständiges Diät-Halten, exzessive Körperpflege oder übermäßige sportliche Betätigung. Dann werden bestimmte Nahrungsmittel als »schlecht« oder als »Dickmacher« verurteilt. Oder es wird ständig die körperliche Erscheinung oder das Aussehen von Freunden, Angehörigen oder Menschen in der Öffentlichkeit kommentiert. Solche Kommentare müssen keineswegs direkt an die Adresse des Kindes gehen, denn Kinder sind, wie man mittlerweile weiß, wie ein Schwamm. Sie verinnerlichen es sofort, wenn sich die Grundüberzeugungen ihrer Vorbilder in extremem Maße nach Äußerlichkeiten richten.

Noch häufiger kommt es vor, dass sich Eltern außerhalb der eigenen vier Wände anders verhalten als innerhalb. So lernt das

Kind, dass Menschen ein »Pseudoselbst« haben können. Ein klassisches Beispiel hierfür sind Eltern, die zu Hause ständig und lautstark streiten. In der Öffentlichkeit aber verhalten sie sich liebevoll oder zumindest höflich gegeneinander. Sie halten eine »Persona« aufrecht, eine Maske. Kinder lernen schnell, dass sie das, was sie sind, je nach Umfeld ändern müssen, um zu überleben und geliebt zu werden – wie sie es von den Eltern gelernt haben.

Eltern, die ihre Gefühle nicht im Griff haben

Unter Emotionsregulation versteht man den bewussten Umgang mit Gefühlen: Man erfährt ein Gefühl, erlaubt der Empfindung, sich im Körper auszudehnen (statt sich mit Drogen, Alkohol, dem Smartphone oder Essen davon abzulenken), identifiziert sie (»Ich bin im Moment wütend.« Oder: »Ich bin traurig.«) und geht atmend durch diese Empfindung hindurch, bis sie von allein wieder abklingt. Diese emotionale Regulierung ermöglicht uns, zentriert und ruhig zu bleiben, auch wenn das Leben immer wieder Stresssituationen mit sich bringt. Wir haben eine physiologische Grundlage, um ihnen gelassen zu begegnen.

Viele von uns aber hatten Eltern, die sich ihrer Gefühle nicht bewusst waren, geschweige denn sie regulieren konnten. Wenn sie von intensiven Gefühlen übermannt wurden, wussten sie nicht, wie sie reagieren sollten. Manche projizierten diese Gefühle nach außen, brüllten herum, schlugen mit Türen, warfen Sachen oder stürmten hinaus. Andere hingegen richteten diese Emotionen nach innen und zogen sich zurück – zum Beispiel Eltern, die sich lieber in Schweigen hüllten oder die »Eiskönigin« spielten. Eine eisige Reaktion heißt, dass sich die

Bezugsperson emotional distanziert oder dem Kind ihre Liebe vorenthält. Auch dies ist eine häufige Reaktion, wenn jemand von seinen Emotionen überschwemmt wird. Die Elternfigur bekommt in einer bestimmten Situation ihre Gefühle nicht in den Griff, daher »macht sie zu« und schließt das Kind aus. Viele Menschen berichten von solchen Erfahrungen. Manche kennen auch die Situation, dass von den Eltern Schweigen als Strafe eingesetzt wurde. In unseren Heilzirkeln berichten die Teilnehmer auch von Eltern, die sich abkapselten, nicht mehr mit ihren Kindern redeten und sogar andere Familienmitglieder dazu anhielten, ihnen die kalte Schulter zu zeigen. Wenn unsere Lieben sich abwenden, statt mit ihren Gefühlen konstruktiv umzugehen, geben sie uns eine praktische Lektion in fehlender Emotionsregulation. Häufig sind wir dann nicht in der Lage, jene Fähigkeiten entwickeln, die uns zu einer eigenen emotionalen Resilienz verhelfen würden.

Wie wir traumatische Erfahrungen bewältigen können

»Du bist ein Schwein! Du weißer Abschaum! Du bist eine Schande für die ganze Familie!«, brüllte meine Mutter mich an.

Diese schlimme Erfahrung war eine der ganz wenigen Situationen, in denen meine Mutter mit einem emotionalen Ausbruch reagierte, nachdem sie ihre Gefühle jahrelang unterdrückt hatte. Das Ganze trug sich nach der Hochzeit meiner Schwester zu. Ich war Brautjungfer und durfte drei meiner College-Freundinnen zur Feier einladen. Eine dieser Freundinnen war meine heimliche Geliebte Katie.

Niemand, nicht einmal unsere besten Freunde, wussten, dass Katie und ich ein Paar waren. Tatsächlich schämten wir uns selbst dafür. Es war meine erste gleichgeschlechtliche Beziehung, und ich hatte erst einmal nicht das Bedürfnis, diese Tatsache in die Welt hinauszuposaunen oder meine Familie davon zu unterrichten, in der ohnehin nie über bedeutsame Dinge gesprochen wurde. Am Tag der Hochzeit fingen ich und meine Freundinnen schon am frühen Morgen an, uns ganz schön was hinter die Binde zu kippen. Ich weiß noch, wie ich heulte, als ich meine Schwester mit Papa tanzen sah. Das kam meinen Freundinnen, aber auch der Familie sicher merkwürdig vor, denn Hochzeitsbräuche waren mir bis dato egal gewesen. Unter der Oberfläche aber versetzte mir dieser Anblick einen mächtigen Stich, denn ich würde meinem Vater niemals die Gelegenheit zu diesem Ritual bieten können. Nie würde ich eine traditionelle Hochzeit haben! Dies war der Ausgangspunkt für den weiteren Verlauf, den dieser Abend nahm: Ich wurde immer trauriger und zog mich immer stärker in mich selbst zurück.

Katie war ebenfalls betrunken und ärgerte sich über mein distanziertes Verhalten. Immer wenn sie mit mir tanzen wollte, lehnte ich das brüsk ab. Dann versuchte sie, mich zu küssen. Worauf ich sie anfauchte: »Lass das!« Sie wurde richtig sauer und stürmte davon. Wir hatten eine Szene, und so wurde jedem Hochzeitsgast klar, dass wir was miteinander hatten.

Ich verschloss die Augen vor den Tatsachen, und dies so fest, dass ich schon glaubte, wir seien noch mal glimpflich davongekommen. Niemand sprach mich an jenem Abend oder am folgenden Tag auf Katie an. Aber ungefähr einen Monat später, ich war längst wieder an der Cornell University im Staat New York, erschien plötzlich unangekündigt meine Mutter. Sie war mit meinem Vater extra von Philadelphia hierhergekommen. Kaum hatte ich die Tür geöffnet, stürmte sie herein und schleuderte mir diese schmerzlichen Worte entgegen. Sie hörte nicht auf zu brüllen, während ich versuchte, sie aus dem Zimmer zu schieben. Der Auftritt war laut genug, dass ein Nachbar herbeieilte, um zu sehen, ob ich vielleicht Hilfe brauchte. Ich bugsierte meine Mutter aus dem Gebäude und zurück ins Auto, wo mein Vater mit hängendem Kopf saß und kein Wort sagte. Ich war total von den Socken, weil meine Mutter kaum je Emotionen zeigte, geschweige denn mit dieser Heftigkeit. Ihr Ausbruch brachte uns alle total durcheinander.

Als ich Monate später in den Sommerferien in mein Elternhaus zurückkehrte, tat meine Mutter so, als wäre ich Luft, als könnte sie einfach durch mich hindurchsehen, weil ich unsichtbar war, ein Geist. Begegneten wir uns im Flur, ging sie mit erhobenem Haupt an mir vorbei und sah mich nicht an. Mein Vater unternahm nichts gegen Mutters Schweigen, obwohl er selbst durchaus mit mir redete. Hier hatte ich das Trauma meiner Kindheit, in seiner ganzen Fülle: Ich war vollkommen unwürdig, absolut nicht liebenswert. Ich existierte nicht einmal. Es war fast eine Erleichterung, dass ich nun endlich real erlebte, wovor ich mich immer gefürchtet hatte. Darauf hatte ich mich mein ganzes Leben lang vorbereitet. Mein »Raumschiff« war mit voller Geschwindigkeit unterwegs.

Dieser Liebesentzug dauerte mehrere Wochen, bis meine Mutter eines Tages vollkommen überraschend wieder mit mir redete und tat, als wäre zwischen uns nie etwas vorgefallen. Wir sprachen nie über meine sexuelle Orientierung, und meine späteren Partnerinnen akzeptierte sie voll und ganz, als wäre das schon immer so gewesen. Tatsächlich redeten wir nicht einmal über den Vorfall im Studentenwohnheim. Nach Jahren der

Verdrängung hatte ihr Körper all ihre Gefühle auf einmal ausgespuckt und mir eine gewaltige Woge an Emotion entgegengeschleudert. Als der Staub sich wieder gelegt hatte, war es, als könnte sie es selbst nicht fassen, dass sie so reagiert hatte – dass sie zu solch einer emotionalen Eruption überhaupt fähig war.

In meinen Partnerbeziehungen als junge Erwachsene lebte ich selbst dieses Hin und Her emotionalen Ausrastens und Abkapselns. Ich hatte oft Beziehungen, in denen ich emotional distanziert, abgehoben, nicht verfügbar war. Hatte ich aber das Gefühl, dass meine emotionalen Bedürfnisse und der Wunsch nach Nähe nicht erfüllt wurden, flippte ich aus, rief ständig an, bekam Wutanfälle oder brach einen heftigen Streit vom Zaun. Hatte ich es dann geschafft und eine emotionale Reaktion ausgelöst, wie ich sie mir wünschte, dann zog ich mich meinerseits zurück. Gefühle wurden mir schnell zu viel, und dann verwandelte ich mich in den Geist, der ich schon als Kind immer gewesen war. Ging die Beziehung dann in die Brüche, gab ich unweigerlich der anderen Seite die Schuld daran. In der Rückschau stellt sich die Wirklichkeit aber so dar: Ich steckte in meinen konditionierten Mustern fest, die ich herausgebildet hatte, um als Kind mit meiner Umgebung zurechtzukommen und meinen inneren Aufruhr zu kontrollieren.

1984 veröffentlichten zwei Giganten der Psychologie ihre Studien zur Stressbewältigung: der mittlerweile verstorbene Richard Lazarus von der University of California in Berkeley und Professorin Susan Folkman von der University of California in San Francisco. Sie definierten solche Coping-Strategien als »ständig sich wandelnde kognitive Verhaltensweisen, um spezifische äußere und innere Anforderungen zu meistern, die die Ressourcen eines Menschen übersteigen«.[32] Anders ausgedrückt sind Bewältigungsmechanismen erlernte Strategien, um das tiefe Unwohlsein in Körper und Geist in den Griff zu bekommen, das Stress im Allgemeinen verursacht.

Lazarus und Folkman beschreiben in ihren Veröffentlichungen adaptive und maladaptive Bewältigungsstrategien. Bei der adaptiven (gut angepassten) Stressreaktion werden wir aktiv, um uns wieder ein Gefühl der Sicherheit zu verschaffen: Wir gehen das Problem an oder legen unsere negativen Gedanken ab. Das Schlüsselwort ist hier *aktiv*. Adaptive Bewältigungsmechanismen erfordern ein klares Bemühen und auch das bewusste Registrieren des unangenehmen Gefühls. Eine adaptive Strategie kann schwieriger sein, wenn wir sie nie gezeigt bekommen haben.

Maladaptive (schlecht angepasste) Bewältigungsstrategien sind solche, die wir häufig von unseren Elternfiguren erlernt haben. Damit können wir uns kurzfristig von unangenehmen Gefühlen ablenken (zum Beispiel, indem wir uns auf einer Hochzeit volllaufen lassen, wie ich das getan habe) oder einer emotionalen Reaktion aus dem Weg gehen (was ich tat, als ich mich in mich selbst zurückzog). Beide Vermeidungsstrategien reduzieren Stress, führen am Ende aber nur dazu, dass wir uns noch weiter von unserem authentischen Selbst entfernen.

Wie wir auf ein bestimmtes Umfeld reagieren, hat weniger mit dem Umfeld zu tun als mit unserer konditionierten Stressbewältigung. Nehmen wir mal an, zwei Personen haben exakt den gleichen stressbelasteten Hochleistungsjob. Sonia begegnet ihm auf adaptive Weise: Sie geht regelmäßig ins Fitnessstudio, um Stress abzubauen, oder sie ruft ihre beste Freundin an. Michelle hingegen ist dem gleichen Druck ausgesetzt, aber sie wirft lieber ein paar Downer-Tabletten ein, um ihrer Wirklichkeit zu entkommen. Damit fühlt sie sich zwar im Moment besser, aber wenn sie am nächsten Morgen aufwacht, ist ihr Gehirn wie vernebelt. Sie kann sich nicht konzentrieren, und übel ist ihr auch noch. Dann schämt sie sich, was noch mehr Stress bedeutet, und der Teufelskreis der Maladaptation setzt sich fort.

Mir sind in meiner klinischen Arbeit eine ganze Reihe von maladaptiven Bewältigungsmechanismen untergekommen. Die häufigsten sind:

- Einen auf lieb Kind machen: Du tust einfach, was andere von dir wollen, und schon ist der Stress (zumindest kurzfristig) weg.
- Wut: Du lässt deine negativen Gefühle an jemand anderem aus, und schon bist du sie los.
- Dissoziation: Du »verlässt deinen Körper«, wenn du unter Stress stehst, damit du das Trauma nicht wirklich »erlebst«. Auf sexueller Ebene bedeutet dies meist, dass wir Sex mit Leuten haben, die uns nicht wirklich interessieren. Oder man widmet sich ganz dem Vergnügen des Partners, ohne auf die eigenen Empfindungen zu achten.

All diese Bewältigungsmechanismen ermöglichen uns, dass wir unser Trauma ausblenden oder es nicht wiederholen. Sie helfen uns zwar, unmittelbaren Schmerz zu vermeiden, doch tragen sie nicht zur Erfüllung unserer körperlichen, emotionalen und spirituellen Wünsche und Bedürfnisse bei. Bleiben unsere Bedürfnisse auf Dauer unbefriedigt, werden unser Schmerz und die Neigung abzudriften immer stärker. So führt Selbstschutz letztlich zum Verrat an sich selbst. Das ist ein Teufelskreis, in den wir nur allzu leicht geraten, ohne wieder herauszukommen. Der Zyklus aus verdrängten Traumaerfahrungen, der Wiederholung maladaptiven Verhaltens und der ständigen Verleugnung des eigenen Selbst hält den Schmerz in Geist und Körper lebendig, bis er uns am Ende möglicherweise krank macht.

Die Möglichkeit zur Veränderung

Wir alle tragen verdrängte Traumata mit uns herum. Wie wir bereits gesehen haben, liegt die Wirkung, die eine schwierige Erfahrung auf uns hat, nicht unbedingt in ihrer Schwere, sondern in unserer Reaktion darauf. Resilienz (Widerstandskraft) lernen wir durch Konditionierung. Wenn wir sie als Kinder bei unseren Eltern nicht kennengelernt haben, lernen wir sie vielleicht nie. Wenn wir es aber zu einem Teil unseres *Werkes* machen, unsere traumatischen Erfahrungen aufzuarbeiten, erwerben wir dann eben doch noch diese Resilienz. Tatsächlich können diese Erfahrungen tiefgreifende Veränderungen anstoßen.

Wenn ich mit meiner SelfHealer Community online über traumatische Erfahrungen spreche, werde ich häufig zurückgefragt: »Gehst du davon aus, dass jeder ein Trauma hat?« Oder: »Wie vermeide ich es, meine Kinder zu traumatisieren?« Aber die Sache ist die: Traumata gehören zum Leben. Sie sind unvermeidlich. Deine erste Erfahrung auf dieser Erde – die Geburt – war vermutlich traumatisch, sowohl für dich als auch für deine Mutter. Aber nur weil wir traumatische Erfahrungen gemacht haben, heißt das nicht, dass wir ein von Leid und Krankheit bestimmtes Leben führen müssen. Wir müssen die Muster nicht wiederholen, die unsere Kindheit geprägt haben.

Wenn wir uns dem *Werk* widmen, können wir uns verändern. Wir machen Fortschritte. Wir können heil werden.

Traumatische Erfahrungen mögen allen Menschen gemeinsam sein, aber sie sind andererseits auch höchst individuell. Ein Trauma betrifft den ganzen Menschen – das Nervensystem, die Immunreaktion, jeden Teil unseres ganzen Seins – auf je einzigartige Weise.

Der erste Schritt zur Heilung von Geist und Körper ist zu wissen, womit du es zu tun hast. Du musst also deine verdrängten traumatischen Erfahrungen erkennen. Der nächste Schritt ist die Erforschung ihrer langfristigen Auswirkungen und die Klärung der Frage, welche Bewältigungsstrategien dich nicht vorwärtskommen lassen.

Tu dein Werk: Wie sehen deine Kindheitsverletzungen aus?

Um dir deiner kindlichen Verletzungen gewahr zu werden und verschüttete Gefühle ans Licht zu holen, solltest du dir Zeit nehmen, um die Sätze zu vervollständigen, die du im Folgenden findest. Antworte nur bei den Abschnitten, die dich am ehesten betreffen.

Menschen mit verdrängten traumatischen Erfahrungen – auch ich selbst – haben oft nur wenige Erinnerungen. Es ist also gar nicht so einfach, die folgenden Fragen zu beantworten. Schreib einfach auf, was dir als Erstes einfällt.

Mit Eltern, die deine Wirklichkeit verleugnet haben

Ruf dir eine Situation ins Gedächtnis, bei der du mit einer Idee, einem Gefühl, einer Erfahrung zu deiner Bezugsperson gekommen bist, nur um zu erleben, wie deine Worte als belanglos abgetan wurden. Vielleicht hat sie ja gesagt: »Nein, so war das nicht.« Oder: »Das ist doch nicht weiter schlimm.« Und: »Am besten vergisst du es.« Stell dich auf dein kindliches Selbst ein. Was hast du bei diesen Worten empfunden? Wenn dir dazu nicht gleich etwas einfällt, vervollständige diesen Satz:

»Als ich noch klein war, habe ich … empfunden, als meine Elternfigur …«

Mit Eltern, die dich nicht sahen oder hörten

Denk an eine Situation in deiner Kindheit, in der du unbedingt von deiner Bezugsperson bemerkt werden wolltest, obwohl sie geistig abwesend schien, beschäftigt war oder dir anderweitig zu verstehen gab, dass du jetzt nicht zählst. Überleg dir, welche Umstände damals dazu geführt haben, dass du dich weder gesehen noch gehört gefühlt hast. Wie hast du versucht, die Aufmerksamkeit deiner Bezugsperson auf dich zu lenken? Hast du eine »Show abgezogen«, bist du ausgerastet oder hast du dich zurückgezogen? Wenn dir dazu nichts einfällt, vervollständige diesen Satz:

»Als ich noch klein war, habe ich … empfunden, als meine Bezugsperson …«

»Um damit fertigzuwerden, habe ich …«

Mit Eltern, die durch dich ein Stellvertreterdasein führen oder dich formen wollten

Erinnerst du dich noch an Situationen in der Kindheit, wenn man dir signalisiert hat, wer du bist (oder nicht bist)? Hattest du eine Bezugsperson, die Dinge sagte wie: »Du bist genauso sensibel wie deine Mutter«? Oder: »Du musst eine glatte Eins haben, damit die Familie stolz auf dich sein kann!« Hast du selbst dich von solchen Vorgaben angespornt gefühlt? Oder hast du nur dein Möglichstes getan, um deinen Eltern eine Freude zu machen?

Nimm dir Zeit und schreib auf, welche unterschiedlichen Botschaften du in Kindertagen über dich erhalten hast. Wie wurdest du von direkt oder indirekt geäußerten Wünschen deiner Bezugspersonen beeinflusst? Um dir beim Nachdenken zu helfen, kannst du folgende Sätze vervollständigen:

»In meiner Kindheit habe ich folgende Botschaften über mich selbst aufgeschnappt: …«

»Als Kind war mir bewusst, dass meine Bezugspersonen Folgendes von mir wollten: …«

Mit Eltern, die keine Grenzen setzen konnten

Denk zurück an deine Kindheit. Welche Erfahrungen mit Grenzen und Grenzverletzungen hast du damals gemacht? Welche Grenzen wurden von deinen Eltern gesetzt und welche nicht? Um dir hier ein wenig auf die Sprünge zu helfen, kannst du folgende Fragen beantworten:

In deiner Kindheit …

… hattest du die Freiheit, einfach Nein zu sagen? Oder haben deine Eltern dir gesagt, du sollst dich anders verhalten? Wenn ja, wie?

… haben deine Eltern in der eigenen Beziehung klare Grenzen gesetzt, was ihre Zeit, Energie oder Ressourcen angeht?

… haben deine Eltern dein Privatleben respektiert oder haben sie hier vielleicht Grenzen überschritten? Beispiele für solche Überschreitungen sind: dein Tagebuch lesen, deine Telefongespräche mithören oder allgemeine Schnüffeleien.

… haben deine Eltern dir erlaubt, mit Menschen in deinem Umfeld Gespräche zu führen oder Erfahrungen zu machen, ohne sich einzumischen?

Mit Eltern, denen Äußerlichkeiten übermäßig wichtig waren

In der Kindheit hören wir häufig auch Kommentare über unser Äußeres. Vielleicht machte die betreffende Bezugsperson ganz offen Bemerkungen wie: »Du solltest das Haar offen tragen.« Oder: »Deine Oberschenkel werden immer dicker.« Und: »Findest du wirklich, dass du noch einen Nachschlag vom Kartoffelsalat brauchst?« Oder: »Du würdest viel besser aussehen, wenn du andere Sachen anziehen würdest.« Mitunter richten sich solche Aussagen auch gegen andere, und wir bekommen sie mit. Gaben deine Bezugspersonen ständig Kommentare zum Aussehen anderer Leute ab, bezeichneten manches als positiv, anderes als negativ? Wie viel Aufmerksamkeit deine Eltern solchen Äußerlichkeiten widmeten und wie viel Zeit sie auf ihr Aussehen verwandten, zeigt dir als Kind, welche Werte als akzeptabel galten und welche nicht. Wenn dir dazu auf Anhieb nichts einfällt, kannst du versuchen, direkt die folgende Frage zu beantworten:

Welche Botschaften im Hinblick auf Äußerlichkeiten hast du aufgenommen? …

Mit Eltern, die ihre Gefühle nicht im Griff hatten

Die Regulierung und Verarbeitung deiner Gefühle ist einer der wichtigsten Aspekte deiner emotionalen Gesundheit. Du lernst das als Kind, indem du deine Bezugspersonen beobachtest und feststellst, wie diese ihre Emotionen ausdrücken (oder auch nicht). Oder indem du schaust, wie sie auf deine Gefühle reagieren. Überleg dir, wie man in deiner Kindheit mit Emotionen umging. Folgende Fragen können dir bei deinen Erkundungen helfen:

Wie haben deine Bezugspersonen reagiert, wenn sie starke Gefühle (wie Wut oder Trauer) empfanden? Haben sie mit den Türen geknallt, herumgebrüllt oder dich eher angeschwiegen?

Hatten deine Bezugspersonen bei emotionalem Stress bestimmte Bewältigungsmechanismen? Haben sie beispielsweise zu viel Geld ausgegeben oder Alkohol oder Drogen konsumiert? Oder haben sie Gefühle für gewöhnlich vermieden?

Wie haben deine Bezugspersonen mit dir oder deinem Umfeld kommuniziert, wenn sie starke Emotionen erlebten? Hast du Beschimpfungen miterlebt? Hat man dich oder andere getadelt, sodass du dich beschämt fühltest? Oder haben sie aufgehört, mit dir oder anderen zu reden?

Nachdem es zu starken Gefühlsausbrüchen gekommen war, haben sich deine Bezugspersonen da die Zeit genommen, um dir das Ganze zu erklären? Um dir zu helfen, in diesem Zusammenhang mit deinen Gefühlen fertigzuwerden?

Vervollständige auch diesen Satz:

»In der Kindheit habe ich in Bezug auf Gefühle im Allgemeinen und meine Gefühle im Besonderen die Botschaft erhalten, dass …«

4
Der Traumakörper

Der Wendepunkt kam bei mir, zumindest physisch, an dem Tag, als ich in Ohnmacht fiel – also buchstäblich das Bewusstsein verlor. Dabei hatte mir mein Körper im Laufe der Jahre zahlreiche Hinweise gegeben, dass etwas nicht stimmte. Aber wie bei »Hau den Maulwurf« hatte ich jedes einzelne Symptom behandelt, wenn es mir zu lästig wurde. Die Dissoziation hielt ich für einen Charakterzug. »Ich habe nun mal ein schlechtes Gedächtnis!« Die Angst war in meinen Augen sowohl genetisch begründet als auch von meinen aktuellen Lebensumständen verursacht. Ich analysierte mich: »Ich lebe ganz allein in New York. Meine Mutter ist krank!« Also suchte ich einen Psychiater auf, der mir entsprechende Medikamente verschrieb, um mir über die schlimmsten Angstzustände hinwegzuhelfen. Auch die Kopfschmerzen hielt ich für einen Teil meines genetischen Erbes. Dass ich mich hin und wieder nicht konzentrieren konnte, lag allein daran, dass ich zu viel arbeitete. Warum ich unter Verstopfung litt, konnte ich mir nicht erklären. Aber meine Mutter und meine Schwester hatten das auch, und sie machten sich keine großen Sorgen deshalb. Ich schüttete also Bierhefeflocken in mich hinein, verschlang

Unmengen Trockenpflaumen und besorgte mir notfalls ein frei verkäufliches Abführmittel in der Apotheke. Ich hatte lauter einzelne Beschwerden, die ich isoliert behandelte. Zusammenhänge erkannte ich hierbei nicht.

Etwa um diese Zeit zog ich von New York nach Philadelphia, um nach meiner Promotion an der Philadelphia School of Psychoanalysis über die Psychodynamik von Familienstrukturen zu arbeiten. Da ich nun näher bei meiner Familie lebte, sah ich meine Angehörigen öfter als in den Jahren davor. Gleichzeitig traf ich mich ein- oder zweimal pro Woche mit meinem Analytiker, um meine Psychotherapie voranzutreiben. Wir begannen, die äußeren Schichten der Traumata meiner Kindheit abzutragen, Dinge, die ich längst vergessen hatte. Die Therapie schenkte mir die Einsicht, dass meine Familiendynamik höchst problematisch war: Meine Familie grenzte jeden aus, der nicht »zu uns« gehörte. Sie tat ihr Möglichstes, um nach außen ein Bild der Harmonie und Einheit abzugeben, während sie gleichzeitig in einer ewigen Rückkopplungsschleife von Anspannung und Angst lebte. Ich erkannte, dass meine Mutter Probleme hatte, echte Zuneigung und Liebe auszudrücken. Das wiederum hatte seine Wurzeln in der nicht nur materiellen, sondern auch emotionalen und spirituellen Knappheit, mit der sie selbst groß geworden war. Auch ihre Eltern drückten niemals offen ihre Liebe aus. Ich konnte meine eigenen Schutzmechanismen sehen – das Abkoppeln, den Perfektionismus, die Betäubung: konditionierte Traumareaktionen, die meine Mutter mir von ihren eigenen Traumaerfahrungen vererbt hatte.

Diese Einsichten waren durchschlagend und erschütternd – und ich hatte keine Möglichkeit, sie irgendwie zu verarbeiten. Also fing ich an, mit Lolly Chaos zu produzieren – ich brach

Streitereien vom Zaun, stieß sie von mir und drehte völlig durch, als sie dann wirklich ging. Exakt dasselbe Muster, das ich jahrelang mit meinen anderen Beziehungspartnerinnen durchlebt hatte – ein ewiges Hin und Her zwischen emotionaler Abspaltung und der unvermeidlichen Panik, die sich einstellte, wenn die Distanz zu groß wurde.

Dann fing ich an, immer öfter in Ohnmacht zu fallen.

Das erste Mal geschah es auf einer Einweihungsparty in der Wohnung meiner Jugendfreundin Amanda – und dass es bei einer Freundin passierte, die ich schon seit Kindheitstagen kannte, fiel mir durchaus auf. Es war ein warmer Sommertag. Amandas Wohnkomplex hatte einen Swimmingpool, den sie uns stolz vorführte. Als wir pflichtschuldigst um den Pool herummarschierten, wurde mir plötzlich komisch. Die Sonne brannte auf meinen Nacken herunter, ich fing zu schwitzen an. Plötzlich wurde mir schwindlig, der Himmel schien sich zu drehen. »Okay, Nicole«, sagte ich mir. »Jetzt reiß dich mal zusammen.«

Als ich das nächste Mal die Augen öffnete, blickten Lolly und Amanda besorgt auf mich herunter.

»Geht es dir gut?«, wollte Lolly wissen, während Amanda als ausgebildete Rettungssanitäterin meinen Zustand überprüfte. Sie sagte, ich hätte mir beim Sturz den Kopf am Beton angeschlagen, daher fürchte sie, ich könnte vielleicht eine Gehirnerschütterung haben. Ich meinte energisch, dass es mir gut gehe, aber in Wirklichkeit war mir immer noch schwindlig und ein kleines bisschen übel.

Der Sturz war für mich immer noch nicht das Aha-Erlebnis, das ich gebraucht hätte. Ich verbuchte ihn einfach unter dem Stichpunkt »merkwürdige Erlebnisse« und machte weiter wie gehabt. Ich ging zur Arbeit wie immer, gelassen und zurückhaltend wie immer. Doch ich hatte zunehmend kognitive Ausfälle zu verzeichnen. Häufig musste ich nach den richtigen Worten suchen. Während einer Therapiesitzung verlor ich den Faden so gründlich, dass mehrere Minuten Stille einkehrte. Ich musste mich bei meiner Klientin für meinen Aussetzer entschuldigen.

Dann fiel ich erneut in Ohnmacht. Während der Weihnachtsferien verbrachten Lolly und ich viel Zeit bei meiner Familie. Einmal gingen wir los, um Austernmesser zu besorgen. Ich weiß noch, wie ich den Laden betrat. Mir war schwindlig, und ich gab der taghellen Beleuchtung darin die Schuld. Als ich wieder zu mir kam, sah ich über mir einen Kreis von Gesichtern.

Offensichtlich stimmte etwas mit meinem Nervensystem nicht. Ich schenkte meinem Körper erst dann die nötige Aufmerksamkeit, als er mich regelrecht anbrüllte.

Was bedeutet »Traumakörper«?

Es ist keine Übertreibung, wenn ich sage, dass jede Klientin und jeder Klient, die je meine Praxis betreten haben, weil sie unter psychischen Problemen litten, auch körperliche Schwierigkeiten hatten. Ungelöste traumatische Erfahrungen dringen in jede einzelne Struktur unseres Seins vor.

Wie wir aus der Auseinandersetzung mit belastenden Kindheitserfahrungen wissen, entwickeln traumatisierte Menschen eine ganze Reihe körperlicher und seelischer Probleme, von Depressionen über Angstzustände bis hin zu Herzinfarkten, Krebs, Fettleibigkeit und Schlaganfällen. Die Wissenschaft ist sich hier einig: Menschen mit unverarbeiteten Traumata werden eher krank und sterben jünger.

Traumata beeinflussen den Körper auf vielfältige und komplexe Weise. Die körperlichen Probleme aber lassen sich auf einen gemeinsamen Nenner zurückführen: Stress. Und Stress ist mehr als nur ein Geisteszustand. Er stört unser inneres Gleichgewicht, die homöostatische Balance von Körper, Gefühl und Geist. Körperlich reagieren wir auf Stress, wenn unser Gehirn herausfindet, dass wir nicht über die nötigen Ressourcen verfügen, um eine Bedrohung oder ein Hindernis zu bewältigen (eben das passiert, wenn ein Trauma entsteht). Der Sucht- und Stressexperte Dr. Gabor Maté, der viele Bücher geschrieben hat, unter anderem *Wenn der Körper Nein sagt*, nennt dies »die Stress-Krankheits-Verbindung«.[33]

Wenn wir unter Stress stehen, stellt der Körper seine Ressourcen für unseren Schutz ab, statt weiter einen Zustand der Balance aufrechtzuerhalten, der Glück und Wohlbefinden sicherstellt. Stress ist unvermeidbar – allein schon, das versuchen zu wollen, würde enormen Stress verursachen. Normativer Stress ist ein normaler Teil des Lebens: Geburt, Tod, Ehe, Scheidung, Jobverlust – Belastungen, die durchweg Teil der menschlichen Erfahrung sind. Eine adaptive Reaktion darauf wäre es, Bewältigungsmechanismen zu entwickeln, die uns helfen, wieder in unseren körperlichen und seelischen Grundzustand zurückzukehren: Wir holen uns Hilfe, lernen uns zu beruhigen und versetzen unser Nervensystem wieder in den Zustand des Gleichgewichts zurück, in die Homöostase. Dieses Heraustreten aus und die Rückkehr in dieses Gleichgewicht nennt man »Allostase«. Sie ist die Grundlage für die biologische Fähigkeit der Resilienz.

Die Stressreaktion des Körpers, die man auch als Kampf-Flucht-Impuls bezeichnet, ist dir vermutlich bekannt. Kampf oder Flucht sind die beiden instinktiven Automatismen, mit denen der Körper auf Stress reagiert. Der dritte ist das Erstarren – dazu gleich mehr. Wenn wir einer Bedrohung ausgesetzt sind, ob diese nun real oder nur eingebildet ist, springt das Angstzentrum im Gehirn an, die Amygdala beziehungsweise der Mandelkern. Kaum ist er aktiv, schickt er Botschaften an den Körper und sagt ihm, dass er angegriffen wird. Die verschiedenen Systeme des Körpers mobilisieren daraufhin ihre Reserven, um unser Überleben zu sichern.

Normativer Stress verhilft uns zu Wachstum und sinnvoller Anpassung. Chronischer Stress aber zermürbt uns und schädigt jedes funktionale System in unserem Körper. Im Zustand chronischer Stressbelastung kehren wir nicht mehr ins Gleichgewicht zurück – weil wir keine adaptiven Bewältigungsmechanismen entwickeln konnten oder weil die Stressbelastung zu stark ist, um damit fertigzuwerden. Das heißt, dass unser Körper bestimmte physiologische Systeme ständig aktiviert und andere dauerhaft unterdrückt. Zum Beispiel stößt unsere Nebennierenrinde bei chronischem Stress ständig Cortisol und andere Stresshormone wie Adrenalin aus.

Außerdem versetzt Dauerstress das Immunsystem in ständige Alarmbereitschaft, sodass es schon auf die kleinsten Angreifer reagiert.

Unser Immunsystem lernt aus unserem Verhalten und unseren Gewohnheiten schon, wenn wir noch im mütterlichen Uterus schwimmen. Wenn wir uns ständig bedroht fühlen, sendet es immer wieder chemische Botschaften aus, die überall im Körper Entzündungen auslösen. Diese chemischen Boten sind der Zündstoff, der viele körperliche Funktionen aus dem Gleichgewicht bringt. Zum Beispiel steigt unser Risiko für Autoimmunerkrankungen, für chronischen Schmerz, Herzinfarkte und Krebs.[34]

Zu den Entzündungsstoffen gehören die Zytokine – Moleküle, die für die Koordination der Kommunikation von Zelle zu Zelle verantwortlich sind. Zytokine stupsen das Immunsystem an, wenn im Körper Giftstoffe aufgefunden werden oder er mit einer Verletzung zu kämpfen hat. Sie sind aber auch verantwortlich für die Entzündungssymptome, die wir kennen, wenn wir beispielsweise erkältet sind: Fieber, Schwellungen, Rötungen, Schmerzen. Wenn diese Zytokine überreagieren und im Körper einen Sturm entfesseln, kann das unter Umständen zum Tod führen.

Wenn das Immunsystem seine Entzündungsstoffe ständig in die falsche Richtung dirigiert, kann der Körper nicht mehr angemessen auf Krankheitserreger reagieren. Gleichzeitig hat er mit den Entzündungen zu kämpfen, die sich überall im Organismus bilden können, sogar im Gehirn. Die Auswirkungen, die Stress und Traumata auf Immunsystem und Gehirn haben, sind so gravierend, dass die Wissenschaft eine neue Forschungsdisziplin ins Leben gerufen hat: die Psychoneuroimmunologie. Entzündungen im Gehirn sind für die verschiedensten Formen psychischer Störungen verantwortlich und spielen eine wichtige Rolle bei Depressionen, Angstzuständen und sogar Psychosen.

Angesichts dieser möglicherweise schwerwiegenden Folgen ist es wichtig, sich mit einem überaktiven Kampf-Flucht-Impuls auseinanderzusetzen. Wenn wir in diesem Zustand feststecken, löst unser Immunsystem ständig weitere Entzündungsreaktionen im gesamten Körper aus. »Solange das Trauma noch nicht aufgelöst ist«, schreibt Dr. Bessel van der Kolk, »bleiben die Stresshormone, die der Körper zu seinem Schutz produziert, aktiv …«[35] Betroffene müssen enorm viel Energie aufwenden, um »das Chaos in ihrem Inneren zu bezwingen …«[36] beziehungsweise den aktivierten Kampf-Flucht-Impuls, der sie weiter in einen inneren Tumult stürzt.[37] Ein Teufelskreis, eine physiologische Rückkopplungsschleife, die endlos neu abläuft.[38]

Stress wirkt sich auf jedes einzelne Körpersystem aus, auch auf den Darm. Es ist kein Zufall, dass Probleme mit dem Magen-Darm-Trakt zu den am häufigsten genannten Symptomen bei Menschen mit Angststörungen zählen. Wenn wir Stress oder Angst haben beziehungsweise unter Anspannung leiden, kann der Körper die Nahrung nicht mehr optimal verdauen. Entweder wird sie zu lange im Körper behalten – was zu Verstopfung führt –, oder der Körper stößt sie zu schnell wieder aus – was der Symptomatik des Reizdarmsyndroms entspricht und zu Durchfall führt. Außerdem wirkt sich Stress auch auf die Wahl unserer Speisen aus und auf das Mikrobiom, die Gemeinschaft der Darmbakterien. Ohnehin steht das Nervensystem des Darms in ständigem Kontakt mit unserem Gehirn (mehr dazu in Kapitel 5). Wenn wir unter Stress leiden, fehlen dem Körper wichtige Nährstoffe – entweder weil er die Nahrung nicht schnell genug in ihre Bestandteile aufspalten kann oder weil er sie ausscheidet, bevor sie verarbeitet werden können. Funktioniert aber das Verdauungssystem nicht gut, werden alle anderen Körpersysteme in Mitleidenschaft gezogen.

Diese direkte Verbindung zwischen Stress und Krankheit ist vor allem für jene Menschen gefährlich, die ohnehin zu den benachteiligten oder unterdrückten Bevölkerungsschichten[39] gehören. Systemische Unterdrückung führt bei den Betroffenen zu einem permanent traumatischen Zustand und zu chronischen, nicht endenden Stressreaktionen. Dass solche Menschen eher als andere unter körperlichen und seelischen Erkrankungen leiden, ist wissenschaftlich gut dokumentiert.

Forschungsarbeiten zeigen, dass es bei Angehörigen indigener Völker und Menschen mit anderer Hautfarbe eher zu Depressionen und Angstzuständen kommt. Und dass sie eher als der Durchschnittsbürger unter Bluthochdruck, Arterienverkalkung, Rückenschmerzen und Krebs leiden. In einer extrem ernüchternden Studie[40] wurde eine Gruppe schwarzer Frauen gebeten, einen Fragebogen über ihre täglichen Erfahrungen mit rassistischer Diskriminierung auszufüllen. Dann untersuchte man sie sechs Jahre lang regelmäßig. Jene, die über ein hohes Maß an Diskriminierung berichteten, hatten eine höhere Wahrscheinlichkeit, an Brustkrebs zu erkranken, als Frauen, die weniger Diskriminierung erlebten. Was die weitreichenden Auswirkungen systemischer Unterdrückung angeht, stehen wir noch ganz am Anfang unserer Erkenntnisse. Dankenswerterweise werden zu diesem Thema immer mehr Studien durchgeführt. Es ist nicht mein Spezialgebiet, aber es gibt einige gute Bücher dazu, die ich im Anhang empfehle. Und sie belegen durchweg eines: Rassismus, Vorurteile und Bigotterie finden ihren Weg bis hinein in unsere Körperzellen. Sie verursachen grundlegende schädliche Veränderungen im Körper, und diese werden häufig an die nächsten Generationen weitergegeben. Rassismus ist etwas, das dir buchstäblich in Fleisch und Blut übergeht.

Die Polyvagaltheorie

Wie wir gesehen haben, wirken sich ungelöste Traumazustände in Verbindung mit nicht hinreichenden Bewältigungsstrategien auch körperlich aus. Stress verändert deine Wirklichkeit. Es gibt keinen Bereich in deiner Welt, den der Stress nicht beeinträchtigt. Der Geruch frisch geschnittenen Grases kann dich mitten in dein Kindheitstrauma hineinkatapultieren. Das Gesicht eines Fremden kann bei dir heftige Angstzustände auslösen, ohne dass du weißt, warum. Vielleicht wird dir plötzlich übel, wenn du die Erkennungsmelodie einer Fernsehserie hörst, die du in deiner Kindheit oft gesehen hast. Wenn du in Amerika nicht weiß bist, dann kann es schon eine traumatische Reaktion auslösen, wenn du nur die Straße hinuntergehst. Und erst recht, wenn du im Fernsehen siehst, wie Menschen deiner Hautfarbe gewaltsam zu Tode gebracht werden. Einige Menschen fühlen sich nie ganz sicher. Vielleicht hast ja auch du das Gefühl, dass dir jederzeit der Himmel auf den Kopf fallen könnte.

Als ich nach meinem Umzug nach Philadelphia anfing, immer öfter das Bewusstsein zu verlieren, war mir schon klar, dass dies eine Stressreaktion war. Doch ich begriff immer noch nicht, warum ich in Ohnmacht fiel. Ich konnte keinen Stressfaktor finden, der mir so bedrohlich erschien, dass er eine derart starke Reaktion rechtfertigte. Warum nur war mein Körper immer so hochgradig aktiviert, obwohl ich keine unmittelbare Bedrohung sah?

Erst als ich anfing, die Arbeiten von Dr. Stephen Porges und seine Polyvagaltheorie zu studieren, verstand ich allmählich, warum ich immer wieder plötzlich aus heiterem Himmel in Ohnmacht fiel. Die Polyvagaltheorie, die uns absolut revolutionäre Einsichten in das Zusammenspiel von Stress und Körper liefert, half mir zu begreifen, wie Traumata im Körper weiterleben und so unsere Welt prägen.

Der Begriff »polyvagal« bezieht sich auf den Vagusnerv, der Gehirn und Darm verbindet. Der Vagusnerv schickt viele Zweige sensibler Fasern in den Rest des Körpers – vom Hirnstamm zu Herz, Lunge, Genitalien und so weiter und so fort. Er verbindet jedes größere Organ mit dem Gehirn. Die Anordnung und Funktion dieser Nervenfasern zeigen uns, warum der Körper so schnell auf Stress reagiert: Warum unser Herz zu rasen anfängt, wenn wir unseren Ex treffen. Warum Panikgefühle mit Kurzatmigkeit einhergehen. Warum ich aus heiterem Himmel in Ohnmacht fiel, also das Bewusstsein verlor.

Wenn wir im Gleichgewicht der Homöostase leben, ist der Vagusnerv gleichsam unser »Nullleiter«. Er sorgt dafür, dass wir ruhig und offen sind, also unser soziales Selbst ausleben können. Wenn der Vagusnerv Gefahren ausmacht und unsere Verteidigungssysteme hochfahren, können wir quasi sofort in den Kampf-Flucht-Modus schalten, oder wir erstarren.

Soziales Engagement

Die meisten Menschen, die zu mir in Behandlung kommen, leben mit einer Art Daueraktivierung des Kampf-Flucht-Impulses. Diese Stressreaktion ist eine automatische Funktion des sogenannten autonomen Nervensystems. Damit ist jener Teil des Nervensystems gemeint, der die nicht willentlich beeinflussbaren Funktionen unseres Körpers regelt wie den Herzschlag, die Atmung und die Verdauung.

Aufgabe des autonomen Nervensystems ist es, die Ressourcen des Körpers richtig zu verteilen. Zu diesem Zweck scannt es ununterbrochen unsere Umgebung auf Hinweise: Sollte ich hier vorsichtiger sein? Ist diese Situation vielleicht gefährlich? Ist dieser Mensch Freund oder Feind? Habe ich genug gegessen und getrunken, um Bedrohungen zu meistern? Das autonome Nervensystem bedient sich aber darüber hinaus noch der

»Neurozeption« – das ist eine Art sechster Sinn, der unterhalb der Bewusstseinsschwelle liegt. Dieser scannt unsere Umgebung und ordnet Menschen, Orte und Dinge in eine von zwei Kategorien ein: sicher oder unsicher.

Wenn das autonome Nervensystem eine Situation für sicher hält, sagt der Vagusnerv dem Körper, dass er sich entspannen kann. Dann wird das parasympathische System aktiv, das man auch als »Rast- und Verdauungssystem« kennt. Der Vagusnerv schickt Signale ans Herz, das nun langsamer schlägt. Die Verdauung geht gemütlich vor sich und versorgt unseren Körper mit den nötigen Nährstoffen. Die Lunge weitet sich stärker und verschafft uns so mehr Sauerstoff. In diesem entspannten Zustand sind wir im Modus für soziales Verhalten. Wir fühlen uns sicher genug, um sorglos mit anderen Kontakt aufzunehmen.

Dieser Modus lässt uns auch auf andere entspannt und interessant wirken. Unser Lächeln wirkt authentischer (der Vagusnerv steuert auch die Gesichtsmuskulatur), unsere Stimme klingt melodisch und freundlich (der Vagusnerv ist mit dem Kehlkopf verbunden). Unser Gehör verbessert sich, da der Vagusnerv die Muskeln im Mittelohr innerviert. Wir öffnen uns also auch hier, um ruhige menschliche Stimmen zu vernehmen. Selbst unsere Speicheldrüsen werden aktiviert und liefern das Schmiermittel für unser wichtigstes Instrument zur Kontaktaufnahme mit der Welt: den Mund.

Wenn wir in diesem empfänglichen, parasympathischen Zustand sind, werden die Ressourcen unseres Gehirns für höhere Funktionen freigestellt: Wir planen die Zukunft, motivieren uns selbst, lösen Probleme und kommen mit unseren Gefühlen ins Reine. Wir müssen nicht um unser Überleben kämpfen und sind frei, ganz wir selbst zu sein. In diesem

Zustand sind Spiel, Freude, Mitgefühl und Liebe möglich. Ich nenne ihn »das lernende Gehirn« – denn so sind wir flexibel, offen, ruhig, friedlich und neugierig. Lauter entscheidende Punkte für die neurologische und verhaltenstechnische Entwicklung in der Kindheit. Wenn wir hinfallen, stehen wir einfach wieder auf. Wir lernen aus unseren Fehlern.

Kampf oder Flucht

Wenn wir uns bedroht fühlen, mobilisiert der Körper all seine Reserven. Dies geschieht im Kampf-Flucht-Modus, der vom Sympathikus aktiviert wird – dem Yang-Part zum parasympathischen Yin-Teil.

Im Mobilisierungsmodus schickt der Vagusnerv SOS-Signale an das sympathische Nervensystem. Das Herz schlägt schneller und härter. Die Nebennieren schütten Stresshormone aus, unser Cortisolspiegel steigt ebenso wie unsere Körpertemperatur. Wir fangen an zu schwitzen.

In diesem erhitzten Zustand erleben wir die Welt anders. Wir spüren keinen Schmerz. Wir horchen auf lautstarke, stressige Geräusche. Auch beim Riechen büßen wir die nuancierte Wahrnehmung ein. Im Mobilisierungsmodus sehen wir auch anders aus. Unser Blick wird kalt. Unsere Brauen ziehen sich zusammen. Wir spannen die Schultern an, wir gehen in Verteidigungsstellung. Unsere Stimme nimmt einen unnatürlichen, gestressten Klang an. Die Muskeln des Mittelohrs schließen sich. Wir hören nur noch hohe und niedrige Frequenzen (was man in der Tontechnik als »Predator Sounds« kennt). Alles wird durch die Brille der möglichen Gefährdung wahrgenommen: Ein neutrales Gesicht wirkt auf uns feindselig. Ein ängstliches Gesicht sehen wir als zornig an. Einem freundlichen Gesicht begegnen wir mit Misstrauen. Unser Körper macht sich zum Kampf bereit. Es handelt sich dabei um eine evolutionäre Notwendigkeit, die wir von unseren Ahnen ererbt haben. Ein angeborener adaptiver Impuls aus der Zeit, als wir mit ständigen Bedrohungen konfrontiert waren: wilden Tieren, Hunger und Krieg. Tatsächlich ist dieser Impuls sehr hilfreich, wenn wir tatsächlich mit solchen Szenarien zu tun haben. Dieselbe hochenergetische Reaktion stellt sich aber auch im heutigen Alltagsleben ein, zum Beispiel wenn du eine Mail von deinem Boss bekommst oder dein Computer abstürzt, während du dringend etwas fertig machen musst.

Zusätzlich zu den gesundheitlichen Problemen, die solch ein chronischer Stresszustand auslösen kann, leiden Menschen mit einer überschießenden sympathischen Reaktion (auch bekannt als geringer vagaler Tonus) unter einer ganzen Reihe von seelischen und geistigen Störungen, zum Beispiel:

- fehlender emotionaler Resilienz
- Unfähigkeit zu tiefgehenden sozialen Bindungen
- Konzentrationsschwierigkeiten
- Schwierigkeiten mit kognitiven Aufgaben höherer Ordnung, wie der Planung der eigenen Zukunft
- Schwierigkeiten, die Bedürfnisbefriedigung aufzuschieben

Eines ist hier besonders wichtig: Wir treten völlig unbewusst in den Kampf-Flucht-Modus ein. Unsere körperliche Reaktion auf Bedrohungen ist instinktgesteuert und unterliegt nicht unserer willentlichen Beeinflussung. Wir haben hier also keine Wahl. Wer ausrastet, weil er sich als Zielscheibe einer Bedrohung sieht, trägt daran keine Schuld. Wir können ihn dafür ebenso wenig tadeln, wie wir einen Menschen kritisieren können, weil er beim Sport schwitzt.

Das Erstarren

Doch die beiden bekannten Stressreaktionen Kampf oder Flucht erzählen nicht die ganze Geschichte des Körpers im Fadenkreuz. Oder wie Dr. Porges in seinem legendären Aufsatz, mit der er in den 1990ern die Polyvagaltheorie begründete, schrieb: Es gibt noch einen dritten Modus – das Totstellen, die Immobilisation.

Unser Vagusnerv hat zwei Pfade, zwei Funktionsweisen. Auf der einen Seite stehen soziale Aktivität und Mobilisierung. Die hierzu gehörenden neuronalen Fasern sind von Myelinscheiden umgeben, das heißt von einer fetthaltigen Schicht, die in bestimmten Abständen eingeschnürt ist. Entlang dieser Fasern erfolgt die Informationsweitergabe schneller. Der zweite Pfad aber besitzt keine solchen Myelinscheiden. Er ist weniger reaktionsfreudig und einfacher strukturiert. Diese Art der Nervenfasern teilen wir nicht mit unseren nahen Verwandten, den Affen, sondern mit den Reptilien.

Wenn dieser zweite Pfad aktiviert wird, erstarren wir schlichtweg. Unser ganzer Körper geht in den Shutdown. Herzfrequenz und Stoffwechsel tendieren gegen null. Unser Gedärm entleert sich entweder auf einen Schlag komplett oder es zieht sich zusammen und hält seinen Inhalt fest. Die Atmung wird flach oder setzt ganz aus. Dies kann zur Ohnmacht führen und geschieht, wenn unser Körper glaubt, dass er nicht überleben wird. Justin Sunseri, ein Therapeut, der nach der Polyvagaltheorie arbeitet, beschreibt den Erstarrungsmodus wie folgt:

»Wenn du einen Bären siehst, dann setzt die Mobilisierung ein. Dein Körper versetzt dich in die Lage zu fliehen. Hat dich der Bär jedoch schon am Wickel, gibt dein Körper auf und stellt sich tot.«

Das ist der Modus der Dissoziation. Menschen, die in diesen Zustand gehen, verlassen psychologisch gesehen ihren Körper. Viele von ihnen (wie ich zum Beispiel) erscheinen vollkommen präsent. Sie reagieren auf andere Menschen, doch sie sind geistig endlos weit weg, mit ihrem »Raumschiff« im Weltall unterwegs. Manche koppeln sich so gründlich von ihrem Erleben ab, dass sie meinen zu träumen. Andere entwickeln Gedächtnislücken.

Wie auch immer der Grad der Abkopplung ausfallen mag, diese von der Evolution vorgesehene Traumareaktion erklärt, warum sich viele Menschen so gar nicht an vergangene Ereignisse erinnern – wenn wir bei dem Ereignis geistig nicht anwesend waren, haben wir daran keine Erinnerung. Es zeigt auch, warum es so schwer ist, diesen losgelösten Zustand zu verlassen und in die Gegenwart zurückzukehren: Da diese Signale über Nervenfasern ohne Myelinscheide weitergegeben werden, ist es fast unmöglich, sich schnell aus diesem Modus zu verabschieden.

Die soziale Welt

Viele meiner Klientinnen, Freunde und Mitglieder meiner SelfHealer Community berichten von zwischenmenschlichen Problemen, die auf mangelnde Verbundenheit zurückgehen: »Ich scheine irgendwie keinen Kontakt zu anderen aufnehmen zu können. Ich wünsche mir ja Freunde, aber ich finde einfach keinen Zugang zu meinen Gefühlen. Niemand kennt mein wahres Ich. Ich kann einfach keine Liebe finden.«

Sobald ich mich mit der Polyvagaltheorie zu beschäftigen begann, merkte ich, dass die Unfähigkeit, echte Nähe zu anderen Menschen herzustellen, kein Charakterfehler ist, sondern auf unseren vagalen Tonus zurückgeht, der wiederum mit der Fähigkeit unseres Nervensystems, auf die Umwelt zu reagieren, zusammenhängt. Ein niedriger vagaler Tonus macht uns sensibler für Bedrohungen, die wir in unserem Umfeld wahrnehmen. Dies wiederum löst jedoch eine ständige Stressreaktion des Körpers aus, die ihrerseits eine allgemein verringerte Regulierung unserer Emotionen und unserer Aufmerksamkeit zur Folge hat.

Wer soziale Ängste kennt, weiß vielleicht auch, was ich mit mangelnder Verbundenheit meine. Stell dir vor, du gehst zu einer Party, wo du niemanden kennst. Vielleicht hast du dir vorher schon tagelang Gedanken darüber gemacht, was du anziehen sollst. Du hast jedes Detail geplant, dich auf jedes mögliche Gesprächsthema vorbereitet. Oder die Party hat dich geistig nicht weiter beschäftigt – es gab keinerlei Anhaltspunkt dafür, dass du dich vielleicht nicht wohlfühlen könntest. Doch sobald du den Raum betrittst, wird all das belanglos.

Aller Augen wenden sich dir zu. Dein Gesicht wird knallrot und heiß. Du hörst Leute lachen und bist dir sicher, sie lachen über dein Outfit oder deine Haare. Jemand streift an dir vorbei, dir schnürt es den Hals zu. All diese Fremden scheinen über dich herzuziehen. Selbst wenn dein Verstand weiß, dass dies kein feindlicher Ort ist, dass niemand dich mustert oder ablehnt (Und wenn, was kümmert's dich?), aber du kannst das Gefühl einfach nicht abschütteln. Es ist, als wärst du darin gefangen.

Der Grund dafür ist, dass dein Unbewusstes eine Bedrohung ausmacht: mithilfe der Neurozeption, des sechsten Sinns deines Nervensystems. Es hat deinen Körper aktiviert. Du willst entweder kämpfen (mit jedermann streiten), fliehen (Nur weg von der Party!), oder du erstarrst (du sagst kein Wort). Die soziale Welt ist für dich zu einem bedrohlichen Ort geworden.

Unglücklicherweise ist diese fehlerhafte Regulierung des Nervensystems selbstbestätigend. Während sie aktiv ist, wird alles ausgeblendet, was deinen Verdacht nicht bestätigt – ein freundliches Gesicht beispielsweise. Stattdessen richtet die Neurozeption deine Aufmerksamkeit auf Dinge, die deinen Verdacht zu bestätigen scheinen – wie das zufällige Lachen, von dem du denkst, es gelte dir. Signale, die du positiv deuten würdest, wenn du in der Stimmung für soziale Interaktion wärst – eine Gesprächspause, in der man dich zu Wort kommen lassen möchte; ein Lächeln oder ein Augenkontakt –, werden entweder falsch interpretiert oder ignoriert.

Wir sind jedoch auf zwischenmenschliche Kontakte angewiesen. Wir brauchen dieses Band zu anderen Menschen, um zu überleben. Ein Nervensystem, das aufgrund ungelöster Traumata fehlreguliert ist, enthält uns diese Befriedigung vor. Wir bekommen keinen Kontakt zu unseren Gefühlen und sind gefangen in unserer Unfähigkeit, zu anderen Menschen ein Band zu knüpfen.

Co-Regulation

Wenn wir in der Traumareaktion feststecken, wird unsere Neurozeption ungenau. Sie deutet die Umgebung falsch, sieht Bedrohungen, wo keine sind, und versetzt uns ständig zurück in den Kampf-Flucht-Modus, sodass der Aktivierungszyklus von Neuem beginnt. Zu verstehen, *warum* das passiert, löst unsere sozialen Probleme nicht. Die Zustände unserer Nervensysteme sind nämlich Rückkopplungsschleifen. Oder wie Dr. Porges es ausdrückt: »Wir spiegeln den Zustand des autonomen Nervensystems wider, den die Menschen in unserer Umgebung haben.«[41]

Wenn wir uns sicher fühlen, drückt sich dies in unseren Augen aus, in unserer Stimme, in unserer ganzen Körpersprache. Wir sind vollkommen präsent. Unser Verhalten strahlt Leichtigkeit und Lockerheit aus, und dieses Sicherheitsgefühl überträgt sich auf andere. Wir nennen diesen Prozess »Co-Regulation«. Wenn andere auf diese Weise erfahren, dass du keine Bedrohung bist, fühlen auch sie sich sicher und wechseln in den Modus für soziales Engagement. Unsere Energien, unsere Seelenzustände pflanzen sich quasi fort. Wir fühlen uns in der Nähe bestimmter Menschen wohl und ruhig, weil unser Nervensystem auf das ihre reagiert. Oxytocin, das Bindungshormon, wird freigesetzt und hilft uns, ein emotionales Band herzustellen. In Liebesbeziehungen regt es zum körperlichen Kontakt an. Dieses Gefühl der Sicherheit schafft einen angenehmen Raum für alle Beteiligten. Im Grunde tauscht man dabei Verbundenheit aus.

Die Fähigkeit zur Co-Regulation entsteht in der Kindheit. Wie wir gesehen haben, werden wir von unseren Elternfiguren auf ebenso subtile wie tiefgehende Weise geprägt. Eine der wichtigsten Verhaltensweisen, die wir von unseren Lieben lernen, ist die Fähigkeit zur inneren Bewältigung von Stress, die uns hilft, wieder in den sicheren und kreativen Raum der sozialen Aktivität zurückzukehren. Bist du in einem Umfeld groß geworden, in dem ruhige, heilende Energie vorherrschte, dann hat dein System dies nicht nur verinnerlicht, es spiegelt diese Energie. Der Vagusnerv kann uns immer in den Zustand des inneren Gleichgewichts (die Homöostase) zurückversetzen, wenn er spürt, dass es da einen sicheren Ort gibt, an den wir zurückkehren können.

Bist du jedoch in einem chaotischen Haushalt aufgewachsen, in dem sich in einer Spirale der Überreaktion Wut, Dissoziation oder Angst immer weiter aufschaukelten, dann hast du deine inneren Ressourcen zur Stressbewältigung gebraucht, eigentlich zum Überleben. Du hast also keine Energie übrig, um wieder in den sicheren Modus des sozialen Engagements zurückzuwechseln. Wie wir wissen, sind Kinder abhängige Geschöpfe. Schafft eine Elternfigur ein chaotisches, stressbelastetes Umfeld, so wird das Kind diesen Zustand verinnerlichen: »Meine Eltern fühlen sich bedroht. Ich fühle mich bedroht, weil sie nicht auf meine Bedürfnisse achten. Die Welt ist ein bedrohlicher Ort.« Das »Überlebensgehirn« (im Gegensatz zum »lernenden Gehirn« der sozialen Interaktion) konzentriert sich zu sehr auf wahrgenommene Bedrohungen. Es verarbeitet seine Eindrücke in Schwarz und Weiß. Häufig denkt es im Kreis, ist zwanghaft und von Panik getrieben. Wir haben dann immer Angst, Fehler zu machen. Wir kämpfen ständig, brechen zusammen oder fallen in Totenstarre, wenn wir versagt haben.

Auf der Party, von der wir eben sprachen, konnten wir unserer vagalen Reaktion nicht entgehen, denn wir strahlen unseren Zustand ja auf die Menschen um uns herum aus. Die anderen Leute auf der Party spiegeln uns diesen aktivierten Zustand zurück. Deswegen kommen wir nicht mehr aus ihm heraus und bleiben Gefangene unserer emotionalen Sucht.

Emotionale Sucht

Wenn ein Trauma nicht richtig verarbeitet wird, zieht es sich als Leitmotiv durch die Geschichten, die wir uns zur Sinnstiftung erzählen, und ebenso durch unsere autonom ablaufenden Reaktionen. Geist und Körper werden abhängig von der starken physischen Reaktion, welche die neurochemischen Botenstoffe auslösen, die mit dieser Erfahrung in Verbindung stehen und in unserem Gehirn neuronale Pfade prägen. Anders ausgedrückt: Das Gehirn lernt, sich nach den Gefühlen zu sehnen, die mit der Traumareaktion einhergehen. Das ist der Teufelskreis der emotionalen Abhängigkeit.

Wenn du emotional süchtig bist, könnte ein typischer Tag in deinem Leben wie folgt aussehen: Du wachst morgens auf, und die Angst überflutet dich. Der Wecker schrillt. Du musst aufstehen und zur Arbeit. Noch im Bett überfallen dich die gleichen Gedanken wie jeden Morgen: »Ich brauche Kaffee. Der Weg zur Arbeit dauert verdammte fünfundvierzig Minuten. Ich muss noch schnell duschen. Ach, wenn doch schon Freitag wäre.« Der Geist macht, was er immer macht. Er erzählt dir endlose Geschichten, was du zu tun hast (obwohl du dir verzweifelt wünschst, dass es endlich mal anders wäre), bevor du überhaupt dazukommst, irgendwas zu tun. Dein Körper reagiert auf diese stressigen Gedanken: Dein Herzschlag beschleunigt sich. Du wirst kurzatmig. Dein Nervensystem fährt hoch und setzt Stresshormone frei – dabei bist du noch gar nicht aus dem Bett raus. Auf dem Weg zur Arbeit herrscht viel Verkehr. Das überrascht dich nicht, denn es ist ja fast jeden Tag so. Doch dein Geist macht dir Vorhaltungen, du hättest einfach früher losfahren sollen, und überhaupt: Du hasst diese Pendelei. Du merkst, wie sich in dir langsam Frustration und Ärger aufbauen. Sobald du im Büro bist, reagierst du dich an deinen Kollegen ab. Du beklagst dich, und das fühlt sich gut an, weil dir endlich mal jemand zuhört. Aber kaum sitzt du am Schreibtisch und öffnest die erste E-Mail, fängt dein Herz schon wieder zu rasen an, und dein Magen krampft sich zusammen. Du schimpfst weiter, was sich wieder gut anfühlt, aber auf diese Weise pflanzt sich der Zyklus der emotionalen Überaktivierung nur endlos fort.

Wenn du wieder nach Hause kommst, bist du total erschöpft, was ganz normal ist, wenn du den ganzen Tag auf der emotionalen Achterbahn unterwegs warst. Zur Entspannung gießt du dir ein Glas Wein ein. Du bist auch viel zu müde, um jetzt noch präsent zu sein und auf deinen Partner einzugehen. Du zappst dir Netflix herbei, und dann wird die Seriensucht befriedigt. Der Actionkrimi erzeugt bei dir dieselben emotionalen Spannungsspitzen, die du den ganzen Tag schon hattest. Du liebst diese Ungewissheit, die dich ständig neu aufpeitscht. Irgendwie bist du ganz zufrieden damit (und entspannt, siehe Wein) und schläfst schließlich auf dem Sofa ein. Dann wachst du um zwei Uhr morgens wieder auf und gehst endlich ins Bett – nur um beim Aufwachen schleunigst wieder in denselben Zyklus zu verfallen.

Unser Körper lernt, Muster wie diese für unser ureigenstes Selbst zu halten. Wenn wir starke Gefühle empfinden, entweder durch Aktivierung oder Immobilisierung, dann kehren wir idealerweise schnellstmöglich zu unserer Grundspannung zurück, in der wir uns sozial engagieren können. Diese aktiven Zustände sollen sich eigentlich unangenehm und gefährlich anfühlen. Hängt man aber in einem solchen emotionalen Suchtzyklus fest, fühlt sich der Emotionsschub toll an. Möglicherweise empfinden wir abseits davon gar nichts mehr. Unser

Körper reagiert auf diese Gefühle, indem er Hormone wie Cortisol freisetzt und neuronale Botenstoffe wie Dopamin. Das verändert unsere Zellchemie grundlegend, sodass wir unbedingt den gleichen emotionalen Zustand wieder und wieder erleben wollen. Selbst wenn das zugehörige Gefühl Stress oder Trauer ist, fühlt es sich doch vertraut und sicher an, weil es die gleichen chemischen Stoffe freisetzt, wie wir sie in der Kindheit erlebt haben.

Dort wo ich zu Hause war, waren Stress und Angst die Norm. Diese Gefühle verbanden unsere Familie und waren der Ersatz für emotionale Nähe, zu der es kaum je kam. Statt authentisch miteinander zu kommunizieren, schufen wir eine Verbindung über Drama und Schmerz. Jede neue Krise schweißte uns noch mehr zusammen. Mamas Gesundheit! Ein grober Nachbar! Die »Ruhezeiten«, wenn solche Emotionen fehlten, fühlten sich im Vergleich mit den Wut- und Angstanfällen eher langweilig an.

Befand ich mich nicht im emotionalen Suchtkreislauf, fühlte ich mich nicht wie »ich selbst«. Mein Körper hatte sich so sehr an die Ausschüttung von Adrenalin, Cortisol und anderen stark wirkenden Hormonen gewöhnt, dass ich noch als Erwachsene ständig versuchte, eine starke Freisetzung dieser Hormone zu bewirken, nur um wieder diese emotionale Grundeinstellung herbeizuführen, an die ich mich als Kind gewöhnt hatte. Ohne Drama fühlte ich mich ebenso gelangweilt wie unruhig.

Deshalb fing ich immer an zu sticheln, sobald in meinen Beziehungen alles glattlief. Deshalb schob ich ständig Panik, wenn ich beruflich ein Projekt fertig machen musste. Deshalb überfiel mich die Nervosität, wenn ich mich entspannen wollte. Mein Körper fühlte sich in der Entspannung nicht wohl und versuchte ständig, mich in die stressigen Erfahrungen meiner Kindheit zurückzukatapultieren.

Einige meiner Klienten schilderten, dass sie sich angenehm »geladen« fühlten, wenn sie die Nachrichten ansahen. Sie wollten dieses Aufwallen heftiger Gefühle wie Ärger oder Unzufriedenheit haben. Endlich *fühlten* sie mal wieder etwas, denn ihr Körper war durch und durch daran gewöhnt, auf einem hohen Erregungsniveau zu arbeiten.

Unsere Beziehungen werden häufig zum Ort, an dem wir unsere emotionalen Süchte ausleben. Viele meiner Klientinnen und Klienten führen Beziehungen mit Partnern, die unzuverlässig oder unberechenbar sind. Sie sind sich nicht sicher oder nicht darüber im Klaren, was sie fühlen, und das macht ihnen Angst. Dabei kreisen ihre Gedanken häufig um ihre Bedürfnisse in der Liebesbeziehung und die zugehörigen Gefühle. Jede Handlung und jede Verhaltensweise des Partners wird zu Tode analysiert. Vom Kopf her wünschen sie sich einen anderen Partner. Einen, der sich auf eine feste Beziehung einlässt und seine Gefühle klar kommuniziert. Und doch kehren sie immer wieder zu derselben Beziehungsdynamik zurück, weil sich diese nun mal so aufregend anfühlt. Da sie süchtig sind nach dem Zyklus des Unberechenbaren und den starken biochemischen Reaktionen, die damit verbunden sind, schaffen sie es nicht, sich aus diesem Muster zu lösen.

Mit der Zeit braucht unser Körper mehr und intensivere Erfahrungen, um überhaupt noch auf das ursprüngliche Niveau zu kommen (wie das auch bei anderen Süchten der Fall ist, ob es nun um Zucker oder Sex, um Drogen oder Alkohol geht). Unser Unbewusstes lässt uns Situationen suchen, wo wir diesen Schub in immer stärkeren Dosen bekommen können: unberechenbare Partner; Nachrichten, die uns ängstigen oder zornig machen; soziale Medien, in denen wir online mit anderen streiten können. Der Friede ohne die ständige Übererregung ist uns fad und wenig vertraut. Körper und Geist wollen das Gewohnte, auch wenn es wehtut. Viele von uns fühlen sich dabei beschämt, weil sie ihr eigenes Verhalten nicht verstehen.

Der Kreis schließt sich

Permanent im Zyklus der emotionalen Sucht zu kreisen verstärkt andere dysfunktionale Reaktionen des Traumakörpers, zum Beispiel chronische Entzündungen oder Darmprobleme. Beides sind körperliche Symptome, die nahezu jeder meiner Klienten angibt.

Da der Vagusnerv direkt mit dem Darm verbunden ist, leidet unsere Verdauung, wenn wir einen zu starken oder zu geringen vagalen Tonus haben. Im Kampf-Flucht-Modus regen die ausgeschütteten Stresshormone den Körper an, Entzündungsstoffe wie Zytokine zu produzieren, was Entzündungen weiter verstärkt. Unser Nervensystem – und unsere Abhängigkeit von seinem extrem aktivierten Zustand – ist der Kernpunkt vieler unserer körperlichen und seelischen Symptome.

Zu verstehen, warum das Nervensystem fehlreguliert ist und warum Stressreaktionen außerhalb unserer bewussten Kontrolle ablaufen, kann uns helfen, unser Verhalten zu normalisieren. Diese Fehlregulation erklärt, warum sich so viele Menschen in einem überfüllten Raum allein fühlen; warum wir Dinge zu uns nehmen, die unsere natürlichen physiologischen Reaktionen betäuben; warum wir streiten, weglaufen oder uns abkapseln. Wir haben erkannt, dass dies automatische Reaktionen sind, die von Erfahrungen der vorhandenen beziehungsweise fehlenden Co-Regulation in der Kindheit geprägt sind.

Aber damit sind wir noch nicht am Ende. Wie wir im nächsten Kapitel sehen werden, gibt es Möglichkeiten, unseren vagalen Tonus zu verbessern und damit auch die Reaktionen unseres Nervensystems. Zu lernen, wie ich die Stärke des Vagusnervs zu meinen Gunsten einsetzen konnte, war mit Sicherheit die bedeutendste Entdeckung meines eigenen Weges zur Heilung, zumindest in den Anfangstagen. Ich hoffe, die folgenden Übungen haben bei dir denselben Effekt.

Tu dein Werk: Bestimme das Ausmaß der Fehlregulierung in deinem Nervensystem

Schritt 1: Beobachte dich selbst

Zur Fehlregulierung des Nervensystems gehören Symptome, die durch eine ständige Aktivierung des Systems oder andauernden Stress ausgelöst werden. Wenn du mit einer Stresssituation konfrontiert bist, wird im Idealfall dein Nervensystem aktiviert, du wirst aktiv, und sobald das Problem gelöst ist, kehrt dein Nervensystem wieder in den Standardmodus zurück, in dem dein Körper in der Lage ist, sich auszuruhen und zu verdauen. Reguliert sich das Nervensystem nicht von selbst, kannst du dich vom Stress nicht wieder erholen. Dann können folgende Symptome auftreten:

Psychische Symptome

- durch Aktivierung: Scham, Schuldgefühle, Stimmungsschwankungen, Angst, Panik, Aggression, Anspannung, Wut, Entsetzen, Verwirrung, überschießende Selbstkritik, das Gefühl des Überwältigtseins
- durch Erstarren: Unfähigkeit, zu Menschen oder Erfahrungen einen direkten Kontakt herzustellen; das Gefühl, irgendwo »im Weltraum« zu driften; Betäubung; die Unfähigkeit, klar zu denken; Angst, das Wort zu ergreifen oder bemerkt zu werden

Körperliche Symptome

- durch Hypervigilanz (dauerhaft erhöhte Wachsamkeit): Schlaflosigkeit, Albträume, Schreckhaftigkeit, Angst vor lauten Geräuschen, Zittern, Beben, Herzrasen, Migräne, Verdauungsprobleme, Autoimmunerkrankungen
- durch Anspannung: Zähneknirschen, Migräne, erhöhter Muskeltonus, Muskelschmerzen, Erschöpfung, chronische Müdigkeit

Soziale Symptome

- durch übermäßige Anhänglichkeit: vermeidendes Bindungsverhalten, Push-pull-Verhalten (anziehen und sich entziehen), ständige Angst vor dem Verlassenwerden (übermäßiges »Kleben« am Partner; Unfähigkeit, allein zu sein)
- durch übermäßige Emotionalität: keine Grenzen oder im Gegenzug viel zu starre, »absolute« Grenzen ohne jede Flexibilität, soziale Ängste, Reizbarkeit, sozialer Rückzug

Nimm dir etwa eine Woche lang immer wieder Zeit, um auf deinen Körper zu hören. Du kannst zu dem Zweck auch die Übung zur Entwicklung von Gewahrsein aus Kapitel 2 machen. Achte darauf, ob du eines oder mehrere der eben genannten Symptome der Fehlregulierung des Nervensystems bei dir feststellst.

Schritt 2: Gib deinem Nervensystem die Balance zurück

Das Gewahrsein der Reaktionen deines Nervensystems ist ein enormer Schritt in Richtung Heilung. Mit den folgenden Übungen kannst du auf dein Nervensystem ausgleichend einwirken. Auf diese Weise eroberst du dir die Fähigkeit zurück, mit dir selbst, anderen Menschen und der Welt wieder richtig auszukommen.

Entscheide dich jeden Tag für eine der Übungen. Geh jedoch nur so weit, wie es sich für dich gut anfühlt. Wenn du dir bereits ein Tagebuch für deine Fortschritte angelegt hast, mach dir Notizen, wie dein Körper auf die Übungen reagiert.

- **Verankere dich in der Gegenwart**. Such in deiner aktuellen Umgebung einen Geruch, einen Geschmack oder eine visuelle Erfahrung als Anker. Üb dich darin, deine volle Aufmerksamkeit auf diese sinnliche Erfahrung zu richten.
- **Mach eine Visualisierungsübung**. Schließ deine Augen und atme tief durch. Stell dir vor, wie weißes Licht aus deinem Herzen austritt. Leg die Hand auf dein Herz und wiederhole folgende Worte: »Ich bin sicher. Ich bin mit mir im Reinen.« Mach das dreimal täglich. Gleich nach dem Aufwachen oder kurz vor dem Schlafengehen ist die Übung besonders wirksam.
- **Achte genau darauf, welche Informationen du dir zumutest**. Wenn du Informationen aufnimmst, tut das auch dein

Nervensystem. Sei achtsam und beobachte deinen Körper, wenn du bestimmte Dinge siehst, hörst oder sie anderweitig sinnlich aufnimmst. Fühlst du dich danach wohl und erfrischt? Oder ängstlich und erschöpft? Lass die Finger von Medien, die Angst auslösen. Das kann sehr hilfreich sein.

- **Geh mit achtsamen Sinnen durch die Natur**. Geh raus und genieße jeden noch so kleinen Aspekt der Natur in deinem Umfeld. Achte auf die Farben der Blüten. Setz dich unter einen Baum. Taste dich barfuß durchs Gras oder tauche die Zehen ins Wasser. Spür den Wind auf deiner Haut. Die Natur schenkt unserem Nervensystem Balance, sodass wir für diesen Tag einen Neustart erleben.

Wenn du diese neuen Möglichkeiten erkundest, dich und dein Nervensystem ins Gleichgewicht zu bringen, vergiss dabei nicht, dass regelmäßige kurze Übungen am meisten bringen. Viele von uns leben seit Jahren in einem fehlregulierten Körper. Jede Art der Heilung wird daher Zeit brauchen.

TKS: Wieder ins Gleichgewicht

Die folgenden Satzanfänge habe ich im »Tagebuch für mein künftiges Selbst« verwendet, um mir im Alltag zu erarbeiten, wie sich das Nervensystem in Balance anfühlt. Natürlich kannst du dir auch eigene Sätze ausdenken.

Heute übe ich mich darin, mein Nervensystem ins Gleichgewicht zu bringen.

Ich bin dankbar für die Möglichkeit, mein Leben mit Ruhe zu erfüllen.

Heute sorge ich dafür, dass mein Körper einen dringend benötigten Augenblick der Ruhe erfährt.

Eine Veränderung auf diesem Gebiet ermöglicht mir, Frieden zu finden.

Heute übe ich, indem ich mich in der Gegenwart verankere / eine Visualisierungsmeditation mache / auf meine Informationsaufnahme achte / eine Minute lang die Natur beobachte.

5
Wie du Geist und Körper heilst

Die Einsichten in die Funktionsweise des Nervensystems und die Polyvagaltheorie haben mir geholfen, etwas abzulegen, was mich lange Zeit ausgebremst hat: Scham. Endlich begriff ich, dass viele problematische Aspekte meiner selbst – mein Verhalten, meine Gedankenkreisel, meine emotionalen Ausbrüche, meine Distanziertheit in Beziehungen – eine physiologische Grundlage hatten. Es handelte sich dabei um die reaktiven Impulse eines fehlregulierten Körpers. *Ich* war also kein schlechter Mensch. *Ich* war nicht gestört. Diese Gewohnheiten und Verhaltensweisen waren erlernte Reaktionen, mit denen mein Körper mich *am Leben erhielt*. Überlebensstrategien. Einschätzungen wie »gut« oder »schlecht« waren lediglich grobe Vereinfachungen des unglaublich komplexen Zusammenspiels zwischen Geist und Körper.

Wenn es auch Seiten meiner selbst gab, die außerhalb meiner bewussten Kontrolle lagen, bedeutete das noch lange nicht, dass ich meinem Körper hilflos ausgeliefert war. Es bedeutete nicht, dass ich für alle Ewigkeit mit einem ungelösten Trauma und chronischen Entzündungen beziehungsweise einem niedrigen vagalen Tonus leben musste. Tatsächlich war das Gegenteil der Fall: Wenn mein Körper Fehlregulierungen erlernen konnte, um zu überleben, dann konnte er auch Wege zu Gesundheit und Heilung finden.

Dank der Epigenetik wissen wir heute, dass unsere Gene – beziehungsweise ihre Expression, ihr Ausdruck – nicht unveränderlich sind. Und wir wissen um die Neuroplastizität des Gehirns und seine Fähigkeit, immer wieder neue neuronale Pfade auszubilden. Untersuchungen zur Bewusstseinsforschung lehren uns weiter, dass unsere Gedanken einen Wandel herbeiführen können. Dank der Polyvagaltheorie wissen wir, dass das Nervensystem alle anderen Körpersysteme beeinflusst. Als ich begann, meine Unwissenheit über dieses Zusammenspiel von Geist, Körper und Seele Schicht für Schicht abzutragen, und mich zum ersten Mal wirklich selbst beobachten konnte, wurde mir bewusst, welches Potenzial zur *Heilung* uns innewohnt. Als Erwachsene können wir Dinge verlernen und neu lernen, auch wenn wir in der Vergangenheit traumatische Erfahrungen gemacht haben. Wir können uns die Stärke des Körpers dienstbar machen, um den Geist zu heilen, und die Kraft des Geistes einsetzen, um die Gesundheit unseres Körpers wiederherzustellen.

Erinnerst du dich noch an Ally, die bemerkenswerte Frau, von deren SelfHealing-Weg wir in Kapitel 1 hörten? Ihre Geschichte hat mir gezeigt, wie stark die Energie für den Wandel in uns allen ist. Allys Wandlung begann mit der »dunklen Nacht der Seele«, die sie erlebte, als man ihr die Diagnose »Multiple Sklerose« (MS) offenbarte und sie in der Folge einen allergischen Schock auf eines der Medikamente entwickelte. Was ihr nach alldem noch blieb, waren der Schock, die Ungewissheiten einer chronischen Erkrankung und die schmerzliche Sehnsucht nach einem besseren Leben.

Ally läutete den Wandel damit ein, sich selbst kleine Versprechen zu geben. So lernte sie, dass sie auf sich vertrauen konnte, und nach vielen solchen kleinen Versprechen war sie schließlich so weit: Sie konnte sich ihre Traumareaktionen ansehen. Sie erlaubte sich, die »großen Gefühle« zu empfinden, wie sie selbst das nannte. Sie erinnerte sich an die Augenblicke in ihrer Kindheit, als sie massiv schikaniert worden war. Sie registrierte, wie ihr Körper auf die damit verbundene Angst und Trauer reagierte, und gab ihren Emotionen Raum, ohne sie zurückzuweisen oder zu verurteilen.

Ally fing an, auf ihren Körper zu hören. Er drängte sie förmlich, auf kraftvolle, freudige Weise ihr Nervensystem wieder ins Gleichgewicht zu bringen. Sie horchte auf ihre Intuition, die ihr sagte, sie solle doch singen. Also nahm sie Gesangsstunden und lieferte sich heftige Auseinandersetzungen mit ihrem tyrannischen inneren Kritiker (in dessen Stimme sich ihr Unbewusstes äußerte, das alles beim Alten lassen wollte). Sie wehrte sich gegen die Angst, die vor jeder Sitzung ihren Körper durchströmte. Jede Session trieb ihren Adrenalinspiegel hoch – und erfüllte sie am Ende doch mit Stolz. Mit der Zeit und zunehmender Übung konnte sie sich von ihrem Perfektionismus befreien. Sie fing an, die schöpferische Freude des Künstlerischen zu erleben. Heute singt sie, spielt Gitarre und Geige und fängt an, in kleinen Schritten eigene Musikstücke zu schreiben. Sie wurde sogar für ein Musical gecastet, was ihr inneres Kind (von dem wir in Kapitel 7 mehr erfahren werden) mit Stolz erfüllte. Nebenher begann sie mit Yoga, was ihren Körper auch für jene Zeiten stärkte, die sie auf dem Sofa oder im Bett verbringen musste. So lernte sie, unangenehme Erfahrungen auszuhalten und dem Stress mit Resilienz zu begegnen. Außerdem fing sie an, ihre Ernährung nach den Empfehlungen von Dr. Terry Wahls umzustellen. Diese Diät wirkt stark antientzündlich und hat vielen Menschen geholfen, eine Autoimmunerkrankung in den Griff zu bekommen.

All das wusste Ally anfangs nicht, aber mit jeder Übung, die sie beibehielt, stärkte sie das Band zwischen Körper und Geist. Sie stabilisierte ihr Nervensystem und brachte so ihren Körper zurück in den Zustand der Homöostase, sodass er sich selbst heilen konnte. Die Ergebnisse waren umwerfend: Sie nahm vierzig Kilo ab. Ihre kognitiven Fähigkeiten verbesserten sich. Und sie litt nicht mehr unter Konzentrationsschwäche und Gedächtnisverlust. Sie hatte einen klaren Kopf und fühlte sich motiviert und sinnerfüllt. Am allererstaunlichsten aber ist, dass sie keine Medikamente gegen MS mehr nehmen muss. Während ich diese Zeilen schreibe, ist sie schon seit mehreren Monaten frei von Krankheitssymptomen.

»Ich habe hinter mir gelassen, was mir vertraut war, und mich auf etwas völlig Neues eingelassen. Ich hätte nie gedacht, dass ich je dorthin kommen würde, wo ich heute bin«, sagt sie in einem Podcast-Interview. »Es ist besser, als ich mir je hätte träumen lassen. Das Leben ist irre und schön und herausfordernd und manchmal finster und stürmisch. Aber es ist eben auch von Licht erfüllt, und ich bin für mein Leben wirklich dankbar.«

Allys dramatischer Wandel ist ein wunderschönes Zeugnis für die Kraft der Verbindung zwischen Geist und Körper. Ihr leidenschaftliches Engagement für ihr Wohlbefinden zeigt uns, dass wir täglich am Ball bleiben müssen, wenn wir in unsere geistige und körperliche Gesundheit investieren wollen. Aber Allys Geschichte zeigt auch, dass der Wandel möglich ist, ganz egal, wie kaputt, verloren, müde oder hoffnungslos wir uns fühlen mögen.

Top down, Bottom up

Jede Heilung beginnt damit, dass wir die Bedürfnisse unseres Körpers erkennen und uns auf unser intuitives Selbst einlassen. Sie beginnt mit dem Akt des Gewahrseins: »Wie reagiert mein Körper? Was braucht mein Körper?« Dass sie diese Fragen stellte und auf die Antworten hörte, die sie bekam, ließ Ally ihre Leidenschaft fürs Singen entdecken. Wenn wir singen, aktiviert dies den Vagusnerv und trägt so dazu bei, unser Nervensystem wieder auszubalancieren. Ally wusste nichts darüber, wie das Nervensystem funktioniert. Sie horchte einfach nur auf ihren Körper und gewann auf diese Weise die intuitive Einsicht, wie sie ihn zur Heilung anregen konnte. Wir alle können viel von Ally und dem wichtigen Feedback lernen, das unser Körper uns gibt.

Obwohl die Reaktionen unseres Nervensystems automatisch ablaufen, können wir doch unseren vagalen Tonus beeinflussen und unsere traumatisch geprägten Reaktionen auf Stress verändern, sodass wir schneller in den offenen, liebevollen, sicheren Raum des sozialen Engagements zurückkehren können. Die diesbezügliche Forschung hat sich als so segensreich erwiesen, dass es mittlerweile einige Studien gibt, die sich mit der Stimulation des vagalen Tonus beschäftigen. Sie arbeiten oft mithilfe eines Geräts, das elektrische Impulse an den Vagusnerv abgibt. Auf diese Weise werden mittlerweile eine ganze Reihe von Erkrankungen behandelt – von der Epilepsie über die Depression bis zur krankhaften Fettleibigkeit. Außerdem wird so die Rehabilitation nach Herz- und Lungenkrankheiten unterstützt. All das gelingt natürlich auch ohne ein solches Gerät, indem wir jene Bereiche des autonomen Nervensystems ansprechen, die wir kontrollieren können, wie den Atem und die Stimme.

Wie du vielleicht weißt, ist der Vagusnerv ein Zwei-Wege-Pfad, der Informationen vom Körper ans Gehirn leitet und umgekehrt. Der Pfad vom Gehirn zum Körper wird als Top-down-Prozess bezeichnet. Hier führt das Gehirn den Körper auf den Weg der Heilung. Ein klassisches Beispiel einer Top-down-Methode ist die Meditation, bei der wir kraft unserer Aufmerksamkeit Reaktionen des autonomen Nervensystems regulieren. Beim Bottom-up-Prozess läuft das Ganze in die Gegenrichtung. Hier beeinflussen wir den Geist mithilfe des Körpers. Die Übungen, über die wir im Rahmen der Polyvagaltheorie sprechen, setzen auf Bottom-up-Vorgänge, zum Beispiel auf Atemarbeit, Kältetherapie und die körperlichen Aspekte des Yoga.

Viele Bottom-up- und Top-down-Prozesse entziehen sich unserer Kontrolle. Doch es gibt natürlich gezielte Methoden, die seelischen Stress lindern, die Reaktionen des Sympathikus bremsen und unsere Muskeln, Knochen sowie Herz und Kreislauf stärken. Wenn wir in einem sicheren, kontrollierten Umfeld den Vagusnerv aktivieren, fordern und stärken, bauen wir eine gewisse Stresstoleranz auf und lernen, mit unangenehmen Empfindungen zu leben. Das aber ist der Schlüssel, um Resilienz zu entwickeln, jene Fähigkeit, sich schnell von Belastungen zu erholen.

Wenn du nun anfängst, den Tonus deines Vagusnervs zu erhöhen, solltest du wissen, dass du mit Rückschlägen rechnen musst. Es hat wenig Sinn, sich Hals über Kopf in unangenehme Empfindungen zu stürzen. Mit kleineren Schritten kommst du hier schneller ans Ziel. Es ist wichtig, dass dieser Teil deines *Werks* in einem sicheren, stabilen Umfeld stattfindet, wo du den Stress und die Herausforderungen unter Kontrolle hast, denen Körper und Geist dabei begegnen. Ein solcher sicherer

Rahmen erlaubt es dir, dich weiterzuentwickeln, sodass du irgendwann auch Stresssituationen meisterst, die du nicht kontrollieren kannst.

In den folgenden Abschnitten findest du wirksame praktische Hilfestellungen, wie du die Heilkraft deines Körpers anregen kannst, damit er dich zurück in die Homöostase führt und dich resilient macht. All diese Methoden fördern das Zusammenspiel von Geist und Körper und sind wichtige Instrumente, um einen gesunden vagalen Tonus zu erzeugen. Sie sind die grundlegenden Schritte auf dem Pfad der ganzheitlichen Heilung.

Die Heilung des Darms

Die meisten meiner Klientinnen und Klienten berichten von einer gestörten Einstellung zum Essen und leiden unter chronischen Verdauungsproblemen. Für diese Menschen ist es wichtig, ein klares Gespür dafür zu entwickeln, wie sich ihre Ernährung auf ihren Körper und damit auch auf ihren Geist auswirkt.

Nur sehr wenige Menschen ernähren sich so, dass es ihrem Körper guttut. Meist wird unsere Ernährung davon bestimmt, wie wir uns fühlen – traurig, gelangweilt, glücklich, einsam oder froh. Oder wir ernähren uns so, wie Gewohnheit beziehungsweise Pflichtgefühl uns das vorgeben. Alles, was wir über Essen und Ernährung je gehört haben, spaltet uns von den tatsächlichen *Bedürfnissen* unseres Körpers ab. Wir folgen nicht dem ererbten Instinkt, sondern schlicht erlerntem Verhalten. Als Babys reagieren wir instinktiv auf unsere grundlegenden Bedürfnisse. Wenn wir hungrig sind, weinen wir. Wenn wir satt sind, drehen wir uns weg. Babys zeigen (sehr zur Bestürzung der besorgten Eltern in aller Welt) klar und deutlich, was sie wollen und was nicht. Sie werden durchweg von ihren körperlichen Bedürfnissen gelenkt. Wenn wir heranwachsen und bei anderen Menschen sehen, dass sie aus anderen Gründen essen und trinken als wir, hören wir auf, auf unsere angeborenen Bedürfnisse zu achten. Fortgesetzter oder massiver Stress in der Kindheit führt dazu, dass unser Körper nicht mehr zur Ruhe kommt und deswegen nicht mehr richtig verdauen kann. Das haben wissenschaftliche Studien zum Zusammenhang zwischen Trauma und Störungen des Verdauungstrakts wiederholt bestätigt.[42] Aber wenn wir aufmerksam auf unseren Körper lauschen, können wir das Verlorene wiedergewinnen, denn unser Körper spricht laut und deutlich zu uns: Zwischen dem Darm und dem Gehirn gehen nämlich ständig Botschaften hin und her. Wir müssen nur lernen zuzuhören.

Wir haben etwa fünfhundert Millionen Nervenzellen in unserem Darm, die sich quasi direkt mit dem Gehirn unterhalten. Man nennt diesen Mechanismus die »Darm-Hirn-Achse«, die zu den am besten erforschten Zusammenhängen zwischen Körper und Geist gehört. Die Darm-Hirn-Achse ist die Nervenbahn, über die eine ganze Reihe von Informationen ausgetauscht werden: wie hungrig wir sind, welche Nährstoffe wir brauchen, wie schnell die Nahrung von unserem Magen verarbeitet wird und sogar, wann sich die Muskeln der Speiseröhre zusammenziehen. Unser Freund, der Vagusnerv, ist einer der wichtigsten Boten, über die die Verbindung zwischen Darm und Gehirn hergestellt wird.

Außerdem umfasst das Verdauungssystem ein Netz von Nervenzellen, das mittlerweile als enterisches Nervensystem (ENS) bekannt ist. Dieses Netz ist so komplex, dass Forscher mittlerweile sogar von einem »zweiten Gehirn« sprechen. Wie die Nervenzellen des Gehirns kommunizieren auch diese Zellen mit verschiedenen Körperregionen. Sie sorgen für die Ausschüttung bestimmter Hormone und schicken chemische Botschaften durch den ganzen Körper.

Das ENS erhält seine Informationen vom Mikrobiom, der breiten Vielfalt von Bakterien, Pilzen und anderen Mikroorganismen, die in unserem Darm leben. Die Darmmikroben produzieren Neurotransmitter, während sie unsere Nahrung verdauen. Auf diese Weise gelangen die Botschaften des Mikrobioms ins Gehirn und beeinflussen unser Wirklichkeitserleben. Denk nur mal dran, wie es ist, vor Publikum zu sprechen. Was sagst du da? »Das macht mir Bauchschmerzen.« Tatsächlich ist dies kein bildlicher Vergleich. Unser emotionaler Zustand kann wirklich zu Bauchschmerzen führen. Tatsächlich werden 90 Prozent des peripheren Neurotransmitters Serotonin – auch als »Glückshormon« bekannt (obwohl es zudem Schlaf, Gedächtnis und Lernverhalten beeinflusst) – im Darm produziert. Nach dieser Entdeckung ging man davon aus, dass sich eine bestimmte Gruppe von Antidepressiva, die sogenannten SSRI oder Serotonin-Wiederaufnahme-Hemmer (zu denen beispielsweise der Wirkstoff Fluoxetin zählt), auch auf das Serotonin auswirken, das im Darm hergestellt wird. Diese bahnbrechende Entdeckung stieß eine alte Theorie um, wonach diese neuronalen Botenstoffe nur im Gehirn produziert werden. Wenn unsere Bauchschmerzen seelische Gründe haben, so glaubte man einst, dann müsse dies seine Wurzeln im Gehirn haben. Mittlerweile wissen wir, dass das Gehirn in unserem Schädel nur ein Teil eines größeren Netzwerks von Nervenzellen ist.

Wenn wir in einer traumatischen Erfahrung feststecken, dann stört die Fehlregulation in Nervensystem und Darm den Verdauungsprozess. Die Folge: Wir können die Nährstoffe aus unserer Nahrung nur noch vermindert aufnehmen. Körperlicher Stress verhindert, dass wir in den parasympathischen Zustand zurückgleiten, der dem Körper Ruhe und Sicherheit signalisiert. Fehlen aber diese notwendigen Botschaften, stößt der Körper die Nahrung unverdaut aus (Durchfall) oder hält sie fest (Verstopfung). Die Fehlregulation unseres Körpers spiegelt sich natürlich auch im Darm. Das aus dem Gleichgewicht geratene Mikrobiom macht es unmöglich, aus der Nahrung das herauszuholen, was wir brauchen. Auf Dauer leidet der Körper also unter einer chronischen Unterversorgung mit Nährstoffen, ganz egal, wie »gesund« oder reichlich unsere Ernährung ausfällt. Wir leiden trotz allem an chronischer Unterernährung und Hunger.

Ernähren wir uns dann auch noch ungesund, verschlimmert dies die Lage zusätzlich. Durch den Verzehr von Nahrungsmitteln, die ihr ohnehin schaden, entzündet sich nämlich unsere Darmwand. Hier sind vor allem Zucker, hochgradig verarbeitete Kohlehydrate und entzündungsfördernde Fette (wie Transfette oder bestimmte pflanzliche Öle) zu nennen. Diese Nahrungsmittel füttern die weniger schätzenswerten Mikroben in unserem Darm. Denn manche Mikroorganismen sind gut für uns, andere nicht. Nehmen die »schlechten« Mikroben überhand, entsteht etwas, das wir »Dysbiose« nennen: eine massive Störung des inneren Ökosystems, das nun vorzugsweise die schlechten Mikroben fördert.

Einer Dysbiose folgt meist schnell das sogenannte Leaky-Gut-Syndrom: Die innere Schutzschicht des Darms wird durchlässig und ermöglicht es den Bakterien, in den Blutkreislauf einzudringen, von wo aus sie weiter durch den ganzen Körper transportiert werden. Wenn im Blutstrom schlechte Bakterien durch den Körper reisen, ruft das unser Immunsystem auf den

Plan. Es stuft die Bakterien als körperfremd ein und löst eine Immunantwort aus. Wie wir bereits wissen, werden dabei Entzündungsstoffe durch den Körper geschickt, unter anderem die Zytokine, von denen wir im letzten Kapitel gehört haben. Ein chronisch entzündeter Darm führt häufig zu systemischen Entzündungen, die sich auf den gesamten Körper ausbreiten.[43] Wir fühlen uns krank, lethargisch und reagieren in manchen Fällen auch mit psychischen Störungen.

Einige wissenschaftliche Studien gehen davon aus, dass die Dysbiose Ursache vieler sogenannter psychischer Erkrankungen ist. Dazu zählen unter anderem Depressionen, Autismus, Angststörungen, Aufmerksamkeitsdefizitstörungen und sogar Schizophrenie.[44] Einige Tierversuche zeigen eine direkte Verbindung zwischen einem geschädigten Mikrobiom (verursacht durch schlechte Ernährung, Umwelteinflüsse wie Stress sowie Belastung durch giftige Chemikalien) und einer Zunahme von Verhaltensweisen, die man beim Menschen als Angststörung oder Depression klassifiziert.[45] Depressive Menschen weisen wiederum eine geringere Menge an »guten« Bakterienstämmen wie Coprococcus und Dialister auf als die nicht depressive Kontrollgruppe.[46] Andere Studien belegen, dass Menschen, die unter schweren Formen der Schizophrenie litten, deutlich höhere Anteile der Bakterienstämme Veillonellaceae und Lachnospiraceae aufwiesen.[47] Solche Studien haben sich als derart fruchtbar erwiesen, dass sich der medizinischen Forschung ein neues Feld eröffnete, das den Zusammenhängen zwischen Darm, Immunsystem und Gehirn nachgeht: die Neuroimmunologie. Erste einschlägige Studien zeigen, dass eine Entzündung im Körper die Blut-Hirn-Schranke überwinden und sich ins Gehirn ausbreiten kann. Wird das Gehirn von Entzündungsstoffen überflutet, kann dies für eine ganze Reihe neurologischer und psychischer Störungen verantwortlich sein. Es gibt vielversprechende Hinweise darauf, dass sich psychische Symptome lindern lassen, indem man durch bessere Ernährung und Probiotika die Darmwand heilt. Aus einigen jüngeren Studien geht hervor, dass der Einsatz von Probiotika als Nahrungsergänzungsmittel bei Kindern mit schweren Erkrankungen des autistischen Formenkreises schwierige soziale und andere Verhaltensweisen bessern kann.[48]

Der schnellste Weg, um deine Darmgesundheit zu verbessern – das heißt, dein Mikrobiom auszubalancieren und deine Darmwand stark zu machen –, ist eine *ganzheitliche Ernährung mit hoher Nährstoffdichte.* Da Darm und Gehirn direkt verbunden sind, ist jede Mahlzeit eine Gelegenheit zur Selbstheilung und -fürsorge. Hier ist es hilfreich, nicht von Verzicht zu reden, wenn wir hochgradig verarbeitete und ungesunde Nahrungsmittel aus unserer Küche verbannen. Es ist vielmehr eine tolle Möglichkeit, Bissen für Bissen und Schluck für Schluck unser körperliches und geistiges Wohlbefinden zu steigern. Leider fragen nur wenige Psychologen, wenn du dich in Therapie begibst, danach, wie du dich ernährst. Dabei spielt gerade die Ernährung eine wichtige Rolle für das seelische Wohlbefinden. Lebensmittel mit hoher Nährstoffdichte helfen dir hier ebenso wie fermentierte Nahrungsmittel wie Sauerkraut, Joghurt, Kefir und Kimchi, da sie viele natürliche Probiotika enthalten.

Ein bekannter Weg zu einer gesunden Ernährung, der mittlerweile auch von wissenschaftlichen Studien bestätigt wird, ist das Intervallfasten.[49] Planvoll eingesetzte Fastentage oder -stunden ermöglichen dem Verdauungssystem nämlich eine gesunde Pause, die unserem Körper guttut und den vagalen Tonus stärkt. Hier gibt es mehrere Optionen: Du kannst ein eintägiges

Fasten pro Woche einbauen oder die tägliche Nahrungsaufnahme auf ein Zeitfenster von zehn Stunden beschränken. Auch das Weglassen von Snacks zwischendurch gehört dazu. Wenn wir fasten, ruht sich unser Verdauungssystem aus, und wir können die gewöhnlich für die Verdauung benötigte Energie anderweitig einsetzen. Auch unsere Insulinsensibilität wird so gesteigert, was heißt, dass wir unseren Blutzuckerspiegel besser regulieren können. Wir sind keine »Zuckerverbrenner« mehr, die ständig Heißhunger haben und nach der nächsten Ladung Zucker gieren. Bis ich meine Ernährung vollkommen umstellte, war ich ein klassischer »Zuckerverbrenner«. Meine Partnerinnen wussten, dass sie bei jedem Ausflug ein paar Riegel einstecken mussten, weil sonst der Tag für beide Seiten ein böses Ende nehmen würde. Ich wollte ständig Nachschub haben und litt unter krassen Heißhungeranfällen. Andere Studien zeigen, dass Intervallfasten auch die Konzentrationsfähigkeit, das Lernverhalten und die geistige Wachheit steigert.[50] Aber Vorsicht: In einigen Studien heißt es auch, dass die Reizbarkeit zunimmt, vor allem am Anfang, bevor der Körper sich ans Fasten gewöhnt hat.[51]

Wenn wir fasten und unsere Ernährung umstellen, lernt unser Körper, wie er Energie aus anderen »Brennstoffen« nimmt, zum Beispiel aus Fetten oder Proteinen. Wenn wir uns dergestalt anders versorgen, kommen wir länger ohne Essen aus, weil der Körper *bekommt, was er braucht*. Ernähren wir uns hingegen von hochgradig verarbeiteten, stark zuckerhaltigen Dingen, sind wir ständig hungrig, weil der Körper nicht die nötigen Nährstoffe bekommt und dem Gehirn ständig signalisiert, dass er Nachschub braucht. Deshalb genehmigen wir uns einen Snack nach dem anderen, was bei vielen Menschen zu Essstörungen führt, ja sogar zu Esssucht. Wir essen und essen und erleben doch nie Befriedigung, weil wir dem Körper nicht die wichtigen Nährstoffe geben.

Allerdings ist Intervallfasten nicht für alle Menschen geeignet, vor allem nicht für solche mit Essstörungen. Wer also unter zwanghaften Essstörungen leidet, sollte keinesfalls intervallfasten.

Den Schlaf heilen

Mit zunehmender Achtsamkeit auf die Auswirkungen, die unsere Ernährung auf Körper und Geist entfaltet, werden wir bald feststellen, dass wir daneben Tag für Tag noch weitere Entscheidungen treffen, mit denen wir unserem Körper einen Bärendienst erweisen. Die meisten von uns berauben ihn nämlich fast jede Nacht, und zwar bringen sie ihn um den notwendigen Schlaf.

Das geht bereits sehr früh im Leben los. Schon als fünfjähriges Kind lag ich nachts wach und ängstigte mich zu Tode, denn jedes Poltern, jedes Knarren im Dunkeln konnte nichts anderes sein als ein Einbrecher oder ein Kidnapper, der meiner Familie etwas Böses wollte. Mein Körper befand sich in einem permanenten Angstzustand, verursacht durch meinen stets aktivierten Sympathikus. Meine Ernährung trug auch nicht gerade zu einer Besserung bei, denn ich verputzte Unmengen von Eiscreme, Keksen und Limonade. Mein Geist scannte ständig den ganzen Körper, registrierte die fehlende Balance im Darm, den Adrenalinausstoß, die Hypervigilanz meines Nervensystems. Herz und Atem rasten, sodass sich der Geist dazu passende Geschichten ausdachte, wie jene von den Einbrechern. Meine Magenschmerzen, meine ständigen Blähungen und die Verstopfung verstärkten meine Anspannung und Angst zusätzlich. Ich warf mich im Bett herum und schlief die meiste Zeit schlecht.

Heute weiß man, dass ein gestörter Schlaf unglaublich schädlich für den Körper ist – besonders, wenn wir uns noch im Wachstum befinden. Wenn wir schlafen, repariert sich der Körper selbst. Unser Verdauungssystem bekommt die dringend notwendige Pause. Auch das Gehirn »wäscht sich« und bringt den Müll raus. Selbst unsere Zellen regenerieren sich im Schlaf. Der Schlaf ist daher die Zeit maximaler Heilung. Alle Organe und funktionellen Systeme des Körpers – auch das Nervensystem – profitieren vom Schlaf. Wir wissen das, weil es über gesunden Schlaf eine ganze Reihe wissenschaftlicher Arbeiten gibt. Sie besagen, dass Schlafmangel zu Depressionen, Herz-Kreislauf-Erkrankungen, Krebs, krankhafter Fettleibigkeit und neurologischen Erkrankungen wie zum Beispiel der Alzheimer-Demenz führen kann. Menschen über fünfundvierzig, die weniger als sechs Stunden pro Nacht schlafen, haben im Vergleich zu Langschläfern ein um 200 Prozent höheres Risiko, einen Herzinfarkt oder Schlaganfall zu erleiden.[52]

Der Schlaf ist also der Schlüssel zu geistiger und körperlicher Gesundheit. Und doch kümmern sich so wenige Menschen um ausreichend Schlaf. Dabei haben wir so viele Möglichkeiten, einen erholsamen Heilschlaf sicherzustellen, zum Beispiel indem wir unser Schlafumfeld verbessern und unseren Körper auf den Schlaf einstimmen. Der erste Schritt zum gesunden Schlaf ist es, sich Klarheit zu verschaffen, wie viele Stunden wir jede Nacht tatsächlich schlafen. Viele haben keine Ahnung, wie lange sie schlafen, oder sie machen sich bewusst oder unbewusst falsche Vorstellungen. Vielleicht gehen wir ja schon um 23 Uhr zu Bett, aber dann verbringen wir noch gut eine Stunde damit, durch unser Handy zu scrollen, bevor wir endlich das Licht löschen. Überprüf daher als Erstes deine Schlafgewohnheiten. Protokolliere, wie sich dein Schlaf entwickelt – und bleib möglichst bei den Fakten.

Um einen gesunden Schlaf herbeizuführen, ist es das Wichtigste, dass du dein parasympathisches Nervensystem in einen glücklichen Zustand der Erholung versetzt. Kaffee und Alkohol sind die Substanzen, die diesen Zustand am wirksamsten verhindern. Sie stören die wichtigste Phase unseres Schlafzyklus, den REM-Schlaf. Also versuch, zu bestimmten Zeiten auf Alkohol und Koffein zu verzichten. Am besten trinkst du drei Stunden vor deiner Schlafenszeit keinen Alkohol mehr und beschränkst den Genuss von Kaffee auf den Vormittag. Auch ein Schlafritual, das dich regelmäßig zur selben Zeit auf das Zubettgehen vorbereitet, versetzt deinen Körper in den behaglichen Zustand parasympathischer Ruhe, die dem Schlaf vorausgeht. Ich lasse mir bereits um siebzehn Uhr eine Erinnerung von einer Schlaf-App schicken, damit ich nicht vergesse, mich auf einen ruhigen Abend einzustimmen, noch bevor ich mich zum Abendessen hinsetze. Ich gehe gewöhnlich um einundzwanzig Uhr zu Bett. Ein paar Stunden zuvor schalte ich alles aus, was ein Display hat. Ich lese ein bisschen oder höre Musik und achte genau darauf, vor dem Schlafengehen nur wenig fernzusehen. Ein schönes Bad, eine Massage vom Partner, Kuscheln mit dem Haustier – all diese Dinge zaubern die Ruhe herbei, die es dir am Ende ermöglicht, selig ein- und durchzuschlafen.

Mit dem Atem heilen

Wir alle wissen, dass unser autonomes Nervensystem automatisch (das heißt unterhalb unserer Bewusstseinsschwelle) funktioniert. Unseren Herzschlag können wir nicht willentlich verlangsamen und die Entgiftungsprozesse im Körper nicht beschleunigen. Doch es gibt einen Bereich, den wir bewusst kontrollieren können: Wir können unseren Atem verlangsamen und vertiefen. Und das senkt unsere Herzfrequenz, und der Geist beruhigt sich. Wir nehmen mehr Sauerstoff auf, der von der Lunge aus in den ganzen Körper wandert und die Zellen aktiviert. Wir können aber auch den gegenteiligen Effekt erzielen: Wenn wir schnell und flach atmen, wird der Sympathikus angeregt, und wir werden aktiver. Durch die Macht des Atems können wir unsere Systeme also stimulieren oder beruhigen.

Mit dem Atem zu arbeiten wirkt direkt auf das autonome Nervensystem ein. Das ist, als würden wir Liegestütze für den Vagusnerv machen. Wir wissen ja inzwischen, dass der Vagusnerv eine Zwei-Wege-Leitungsbahn für Informationen ist. Er verbindet Darm und Gehirn, aber auch verschiedene andere Körperorgane wie Lunge, Herz und Leber. Wenn wir mithilfe unseres Atems unser Erregungssystem dämpfen, teilen wir dem Gehirn mit, dass wir uns in einer nicht bedrohlichen Umgebung befinden. Und das Gehirn gibt diese Botschaft dann an die anderen Systeme des Körpers weiter. Sozusagen ein Bottom-up-Ansatz mit dem Ziel einer vagalen Tonisierung.

Wissenschaftliche Untersuchungen belegen einen Zusammenhang zwischen täglichen Atemübungen und erhöhter Langlebigkeit.[53] Dahinter steht folgende Theorie: Wenn wir lernen, unsere Stressreaktion zu regulieren, produzieren wir weniger Entzündungsstoffe und setzen Hormone frei, die jene Bereiche auf den Chromosomen schützen, die uns länger leben lassen: die Telomere. James Nestor, Autor des Bestsellers *Breath – Atem*, schreibt, eine sich über zwanzig Jahre erstreckende Studie an 5200 Menschen habe gezeigt, »dass der sicherste Indikator für die Lebenserwartung tatsächlich nicht, wie oft vermutet, die Gene, die Ernährung oder die tägliche Bewegung waren, sondern die Lungenkapazität [...] Eine größere Lunge bedeutete damit auch ein längeres Leben.«[54] Die Erklärung: Ist die Lunge größer, bekommen wir mit weniger Atemzügen mehr Luft. Eine flache Atmung (die sich vor allem beim Atmen durch den Mund einstellt) ist die Ursache einer Vielzahl von Krankheiten beziehungsweise verschlimmert diese. Dazu gehören zum Beispiel Bluthochdruck oder Aufmerksamkeitsdefizitstörungen. Dem Körper werden wichtige Vitalstoffe vorenthalten, und unser Knochengerüst wird geschwächt.

Die Kraft des Atems machen sich viele Menschen zunutze, unter anderem der »Ice Man« Wim Hof, ein niederländischer Extremsportler. Wim hält im *Guinness-Buch der Rekorde* den Weltrekord im Tauchen unterm Eis. Er hat sage und schreibe geschlagene zwei Stunden lang ein Eisbad genommen und ist ohne Hemd und barfuß einen Marathon am Nördlichen Polarkreis (!) gelaufen. »Dein Geist stärkt dich von innen. Er ist dein weiser Gefährte«, schreibt er in seinem Buch *Becoming the Iceman*. »Wenn du das Steuerrad deines Geistes festhalten kannst, bestimmst du die Richtung, in die dein Geist geht.«[55]

Einfach gesagt besteht Hofs Atemtechnik darin, dass er durch die Nase einatmet und durch den Mund ausatmet, dann hält er den Atem an. So werden die Lungenflügel gefordert und können sich ausdehnen. Häufig kombiniert er diese Technik mit Kälte, einer weiteren Bottom-up-Methode, die unsere körperlichen Grenzen auslotet und den Vagusnerv positiv beeinflusst.

Ich bin da nicht ganz so tough und gehe in körperliche Herausforderungen langsam hinein. Es gibt eine Vielzahl von Atemübungen, die du ausprobieren kannst. Mein persönlicher Favorit ist folgender Ablauf (wenn du genügend Zeit und Raum dafür hast):

1. Mach die Übung möglichst mit leerem Magen (am besten frühmorgens oder spätabends).
2. Setz oder leg dich bequem hin und sorg dafür, dass du nicht gestört wirst.
3. Atme ganz tief in deinen Unterbauch hinein.
4. Wenn du wirklich keine Luft mehr unterbringst, halte den Atem für zwei bis drei Sekunden an.
5. Atme langsam und ruhig aus, ohne den Atem auszustoßen.
6. Atme dann einmal normal ein und aus.
7. Wiederhole diesen Ablauf zehnmal.

Ich mache diese Übung jeden Morgen gleich nach dem Aufwachen. Das ist mein Start in den Tag. Meistens übe ich fünf Minuten. Das hört sich nach nicht viel an, aber wenn du Anfänger bist, wird dir das ganz schön lang vorkommen. Einsteiger sollten nicht mehr als eine Minute üben. Mit der Zeit schaffst du sicher mehr Wiederholungen.

Bei mir hat es Jahre gedauert, bis ich so weit war. Anfangs hatte ich schon mit der Bauchatmung selbst Probleme. Und ich fand es absolut nervenaufreibend, auch nur ein paar Minuten lang stillzusitzen. Aber Zeit und Übung haben mir geholfen, auch tagsüber tief in den Bauch hinein zu atmen, statt nur immer flach in die Brust. Atemzug für Atemzug erholte sich auch mein Nervensystem. Ich wurde ruhiger, und das wiederum half mir, tiefer zu atmen. Nach langer Übung kann ich heute meinen Körper dank Tiefenatmung bewusst beruhigen, wenn ich übererregt bin und Ruhe am dringendsten benötige.

Heilung durch Bewegung

Jede Aktivität, bei der Geist und Körper in einem sicheren Umfeld zusammenklingen, sei es nun Laufen, Schwimmen oder Wandern, hilft uns, das »Fenster der Stresstoleranz« weiter zu öffnen, wie Dr. Porges das nennt. Übungen, die Geist und Körper fordern, reduzieren dein Risiko, eine Herz-Kreislauf-Erkrankung oder Demenz zu entwickeln. Mitunter wird dadurch sogar der Alterungsprozess verlangsamt.[56] Körperliche Bewegung lässt uns tiefer schlafen und verbessert unsere Stimmung, weil sie für die Ausschüttung von Glückshormonen im Gehirn sorgt, die dem Stress entgegenwirken: Dopamin, Serotonin und Norepinephrin. Normalerweise führt Ausdauersport, bei dem mehr Sauerstoff ins Blut gelangt und mehr Blut durch den Körper gepumpt wird, zu messbaren Veränderungen im Gehirn. Es nimmt an Größe zu, wird gesünder und legt neue neuronale Pfade, während es die bereits existierenden festigt.

Eine der besten Übungen, um das »Fenster der Stresstoleranz« zu öffnen, ist die direkte Aktivierung des Vagusnervs durch Yoga. Auch Dr. Porges empfiehlt Yoga allenthalben und hat viele wissenschaftliche Artikel zur Auswirkung von Yoga auf den vagalen Tonus veröffentlicht. Yoga fördert Körper und Geist, indem es die regulierende Kraft des Atems mit Bewegung kombiniert. Wir lernen langsam dazu und nehmen immer schwierigere Stellungen ein. Dadurch schieben wir die Grenzen des Körpers immer weiter hinaus. Wir muten unseren Systemen diese Belastung zu und lernen, die beruhigende Kraft des Atmens einzusetzen. Eine regelmäßige Yogapraxis zeitigt vielerlei positive Auswirkungen auf den Körper, vermutlich weil dadurch mit der Zeit die vagale Reaktion verbessert wird. Yoga vermindert die Ausschüttung von Entzündungsstoffen und reguliert den Blutdruck. Dabei scheint es nicht von Belang zu sein, welche Art des Yoga wir ausüben – ob nun Kundalini-, Hatha-, Ashtanga- oder Bikram-Yoga.

Dr. Porges begann schon in den 1990er-Jahren in Indien mit dem Studium des Yoga. Er fand heraus, dass viele yogische Übungen darauf abzielen, die Stressreaktion des Körpers zu aktivieren, also den Kampf-Flucht-Impuls. In einem Interview meinte er, Yoga beruhe in erster Linie darauf, »dass du mit einiger Übung in Zustände hineingehen kannst, in denen du gewöhnlich erstarrst oder in Ohnmacht fällst, aber dies hier mit höherem Gewahrsein und weniger Angst tust.«[57] Er beschreibt dies weiter als »die Fähigkeit, sich in völliger Sicherheit tief auf sich selbst einzulassen«, auch wenn du eine Bedrohung von außen wahrnimmst. Das ist der entscheidende Schritt zur Heilung: Du lernst die Macht deines Körpers und deines Geistes kennen, indem du beide an ihre Grenzen bringst. Wenn wir tiefgründigere und stärker fordernde Übungen machen, lernt unser Vagusnerv, unsere Stressreaktion unter Kontrolle zu bringen. So gelingt es uns eher, in einen Zustand der Ruhe zurückzukehren, in dem es zur Heilung kommen kann. Wir lernen, eher »zurückzuschnellen«, und entwickeln infolge der kontrollierten körperlichen wie geistigen Anstrengung eine höhere Resilienz. Eine wissenschaftliche Untersuchung zeigt, dass Menschen, die schon mehr als sechs Jahre Yoga praktizieren, ihre Hände zweimal so lange in Eiswasser tauchen können als Menschen, die nie Yoga geübt haben.[58] Dabei lenken sich die Yogapraktizierenden nicht vom Schmerz ab, wie es die Nicht-Yogis tun. Sie vertiefen sich vielmehr in die Empfindung und finden Mittel und Wege, sich auf den Schmerz zu konzentrieren und durch ihn hindurchzugehen – und das ist ja letztlich der Kern jeder Resilienzübung.

Heilen durch Spiel

Freude, die Erfahrung absoluten Glücks, ist für die meisten von uns eine bloße Erinnerung. Wir haben die beglückende Freiheit, etwas nur um des Vergnügens willen zu tun, längst vergessen. Als Erwachsene brauchen wir einen sekundären Nutzen, eine äußere Motivation oder Verpflichtung. Als wir noch Kinder waren, machten wir Sachen, weil wir Spaß daran hatten. Die meisten Menschen erinnern sich an solche Momente in ihrer Kindheit oder Jugend. Vielleicht beim Tanzkurs oder beim fröhlichen Fangenspielen am Strand. Vielleicht auch beim Malen oder Zeichnen.

Doch wir können diese Freude auch als Erwachsene noch erleben, wenn wir uns erlauben zu spielen. Und das heißt: wenn wir tanzen, ohne dass unser Ego sich einmischt; wenn wir mit Kinderinstrumenten Musik machen oder uns verkleiden und in eine imaginäre Welt eintauchen. Können wir uns auf diese und ähnliche Weisen verlieren, tauchen wir ein in das, was man »Flow« nennt, einen Zustand, in dem wir unser Tun in vollen Zügen genießen. Ein bisschen so, wie wenn wir uns im Gespräch mit dem geliebten Gegenüber verlieren, ganz im Moment sind, die Grenzen von Raum und Zeit hinter uns lassen. Diese Freude ist an und für sich schon heilsam.

Verbinden sich darüber hinaus mit unserem Spiel soziale Elemente, können wir unsere Neurozeption verändern (jenen Teil des Nervensystems, der unser Umfeld ständig auf Gefahrensignale scannt). Wenn wir mit jemandem herumalbern, uns spontan ein Fußballmatch liefern oder gegen einen guten Freund im Videospiel antreten, wechseln wir ständig zwischen Kampf-Flucht-Modus, dem Totstellreflex und dem sicheren sozialen Raum der Ruhe hin und her. So lernt unser Körper, wie er in den ruhigen Grundzustand zurückschnellen kann, ähnlich wie bei der Yogapraxis. Der künstliche Wechsel zwischen Gefahr und Sicherheit in einem von Spaß und Offenheit erfüllten Raum »verbessert die Effizienz des neuronalen Regelkreises, der das Kampf-Flucht-Verhalten auf der Stelle hinunterregulieren kann«, schreibt Dr. Porges in einem Aufsatz über den Einfluss des Spielens auf den Vagusnerv.[59] Wir lernen, wie wir die Kampf-Flucht-Reaktion abschalten und in unseren Grundzustand zurückkehren können, statt ständig aktiviert zu bleiben. Das trägt auf jeden Fall zur Linderung chronischer Beschwerden bei.

Eine weitere vagusbetonte spielerische Aktivität ist das Singen. Die meisten Menschen fühlen sich wohl, wenn sie singen. Zwar hat man den meisten von uns vermittelt, wir würden den Ton nicht halten und sollten uns stimmlich lieber zurückhalten. Aber versuch doch mal, dich an deine Kindheit zu erinnern, an die Zeit, als das Singen dein Selbstgewahrsein ebenso förderte wie dein Selbstvertrauen und obendrein noch Spaß machte. Der Nutzen des Singens wird ja nicht kleiner, nur weil wir jetzt erwachsen sind. Unseren Lieblingssong zu schmettern tonisiert unseren Vagusnerv auf die gleiche Weise, wie dies Atemübungen, Yoga und verschiedene Spiele tun. Wenn du gemeinsam mit anderen singen kannst, ist das sogar noch besser. Die regulatorische Kraft eines Raumes voller singender Menschen kann gar nicht hoch genug eingeschätzt werden. Selbst das Singen unter der Dusche kann zu deiner Selbstheilung beitragen.

Wie du vielleicht noch weißt, verzweigt sich der Vagusnerv in viele Muskeln im Gesicht und am Hals, auch in den Kehlkopfbereich und zu den Stimmbändern. Wenn wir uns sicher fühlen, klingt unsere Stimme anders, und wir hören eine größere Bandbreite an Tönen, vor allem bei menschlichen Stimmen. Wir können diese Ruhe und Sicherheit aktiv herbeiführen, wenn wir singend die Muskeln im Kehlkopf aktivieren, die am Sprechen und eben auch beim Singen beteiligt sind. Der Wissenschaftsjournalist Seth Porges (ein Sohn von besagtem Dr. Porges) schreibt, dass wir beim Hören von Musik im mittleren Frequenzbereich die Muskeln des Mittelohrs öffnen, die auch aktiv sind, wenn wir uns im Modus des sozialen Engagements befinden.[60] Und wo finden wir eine solche Musik aus dem mittleren Frequenzbereich? In den Disneyfilmen! Also: Leg den Soundtrack von *König der Löwen* auf und sing dir die Seele aus dem Leib.

Emotionale Aktivierung in Echtzeit kontrollieren

Mit jedem kleinen täglichen Versprechen, das ich mir gab und einhielt, legte ich eine neue Grundlage für meine Heilung. Das half meinem Körper und seinen funktionalen Systemen, in das Gleichgewicht zurückzukehren, das ich so heiß ersehnte. Ich entschied mich für Nahrungsmittel, die meinem Körper Energie und Nährstoffe schenkten. Ich machte den Schlaf zur Chefsache. Gleichzeitig übte ich mich immer häufiger im Gewahrsein. Ich führte eine tägliche Meditations- und Atempraxis ein, vertiefte mein Verständnis für Yoga und schuf Raum für das spielerische Element: singen, tanzen und Wanderungen in der Natur.

Dafür brauchte ich tatsächlich Jahre. Ohne mich an ein Regelwerk zu halten, probierte ich verschiedene Methoden aus, um meinen Darm und mein Immunsystem zu stärken. Ich setzte auf meinem Heilungsweg ganz auf meine verloren geglaubte innere Stimme. Zum ersten Mal nach langer Zeit machte ich wieder von ihr Gebrauch, als mein Kater George spurlos verschwunden war. Lolly und ich kamen von einem Wochenendausflug nach Hause und konnten ihn einfach nirgends finden. Wir suchten Zimmer für Zimmer das ganze Haus ab, und ich wurde immer nervöser. Schließlich war ich zum Zerreißen angespannt und brüllte: »Mach den Backofen auf! Mach den Backofen auf!« Irgendwie erwartete ich tatsächlich, seinen verschmorten Körper darin zu finden. Mein fünfjähriger Neffe, den ich mit nach Hause gebracht hatte, starrte mich nur an. Ich wurde knallrot, mein Herz klopfte wie wild. Ich hatte die Kontrolle verloren.

Fünf Minuten später hatte ich mich so weit beruhigt, dass ich einen Plan machen konnte, wie wir George wiederfinden würden. Ich rief alle Nachbarn an, dann den Tierarzt. Und schließlich fanden wir ihn. Nachdem alles vorbei war, entschuldigte ich mich bei Lolly: »Tut mir leid, ich bin echt durchgedreht.«

Und sie sagte: »Ich verstehe das. Ich glaube, du hast dich nicht absichtlich so verhalten.«

Die Vorstellung, dass ich mich nicht so benehmen wollte, wie ich mich benommen hatte, berührte mich irgendwie. Es war dieser authentische Part in mir, der wusste, dass Lolly recht hatte. Während ich ausrastete, spürte ich irgendwo auch, dass ich nicht wirklich durchdrehte. Es war, als würde ich eine Rolle spielen, als würde ich die Dynamik meiner familiären Prägung ausagieren. Ich rastete einfach aus, weil ich es so gelernt hatte. Der authentische Teil meiner selbst allerdings wusste, dass das nicht real war. Meine Herzfrequenz hatte sich beschleunigt. Meine Nebennieren schütteten Cortisol aus. Diese Systeme wurden von meinem sympathetischen Impuls aktiviert. Und doch wusste ein kleiner Teil von mir, dass Lolly richtiglag und ich mich wirklich nicht so verhalten wollte.

Das zeigte mir, dass da irgendwo in der Tiefe etwas vorging. Künftig achtete ich genauer darauf, was mich ausrasten ließ und wie mein Körper reagierte, wenn ich die Kontrolle verlor. Schneller Vorlauf: Mittlerweile waren einige Jahre vergangen, seitdem ich mein heilerisches Werk begonnen hatte. Dieses Mal verschwand mein Kater Clark. (Ja, ich habe wirklich sehr abenteuerlustige Katzen!)

Clark war eigentlich eher wie ein Hund. Er war wohl draußen unterwegs gewesen, und nun war er verschwunden. Ich machte mir Sorgen, aber diesmal reagierte mein Nervensystem nicht über. Ich blieb ruhig und konzentriert. Es dauerte zwar gut drei Wochen, aber am Ende fanden wir ihn. Und ich hatte die Menschen, die ich liebte, nicht angebrüllt, hatte nicht um mich geschlagen und war friedlich geblieben.

Heute lebe ich in meinem Körper. Ich weiß, wie es sich anfühlt, mein physisches Selbst zu sein und wie Empfindungen durch mich hindurchgehen: die Schmetterlinge im Bauch, wenn ich nervös oder erregt bin (obwohl sich das ziemlich gleich anfühlt, sind es doch zwei verschiedene Gefühle); der stechende Hunger, wenn ich wirklich etwas zu essen brauche;

das Gefühl des Sattseins, wenn es genug ist. Vorher kannte ich meinen Körper so wenig, dass ich diese Botschaften meiner Sinnesorgane gar nicht erst registrierte.

Ich bin auch weniger verkrampft, insgesamt weniger angespannt. Ich habe mehr Energie. Ich wache um fünf Uhr morgens auf und fühle mich ausgeruht, sodass ich den ganzen Tag über einen klaren Kopf behalten kann. Dabei war ich einmal ein Mensch, der gelegentlich Wortfindungsstörungen hatte. Der in Ohnmacht fiel. Der so verkniffen war, dass er nicht einmal seinen Darm ordentlich entleeren konnte.

Das heißt nicht, dass ich keine traumatischen Reaktionen mehr erlebe. Ich bin nicht immer strahlend guter Laune und hochkonzentriert. Und manchmal raste ich auch noch aus. Wenn das passiert, gehe ich mitfühlend und liebevoll mit mir um. Ich sehe diese Reaktionen als das, was sie sind: Produkte eines überaktiven autonomen Nervensystems, das sich bedroht fühlt.

Unser Körper ist wirklich unglaublich. Wir wissen heute, dass es nicht unser »Schicksal« ist, krank zu werden, nur weil unsere Familienmitglieder krank waren. Nichts ist in Stein gemeißelt. Unsere Zellen entwickeln sich im Zusammenspiel mit unserer Umgebung vom ersten Moment der Empfängnis an. Wir haben gesehen, wie unsere Umwelt uns prägt – von unseren Kindheitstraumata bis hin zur Nahrung, die wir dem Körper zuführen –, vor allem unser Nervensystem, unser Immunsystem und das Mikrobiom. Diese sind besonders anfällig für Stress und Trauma. Wir haben die Macht des autonomen Nervensystems kennengelernt, das vorgibt, wie wir die Welt sehen und uns in ihr einrichten. Und die unglaubliche Rolle, die der Vagusnerv dabei spielt, dessen Äste vom Gehirn in jedes System unseres Körpers ziehen. Ich habe mich deswegen so ausführlich mit diesen Themen beschäftigt, weil uns ein Verständnis dieser Prozesse ein Fenster öffnet, durch das wir einen Blick auf die Fähigkeit unseres Körpers zur Resilienz, ja zum Wandel werfen können.

Der nächste Schritt ist nun, durch Bewusstheit und Vertrauen diese Selbstwirksamkeit auf den Geist zu übertragen – dadurch, dass wir unser einstiges Selbst besser begreifen, unser inneres Kind kennenlernen, uns mit unserem Ego anfreunden und die traumatischen Bande kennenlernen, die unsere Welt weiterhin beeinflussen. Dank der so gewonnenen Weisheit können wir unseren Geist ebenso befreien wie unseren Körper.

Also: Frisch ans Werk!

TKS: Atemübungen

Auch hier möchte ich dir zeigen, wie ich das »Tagebuch für mein künftiges Selbst« dazu verwendet habe, die Arbeit mit dem Atem in meinem Alltag zu verankern. Ich habe jeden Tag die vorgegebenen Satzanfänge vervollständigt, um mich an mein Vorhaben zu erinnern: an meine feste Absicht, mich zu ändern, neue Entscheidungen zu treffen und daraus mit der Zeit eine neue Gewohnheit werden zu lassen.

Heute übe ich mich darin, mit der tiefen Bauchatmung meinen Körper zu beruhigen und mir ein Gefühl der Sicherheit zu schenken.

Ich bin dankbar für die Möglichkeit, eine neue Methode zu lernen, um meinen Körper besser zu regulieren.

Heute bin ich ruhig und in meinem Körper zentriert.

Eine Veränderung auf diesem Gebiet ermöglicht mir, mit Stress besser fertigzuwerden.

Heute übe ich, indem ich mich daran erinnere, die tiefe Bauchatmung zu machen, sobald ich mich unter Stress fühle.

6
Die Macht der Überzeugungen

Es heißt ja, dass wir uns Geschichten erzählen, um leben zu können. Solche Geschichten beruhen meist auf tatsächlichen Erfahrungen – so glauben wir zum Beispiel, begehrenswert zu sein, weil wir schon in jungen Jahren viele Verehrer hatten. Diese Geschichten, die wir uns oft schon als Kinder ausdenken, erfahren häufig kein Update. Wer zum Beispiel – wie ich – als Kind schüchtern war, hält sich immer noch für schüchtern, obwohl dies schon längst nicht mehr seinem Fühlen und Agieren entspricht.

Wenn wir uns solche Geschichten erzählen, dann tun wir das oft auch, um uns zu schützen. Als Kinder können wir nämlich weder geistig noch emotional verstehen, dass unsere Bezugspersonen ein ganzes Leben außerhalb des engen, uns bekannten Umfelds haben. Entwicklungsmäßig sind uns da, unserem Alter entsprechend, kognitiv und emotional Grenzen gesetzt. Und so kommt es, dass wir uns für schlechte Menschen halten, wenn unsere Elternfiguren die Hand gegen uns erheben. Wir können nicht begreifen, dass dieser Mensch, von dem unser Überleben abhängt, Schwierigkeiten hat, seine Wut zu beherrschen. Manchmal ist die Wirklichkeit auch zu schmerzhaft für uns. Dann erfinden wir eine Gegengeschichte, die uns durch die Dunkelheit hindurchhilft. Ein Kind, das sich vernachlässigt fühlt, malt sich aus, dass sein Vater oder seine Mutter einen »wichtigen Job« hat. So kann es sich erklären, warum Vater oder Mutter nie da sind, ohne sich einer Realität stellen zu müssen, die nur schwer zu ertragen wäre.

Wie alle Menschen bestehe auch ich aus solchen Geschichten (die man Grundüberzeugungen nennt): *Ich bin ein Christkind. Ich bin emotionslos. Ich bin ängstlich.* Grundüberzeugungen sind die zahllosen Geschichten, die wir uns über uns selbst erzählen, über unsere Beziehungen, über unsere Vergangenheit und unsere Zukunft und die vielen anderen Dinge, die uns im Leben widerfahren sind. Eine meiner tiefsten Grundüberzeugungen, die jahrelang mein Verhalten unterschwellig bestimmte, wurde mir bewusst, als ich die Arbeit an meinem *Werk* begann und meine innere Welt erkannte. Diese Überzeugung lautet: *Ich werde nicht beachtet.*

Diese Überzeugung war in fast allen Beziehungen ein Thema, denn sie führte dazu, dass ich mich stets so reserviert wie möglich gab. In beruflichen Beziehungen und Freundschaften bemühte ich mich fast schon krankhaft um Unabhängigkeit. Diese Geschichte spult sich sogar ab, wenn ich in einer Menschenschlange stehe und sich jemand vordrängelt: *Ich bin nicht wichtig.* Warum? In diesem Moment glaube ich tatsächlich, dass mich ein vollkommen fremder Mensch – genau wie meine Mutter – nicht schätzt. Ich bin Luft, und jeder marschiert einfach durch mich hindurch.

Diese Einsicht kam mir während einer Meditationsübung, als plötzlich eine Erinnerung in mir aufflammte. Meine Mutter und ich waren in der Küche in unserem Haus in Philadelphia. Ich muss etwa vier Jahre alt gewesen sein.

Mein Vater kam jeden Tag um dieselbe Zeit von der Arbeit. Eine Stunde zuvor fing meine Mutter mit dem Kochen an. Sie deckte den Tisch und sorgte dafür, dass das Essen warm sein würde, wenn er zur Haustür hereinkam. Während dieser Vorbereitungen stand sie am Küchenfenster und behielt die Straße im Auge, die mein Vater nahm, nachdem er aus dem Bus gestiegen war. Von diesem Beobachtungsposten aus sah man ihn – jeden Tag immer gleich – schon fünf Minuten, bevor er die Haustür aufschloss. Die Planbarkeit und Routine dieses Tagesablaufs schützte meine Mutter vor ihrem eigenen Kindheitstrauma, das sie mit Unberechenbarkeit und Mangel konfrontiert hatte – in Gestalt fehlender emotionaler Verfügbarkeit beider Eltern bis hin zum plötzlichen Tod des Vaters. Ich bin sicher, dass die Stabilität, die mein Vater mit seinem strengen Stundenplan und seinem Bestehen auf Gemeinsamkeit garantierte, und die Tatsache, dass die beiden nur selten getrennt waren, Balsam für die Wunden meiner Mutter waren.

An jenem Abend aber kam mein Vater nicht zur üblichen Zeit nach Hause. Zehn Minuten vergingen, und er war immer noch nicht da. Fünfzehn, zwanzig, dreißig Minuten – er kam zu spät. Von meinem Lieblingsplatz unter dem Küchentisch aus konnte ich sehen, wie die Anspannung in meiner Mutter stieg. Ich brachte ganze Stunden unter dem Küchentisch zu. Für mich war das ein Ort der Sicherheit, eine Zuflucht in dem ganzen Chaos um mich herum (trotz des äußeren Anscheins von Harmonie). Ich hatte mein Dreirad mit hinuntergenommen und bewegte mich damit hin und her. So konnte ich ein wenig Energie abbauen, was mir guttat, so innerlich angespannt, wie ich immer war.

Die Zeit verging, und meine Mutter machte sich nicht mehr die Mühe, ihre Aufregung zu verbergen. Sie starrte händeringend aus dem Fenster. Sie musste gar nichts sagen: Ich konnte ihre Besorgnis *fühlen*. Meine Beinchen schoben mich immer schneller vor und zurück, ein Spiegelbild der Anspannung meiner Mutter. Während ihre unausgesprochene Angst immer heftiger wurde, merkte sie nicht, dass das kleine Geschöpf zu ihren Füßen förmlich auseinanderbrach. Sie war emotional eben nicht auf mich eingestellt und für meine Ängste und Bedürfnisse nicht da. Sie konnte es einfach nicht sein. Ich wurde für sie unsichtbar. Sie bemerkte noch nicht einmal, dass ich da war, während sie in ihrer Angst versank. Ihre Traumareaktion verengte ihren Blickwinkel auf die momentane Bedrohung. Da ich entwicklungsmäßig noch nicht so weit war, um diese menschliche Erfahrung verstehen zu können, blieb mir nur ein äußerst schmerzhafter Schluss. In Momenten wie diesem entwickelte ich meine Grundüberzeugung: *Ich werde nicht beachtet.*

Und dann tauchte er plötzlich auf. Er kam die Straße herunter. Augenblicklich veränderte sich die Energie im Raum, und meine Mutter fing an, das Abendessen warm zu machen.

Und noch etwas lernte ich in solchen Momenten: Die einzig mögliche Befreiung von innerer Anspannung musste von außen kommen. Wie meine Mutter schien ich immer auf irgendeine Vaterfigur zu warten, die mir Sicherheit gab. Das zeigte sich beispielsweise in der fast panischen Unsicherheit, die mich befiel, sobald eine SMS an eine Partnerin unbeantwortet blieb. Oder in der (fast schon elektrisierenden) Angst, die ich empfand, wenn jemand für mich emotional nicht mehr erreichbar war. Immer wenn ich verzweifelt war, ausrastete oder mich ungeliebt fühlte, dann fühlte sich das vertraut an, zu Hause. Es war das Bild meiner Mutter am Fenster, das sich ständig wiederholte: *Dieser Mensch beachtet mich nicht, aber ich brauche diesen Menschen, um zu überleben.*

Der Ursprung der Überzeugungen

Ich habe dir diese Geschichte erzählt, um zu illustrieren, wie uns eine durch und durch alltägliche Erfahrung – mein Vater kommt zu spät von der Arbeit, keine große Sache eigentlich – Botschaften vermittelt, die schließlich in unsere Grundüberzeugungen gegossen werden.

Aber gehen wir kurz einen Schritt zurück. Was sind eigentlich Grundüberzeugungen?

Jeder Glaubenssatz ist eine Überzeugung, die in unserer praktischen Erfahrung wurzelt. Solche Überzeugungen bilden sich über die Jahre heraus. Um zu überleben, müssen sie ständig im Innen oder Außen Bestätigung finden. Überzeugungen über uns selbst (unsere Persönlichkeit, unsere Schwächen, unsere Vergangenheit und Zukunft) sind wie optische Filter, die unseren Blick auf die Welt verändern. Je mehr wir bestimmte Gedanken hegen, desto mehr beeinflussen wir unser Gehirn dahingehend, diese neuronalen Pfade als Grundeinstellung zu betrachten. Das gilt vor allem für Gedanken, die bei uns Stressreaktionen auslösen und den Vagusnerv überreizen. Das löst einen inneren Aufruhr aus, der mit der Zeit zur Zwangshaltung wird, zur konditionierten traumatischen Reaktion, die wir als Sucht nach bestimmten Emotionen kennen. Wenn wir einen Gedanken wieder und wieder denken, wandelt sich unser Gehirn, unser Nervensystem und die Zellchemie des gesamten Körpers. So ein Gedanke wird zur Grundeinstellung für die Zukunft. Anders ausgedrückt: Je öfter wir etwas denken, desto eher werden wir es glauben. Unsere eingeübten Gedanken werden unsere Wahrheit. Zur Erinnerung: Für die meisten Menschen, die unter solchen konditionierten Mustern körperlicher Fehlregulation leiden, heißt das *Werk* aufzunehmen: Sie müssen erst ihr Nervensystem ins Gleichgewicht bringen, ehe sie darangehen können, ihre Grundüberzeugungen zu verändern.

Wird eine Überzeugung immer wieder bestätigt, wird sie zur Grundüberzeugung. Grundüberzeugungen sind unsere tiefsten Überzeugungen über unsere Identität. Sie wandern schon vor unserem siebten Lebensjahr ins Unbewusste ab. Das sind die Geschichten darüber, wer wir sind: *Ich bin klug. Ich bin sympathisch. Ich bin kontaktfreudig. Ich bin introvertiert. Ich bin gut in Mathe. Ich bin ein Nachtmensch. Ich bin ein Einzelgänger.* Das ist der Rahmen unserer »Persönlichkeit«. Obwohl es den Anschein hat, als hätten wir unsere Grundüberzeugungen selbst ausgebildet, weil wir sie so fraglos glauben, stammen sie in Wirklichkeit von unseren Bezugspersonen innerhalb der Familie oder in unserem unmittelbaren Umfeld. Sie sind die Frucht frühester Erfahrungen. Und leider sind viele dieser Grundüberzeugungen das Produkt traumatischer Erlebnisse.

Sobald sich eine Grundüberzeugung bildet, entsteht damit auch etwas, was wir »Bestätigungsfehler« oder »Bestätigungsverzerrung« nennen. Informationen, die dich in deinen Grundüberzeugungen nicht bestärken, werden aussortiert oder ignoriert zugunsten von Informationen, die sie stützen. Glaubst du, wertlos zu sein, dann betrachtest du eine Beförderung als Fehler. Du glaubst, alle werden bald merken, dass du in Wirklichkeit ein Hochstapler bist. Wenn du dann durch Zufall oder Selbstsabotage einen Fehler machst, dann betrachtest du ihn als unvermeidlich: *Natürlich habe ich gepatzt. Ich bin ja einfach zu nichts nütze.* Wir neigen allgemein zur »Negativitätsverzerrung«, das heißt, wir geben negativen Informationen mehr Gewicht als positiven. Wenn du ein dickes Lob bekommst, dann hörst du es dir an und vergisst es gleich wieder. Die Kritik eines Kollegen aber nagt ewig an dir.

Diese Wahrnehmungsverzerrung hat evolutionäre Gründe. In der Frühzeit unserer menschlichen Entwicklung waren unsere Überlebenschancen höher, wenn wir uns auf potenziell tödliche Bedrohungen konzentrierten statt auf mögliche Glücksquellen. Wie der Kampf-Flucht-Impuls des autonomen Nervensystems ist diese Wahrnehmungsverzerrung also tief in unserem Betriebssystem verankert. Wir können sie daher größtenteils nicht willentlich kontrollieren. Wären wir nicht fähig, den Input unserer Sinnesorgane zu filtern, würde die Flut der Informationen uns schlicht überfordern. Denn in unserer Welt passiert ja immer so einiges. Versuch nur mal für einen Augenblick, die Gesamtheit deiner Umgebung in dich aufzunehmen. Müsste dein Gehirn ständig all diese Informationen verarbeiten, wäre es bald außer Betrieb.

Die unbewussten Filter werden vom aufsteigenden retikulären Aktivierungssystem (ARAS) gesteuert, einem Netz von Nervenzellen rund um den Hirnstamm, das uns bei der Wahrnehmung unserer Umgebung unterstützt. So können wir uns besser auf das konzentrieren, was wir für wichtig halten. Das ARAS ist quasi der Torwächter vor dem Gehirn. Es filtert eingehende Informationen anhand von Überzeugungen, die wir in unseren frühen Jahren ausgebildet haben. Und es lässt eher jene Wahrnehmungen zu, die diese Überzeugungen bestätigen. Auf diese Weise schickt das ARAS dem Gehirn Informationen, die unsere Wahrheiten untermauern.

Ein klassisches Beispiel dafür: Angenommen du suchst ein neues Auto. Du gehst zum Händler und siehst ein Modell, das dir wirklich gefällt. Dann suchst du im Internet nach Informationen über diesen Wagen. In den nächsten Tagen merkst du, dass buchstäblich jeder und jede dieses Auto fährt, obwohl es dir bisher auf den Straßen kaum aufgefallen war. Das ARAS vermittelt dir das Gefühl, dass das Universum dir damit eine Botschaft schickt. Aber vielleicht stammt diese ja von deinem eigenen Universum, das von deinem unglaublichen Gehirn gesteuert wird.

Doch das ARAS tut noch mehr, als nur beim Autokauf den Bestätigungsfehler zu aktivieren. Einer – wenn auch vereinfachten – Theorie über Depressionen zufolge nehmen die Betroffenen die Welt durch eine negative Brille wahr. Denk nur mal an einen dieser Tage, an denen wirklich alles schiefzugehen scheint. Da hattest du vermutlich das Gefühl, dass du ein echter Pechvogel bist – aber auch hier war das ARAS am Werk und hat die positiven oder neutralen Informationen dieses Tages einfach nicht durchgelassen. Aus diesem Grund scheint es ja auch immer schier unmöglich, sich aus dem Nebel der Angst zu befreien. Das ARAS lässt es einfach nicht zu.

Manchmal nutzt das Gehirn den ARAS-Filter auch als Schutzmechanismus. Ich kenne Menschen, die beharrlich behaupten, eine wunderbare Kindheit gehabt zu haben. Alles Negative wird ausgeblendet, obwohl es Belege dafür gibt. Eine idealisierte Sicht der Kindheit wird aus Selbstschutzmotiven zur Grundüberzeugung. In Wirklichkeit ist keine Kindheit vollkommen. Sich selbst zu erlauben, die Gesamtheit der Vergangenheit und der aktuellen Erfahrungen zu sehen, ist ein Grundpfeiler der Selbstheilung.

So wie wir in Kapitel 2 gelernt haben, dass wir nicht unsere Gedanken sind, sind wir auch nicht unsere Grundüberzeugungen. Das zu erkennen fällt uns meist schwerer, weil eben diese Grundüberzeugungen so tief in uns verankert sind. Sie scheinen so sehr Teil unserer Identität zu sein, dass wir uns nicht so recht von ihnen trennen mögen. Doch je mehr du über die Entwicklung des Gehirns in der Kindheit weißt und darüber, wie

Grundüberzeugungen entstehen, desto eher wirst du in der Lage sein, dir im Laufe der Zeit dieser Überzeugungen gewahr zu werden – und aktiv zu bestimmen, welche du behalten willst und welche du künftig getrost aussortieren kannst.

Fürs Überleben eingerichtet

Es ist vielleicht schwer zu glauben, wenn du im Flugzeug stundenlang neben einem weinenden Baby sitzt oder mit einem Kleinkind im Trotzalter verhandelst, aber die frühe Kindheit ist eine Zeit reiner spiritueller Essenz. Das kindliche Staunen, das Spielen, immer die Wahrheit im Munde zu führen – all das sind Ausdrucksformen des authentischen Selbst, das in meinen Augen unsere *Seele* ist. Wir haben einfach noch keine Erfahrungen gesammelt, die uns von diesem authentischen Selbst abkoppeln. Wir haben noch keine Grundüberzeugungen ausgebildet.

Man kann sich das Gehirn eines Babys wie das Betriebssystem eines Smartphones vorstellen – es liegt am Kind, was es sich herunterlädt: von der Fähigkeit, aufrecht zu gehen, über die Frage, was man glauben kann, bis hin zu der Information, wie lange es für gewöhnlich weinen muss, bis es gefüttert wird. Kein Wunder also, dass Babys immer voller Staunen auf die Welt blicken, so als befänden sie sich im Zustand glückseliger Hypnose. Sie leben in einem dauerhaften Zustand des Lernens, der Empfangsbereitschaft.

Die frühe Kindheit ist eine Zeit endloser Entdeckungen. Wir lernen zu sprechen und mit anderen zu interagieren. Wir lernen, was »Ursache und Wirkung« bedeutet. All das dient unserem Überleben. Die Nervenzellen (Neuronen), aus denen unser

Gehirn besteht, kommunizieren miteinander durch synchronisierte elektrische Impulse, die wir auch »Gehirnströme« oder »Hirnwellen« nennen. Diese Hirnwellen sind für alles verantwortlich, was unser menschliches Selbst ausmacht – unser Verhalten, unsere Emotionen, unsere Gedanken, ja selbst die Mechanik unseres Körpers. Das ist eine wundervolle Symphonie, ein einzigartiges Lied im Geist des Neugeborenen, das noch nie vorher gespielt wurde.

Heute wissen wir, dass sich in der frühen Kindheit auch unsere Grundüberzeugungen im Hinblick auf uns selbst und unseren Platz in der Welt herausbilden. Das beginnt schon in jenem Moment, in dem wir aus dem Bauch unserer Mutter herausschlüpfen. Sobald wir auf der Welt sind, werden die neuronalen Pfade in unserem Gehirn angeregt, sodass sich immer mehr bilden, während wir versuchen, uns einen Reim auf diese seltsame neue Welt zu machen. Das kann eine erschreckende Zeit sein, weil wir ja vollkommen abhängig sind und das Unbekannte Angst macht. Obwohl unser Gehirn noch nicht reif genug ist, um die Tragweite dieser Abhängigkeit zu begreifen, können wir doch die Angst fühlen, die Teil unserer Verletzlichkeit ist. Und die durch unsere Umgebung noch verstärkt wird – sowohl im unmittelbaren Sinn (je nachdem, ob unsere grundlegenden Bedürfnisse nach Nahrung, Obdach und Liebe erfüllt werden oder nicht) als auch im größeren Zusammenhang (wenn wir beispielsweise in einem Entwicklungsland leben oder unter systemischer Unterdrückung leiden beziehungsweise unter den Vorgaben einer Pandemie). Während dieser Zeit immenser Bedürftigkeit prägen all diese Faktoren unser Gefühl von Sicherheit und Bequemlichkeit – oder dessen Fehlen – und hinterlassen dauerhafte Eindrücke in Körper, Geist und Seele.

Doch die wichtigste Prägung erfolgt durch jene Menschen, mit denen wir am engsten verbunden sind: unsere Elternfiguren. Jüngere neurowissenschaftliche Studien zeigen, welch immense Auswirkungen die Bezugspersonen auf das Gehirn ihres Babys haben. In einer Untersuchung fanden die Forscher heraus, dass sich die Gehirnwellen von Eltern und Babys aneinander angleichen, wenn sie sich in die Augen sehen. So entsteht der »Zustand eines einheitlichen Netzwerks«[61], der zwei Menschen in einer Form der Kommunikation ohne Worte verbindet.

Ohne unsere Elternfiguren würden wir verhungern – nicht nur körperlich, sondern auch seelisch. Unser wichtigstes Ziel ist es, Liebe zu erfahren. Wenn wir geliebt werden, fühlen wir uns wahrscheinlich sicher, genährt und allgemein gut versorgt. Ein solcher Zustand ist optimal für die Entwicklung des Neugeborenenhirns. Es handelt sich dabei um den Zustand emotionalen Engagements, den wir schon in Kapitel 4 kennengelernt haben. Ein Zustand des inneren Friedens, bei dem wir uns sicher genug fühlen, um zu spielen, Dinge auszuprobieren und zu lernen. Diese Sicherheit ist zentral, wenn es darum geht, bestimmte Hürden der neurologischen und der Verhaltensentwicklung zu nehmen. Nur mit diesem »lernenden Gehirn« fühlen wir uns sicher genug, Risiken einzugehen und wieder aufzustehen, wenn wir hingefallen sind.

Wir beobachten unsere Eltern, um Hinweise dafür zu bekommen, wie wir Kontakte herstellen, uns in der Welt bewegen und mit Stress umgehen sollten. Wir nennen dies »Co-Regulation« – und eben das geschah in der Szene in der Küche, die ich zuvor geschildert habe. Bei der Co-Regulation lernt nicht nur der Geist, sondern auch der Körper. Im Normalfall lernen wir von unseren Eltern, wie wir unsere emotionalen Reaktionen herunterregulieren und in den sozialen Modus zurückkehren können. Wenn wir diese Regulierung nicht erlernen oder uns nicht sicher genug fühlen, um einen Lernversuch zu wagen, verfallen wir unweigerlich in den Kampf-Flucht-Erstarrungs-Modus, in dem unsere Neurozeption die Umwelt prüft und überall Bedrohliches zu erkennen meint.

Stecken wir im Aktivierungsmodus fest, lenken wir all unsere Ressourcen in die Stressbewältigung, was – vereinfacht gesagt – dazu führt, dass unsere kindliche Gehirnentwicklung leidet. Die Kindheit ist eine Zeit massiver Verletzlichkeit. Da wir nicht aus eigener Kraft überleben können, nehmen wir es jedes Mal als Stresssignal, wenn uns die Eltern irgendetwas nicht geben können, und unser Körper gerät in Aufregung. Daraus entsteht etwas, das ich das »Überlebensgehirn« nenne. Es konzentriert sich fast ausschließlich auf wahrgenommene Bedrohungen, teilt die Welt in Schwarz und Weiß ein und ist häufig zwanghaft. Von Panik gesteuert neigt es zu Zirkelschlüssen. Wir können zusammenbrechen oder uns vollkommen abkoppeln, wenn wir Stress erleben.

Dies gilt vor allem für die Zeit zwischen der Empfängnis und dem Alter von zwei Jahren, wenn das Kind Gehirnströme im niedrigsten Frequenzbereich mit der höchsten Amplitude aufweist, sich also im sogenannten Deltazustand befindet. Erwachsene hingegen fallen nur dann in den Deltazustand, wenn sie im Tiefschlaf liegen. Der Deltazustand ist jener Zustand, in dem wir lernen und unser Gehirn bilden beziehungsweise weiterentwickeln. Die Fähigkeit zum kritischen Denken ist in diesem Zustand nicht vorhanden, denn das noch wenig strukturierte Gehirn eines Neugeborenen ist ganz auf Empfang ausgerichtet.

Bei zwei- bis vierjährigen Kindern entwickelt sich das Gehirn weiter in den Thetazustand, in den Erwachsene beispielsweise während der Hypnose fallen. Im Thetazustand richtet sich die Aufmerksamkeit des Kindes nach innen. Die Kleinen stellen eine innige Verbindung zu ihrem Vorstellungsvermögen her und haben deshalb häufig Schwierigkeiten, zwischen realen Erlebnissen und Träumen zu unterscheiden. Kleinkinder lernen zwar allmählich auch das kritische Denken, aber sie sind immer noch in einem Zustand absoluter Egozentrik, in dem sie nur ihre eigene Perspektive sehen können.

Das hat nichts mit jener Egozentrik zu tun, die wir bei Erwachsenen erleben. In der Kindheit ist dies ein Entwicklungsstadium, in dem das Kind den Unterschied zwischen sich und anderen noch nicht begriffen hat. In dieser Phase glaubt es, dass alles, was ihm geschieht, um seinetwillen passiert. Unsere Gehirnentwicklung verhindert in diesem Alter, dass wir die Welt aus einem anderen Blickwinkel als dem eigenen sehen können. Auch die Perspektive von Vater, Mutter, Geschwisterkind oder einem anderen nahen Verwandten können wir nicht erfassen. Wenn also unsere körperlichen, emotionalen oder spirituellen Bedürfnisse dauerhaft nicht erfüllt werden, nehmen wir in diesem Zustand fälschlicherweise an, dass wir selbst dafür verantwortlich sind. Wir gelangen zu irrigen Schlüssen (*Niemand hilft mir, weil ich schlecht bin*) und verallgemeinern diese auch noch (*Die Welt ist ein schlechter Ort*). Dieses egozentrische Denken bei Kleinkindern spielt eine große Rolle, wenn wir emotional schmerzhafte Erfahrungen mit unseren Eltern zu verstehen versuchen. Ein Kleinkind, das vom Vater nach einem schrecklichen Tag in der Arbeit angebrüllt wird, kann nicht verstehen, dass es nicht die Ursache für seinen Ärger ist.

Erst wenn im Alter von fünf Jahren die kognitive und emotionale Entwicklung voranschreitet, sind wir auch zur Analyse fähig. Obwohl es in dieser Phase immer noch vorkommt, dass wir Fakten und Fantasie nicht auseinanderhalten können, fangen wir jetzt an, rational zu denken und die Folgen des Ursache-Wirkungs-Prinzips zu verstehen (*Wenn ich nicht auf meine Eltern höre, muss ich auf mein Zimmer gehen*). Auf diese Phase folgt, mit etwa sieben Jahren, die Entwicklung des Betazustands mit der höchsten Frequenz der Hirnwellen und deren niedrigster Amplitude. Der kritische, logische und engagierte Denker in uns wird mit der Zeit immer stärker präsent. Nun bildet sich der Erwachsenengeist aus. Allerdings haben wir bereits jetzt ein erkleckliches Quantum an Grundüberzeugungen entwickelt, an unbewussten Programmierungen, die unseren Alltag bis ins Erwachsenenalter hinein steuern werden.

Unterbrochene Kindheit

Während sich unser Gehirn entwickelt, verändern sich auch unsere Bedürfnisse, von den grundlegenden wie Obdach, Nahrung und Liebe hin zu komplexeren und facettenreicheren, die befriedigt sein müssen, damit wir uns körperlich, emotional und spirituell erfüllt fühlen können. In spiritueller Hinsicht weisen unsere individuellen Seelen drei Grundbedürfnisse auf:

1. gesehen und beachtet zu werden
2. angehört zu werden
3. unser authentisches Selbst auf einzigartige Weise ausdrücken zu können

Nur wenige Menschen verfügen über das Instrumentarium, um diese Bedürfnisse stets zu erfüllen, schon gar nicht gestresste Eltern. Selbst in den am höchsten verwirklichten Familien gibt es diesbezüglich Grenzen. Doch wenn die emotionalen Bedürfnisse von Kindern nicht ausreichend und dauerhaft erfüllt werden, entwickeln sie häufig die unbewusste Grundüberzeugung, dass sie es *nicht wert sind*, dieses Verlangen erfüllt zu bekommen. Was man ihnen emotional vorenthält, versuchen sie anderswo zu kompensieren – indem sie bestimmte Anteile ihres Selbst stärker entwickeln und andere zurückdrängen, je nachdem, was die Eltern nach ihrer Auffassung besonders schätzen und für *wertvoll* erachten.

Eine Elternfigur, die mit ihren eigenen Gefühlen nicht zurechtkommt und sich von ihnen überfordert fühlt, reagiert vielleicht mit einem: »Du bist viel zu empfindlich«, wenn das Kind Gefühle ausdrückt. Das Kind, dessen Hauptziel es immer noch ist, Liebe zu bekommen, wird also seine angebliche Empfindlichkeit unterdrücken oder zu verstecken suchen. Kommt es öfter zu solchen Vorwürfen, wird das Kind sich »abhärten« oder »abkoppeln«. Es ignoriert sein authentisches Selbst und entwickelt ein falsches Selbst aus der Grundüberzeugung heraus, dass Teile seiner Identität nicht akzeptabel sind. Ich sehe dies häufig bei meinen männlichen Klienten und Freunden. Für Männer, die in einer Kultur voller überzogener Männlichkeitsideale aufwuchsen, in der Männer gefälligst keine Gefühle zeigen sollten, kann schon die Erkenntnis problematisch werden, dass sie eine Gefühlswelt haben. In solchen Fällen kämpfen sie nicht nur gegen die Konditionierung durch Eltern und Bezugspersonen an, sondern gegen die Konditionierung durch die Gesellschaft als Ganzes.

Manchmal werden auch ganz einfache Zuschreibungen als Grundüberzeugungen verinnerlicht. Wenn Mädchen ihrer Mutter bei der Versorgung der Geschwister helfen, heißt es oft: »Du bist mir wirklich eine große Hilfe. Du wirst selbst mal eine tolle

Mutter werden.« Wenn man das oft genug hört, bildet sich daraus eine Grundüberzeugung wie: »Ich muss für andere sorgen, damit ich geliebt werde.« Als Erwachsene empfindet sich das Mädchen dann als selbstsüchtig, wenn es sich um seine eigenen Belange kümmert oder versucht, sie überhaupt erst einmal zu entdecken. Vielleicht hat man ihm aber auch gesagt: »Ich wünschte, du wärst wie dein Bruder.« Die Grundüberzeugung, nicht so wertvoll zu sein wie ein Geschwisterkind, führt am Ende zu einem geringen Selbstwertgefühl. Solche Menschen vergleichen sich häufig mit anderen und können nicht glauben, dass sie, so wie sie sind, ganz in Ordnung sind. Wenn du, so wie ich, viele Preise einheimst und Anerkennung bekommst, ohne dich groß anzustrengen, hört sich deine Grundüberzeugung vielleicht so an: »Mir machen nur Dinge Spaß, in denen ich sowieso gut bin. Alles, was mich Anstrengung kostet oder mir nicht einfach zufällt, lasse ich wieder sein.« Das war ein ganz zentraler Teil meiner Grundüberzeugungen: Ich wollte immer nur spielen, wenn ich auch gewinnen würde.

Doch eines möchte ich hier noch einmal deutlich sagen: Der Großteil unserer Grundüberzeugungen geht tatsächlich auf unsere Eltern zurück, aber auch unsere unmittelbare Umgebung hat darauf Einfluss. Unser Bildungssystem, das sich nicht auf jedes Kind individuell konzentriert, fördert einen Einweg-Modus des Lernens, der die Kinder zwingt, sich der Institution Schule anzupassen, um Leistung zu erbringen und geschätzt zu werden. Der Druck wird noch verstärkt durch die Altersgenossen, die von uns ganz bestimmte Verhaltens- und Ausdrucksweisen oder ein modisches Auftreten verlangen. So werden wir häufig in Schubladen gesteckt. Da ist der »Nerd«, die »Schlampe« oder die »Sportskanone«. So entstehen Geschichten rund um unsere Identität, die wir unbewusst verinnerlichen. Ein Mädchen, das mit Mathe Probleme hat, wird in einer Kultur, die sowieso davon ausgeht, dass Frauen und Naturwissenschaften nicht zusammenpassen, eine völlig falsche Idee von sich selbst verinnerlichen. Sobald wir einmal abgespeichert haben, dass wir nicht hübsch oder schlank genug sind, wird unser ARAS gezielt nach Informationen suchen, die diese Überzeugung bestätigen.

Selbst als Erwachsene sehen wir die Welt durch die Brille unserer – häufig negativen – Grundüberzeugungen, die wir in den »Schwammjahren« der Kindheit aufsaugen. Und wir bestärken uns in diesen Überzeugungen zulasten eines genaueren, ganzheitlicheren und neueren Bildes von uns selbst, was dazu führt, dass wir uns immer mehr von unserem authentischen Selbst abkoppeln. Dies ist einer der Gründe, warum fast jeder Erwachsene verzweifelt danach strebt, gesehen, gehört oder von der Außenwelt anerkannt zu werden. Unser Bedürfnis nach äußerer Anerkennung kann sich als Co-Abhängigkeit zeigen, als Sucht, anderen zu gefallen, oder gar als Neigung zum Märtyrertum. Oder es macht sich als Angst, Wut oder Feindseligkeit bemerkbar. Je weiter wir uns aber von unserem authentischen Selbst entfernen, desto depressiver, verlorener, verwirrter, festgefahrener und hoffnungsloser fühlen wir uns. Dann aber projizieren wir unsere Gefühle umso mehr auf die Menschen unserer Umgebung.

Unsere Überzeugungen sind unglaublich wirkmächtig und prägen aus dem Unbewussten heraus unsere tägliche Erfahrung. Diese Glaubenssätze und Grundüberzeugungen aber sind nicht über Nacht entstanden – und sie werden sich auch nicht über Nacht ändern. Mit Hingabe und Beharrlichkeit jedoch lässt sich dies durchaus bewerkstelligen. Um dich wahrhaft zu verändern, musst du herausfinden, wer du wirklich bist – und dazu gehört es, dass du dein inneres Kind kennenlernst.

Tu dein Werk: Eine Bestandsaufnahme deiner Grundüberzeugungen

Setz dich in Gedanken und in deinem Tagebuch mit deinen Grundüberzeugungen auseinander. Wenn dir dazu auf Anhieb nichts einfällt, ist das schon in Ordnung. Es geht um Glaubenssätze, die du regelmäßig in die Praxis umsetzt. Du hast bestimmte Grundüberzeugungen im Hinblick auf dich selbst, auf andere Menschen, deine Umwelt, die Zukunft und vieles mehr. Achte einfach mal darauf, welche Themen und Geschichten dir den lieben langen Tag durch den Kopf gehen. Schreib sie nieder und auch alles, was in diesem Zusammenhang noch auftaucht. Bei diesen Reflexionen können dir die folgenden Stichworte helfen, denen du in deinem Tagebuch nachgehen kannst. Wenn dir noch eigene Themenbereiche einfallen, kannst du sie gern ergänzen.

Wenn ich mir tagsüber meiner Gedanken gewahr werde, fallen mir folgende Themenbereiche auf, zu denen ich mir dann die entsprechenden Grundüberzeugungen notiere:

In Bezug auf mich selbst: …
In Bezug auf andere Menschen: …
In Bezug auf meine Beziehungen: …
In Bezug auf meine Vergangenheit: …
In Bezug auf meine Gegenwart: …
In Bezug auf meine Zukunft: …
…
…

TKS: Neue Überzeugungen schaffen

Nun, wo du weißt, dass Überzeugungen in die Praxis umgesetzte Gedanken sind, sollte es dich nicht überraschen zu hören, dass du neue Gedanken erlernen musst, um neue Überzeugungen zu schaffen. Wähle zunächst einmal aus den eben notierten Überzeugungen eine aus, die du ändern möchtest. Du weißt nicht, welche? Geh nach deinem Bauchgefühl. Wenn du immer noch unsicher bist, wähle diejenige, die dein Leben am meisten verändern würde, wenn du sie umwandeln könntest.

Hast du deine Wahl getroffen, musst du dir gründlich überlegen, was du künftig statt deiner alten Überzeugung glauben möchtest. Das kann ganz einfach das Gegenteil deiner jetzigen Überzeugung sein. Gehört zum Beispiel der Satz »Ich bin nicht gut genug« zu deinen Grundüberzeugungen, dann möchtest du vielleicht glauben: »Ich bin gut genug.«

Alte Überzeugung: …
Neue Überzeugung: …

Die neue Überzeugung wird von nun an dein tägliches Mantra. Du musst deinen neuen Gedankengang nämlich einüben. Und zwar ziemlich oft. Vielleicht malst du ihn auf ein Blatt Papier und hängst es irgendwo auf. Immer, wenn dein Blick darauf fällt, rezitierst du leise dein Mantra. Oder du machst es zum Teil deiner morgendlichen oder abendlichen Routine. Du kannst natürlich auch jede andere Tageszeit wählen, um dein Mantra zu rezitieren. Mach dir keine Gedanken, wenn du die Wahrheit dieses neuen Gedankens nicht sofort akzeptieren kannst. Anfangs wirst du das nämlich nicht tun. Vermutlich dauert es sogar relativ lange, bis du dir selbst glauben kannst. Üb einfach trotzdem weiter. Mit

Geduld und Spucke bringst du dein Gehirn dazu, dass es zumindest anfängt zu glauben, dass die neue Überzeugung ansatzweise richtig sein könnte. Denk nicht ständig darüber nach, wann dieser Moment kommen wird. Eines Tages siehst du deinen Hoffnungsschimmer. Bei mir war es jedenfalls so.

7
Lerne dein inneres Kind kennen

Das Erste, was einem an Anthony auffallen würde, war wohl sein breiter New Yorker Akzent. Bei mir rief er Erinnerungen an den New Yorker Stadtteil Brooklyn und die U-Bahn wach.

Anthony war das schwarze Schaf seiner großen katholisch-italienischen Familie – obwohl er sein Bestes tat, so zu sein wie alle anderen. Man hatte ihm einen allgemeinen Sinn für Richtig und Falsch eingebläut. Manche Missetaten, so hieß es, würden einen geradewegs in die Hölle bringen.

Schon als kleiner Junge hatte Anthony das Gefühl, anders zu sein als seine Brüder, irgendwie »schlecht«. Seine »Schlechtigkeit« machte sich bereits im Vorschulalter bemerkbar, als er von einem Nachbarjungen sexuell belästigt wurde. Dieser Junge gab den Missbrauch weiter, dem er zu Hause selbst ausgesetzt war. In Anthonys Augen aber war der Missbrauch eine Botschaft Gottes. Gott sagte ihm auf diese Weise, dass er ein schlechter Mensch sei, vor allem, weil der Täter ja auch ein Junge war wie Anthony. Dass ihm die »Schlechtigkeit« angeboren sei, glaubte er von dem Moment an, als sein häufig betrunkener Vater begann, ihn körperlich, verbal und emotional zu misshandeln. Und das passierte meist, wenn Anthony sich irgendwie zartbesaiteter und emotionaler zeigte als seine Brüder. Um dem Leid in der Familie zu entgehen, schloss er sich ein paar älteren Jungs aus der Nachbarschaft an. Irgendwann fing auch einer dieser Jungen an, Anthony sexuell zu missbrauchen. Wieder redete Anthony sich ein, er habe »es ja so gewollt«, und begann, die Begegnungen mit seinem Peiniger sogar zu genießen.

Intuitiv aber wusste Anthony immer, dass es falsch war, missbraucht zu werden, dass er das nicht gewollt hatte und sogar massiv darunter litt. Als er schließlich den Mut aufbrachte, einem nahen Angehörigen davon zu berichten, tat man seine Geschichte als die Erfindungen eines Unruhestifters ab. In der Zwischenzeit hatten die Misshandlungen und der Alkoholmissbrauch seines Vaters ein solches Ausmaß erreicht, dass man Anthony zu Verwandten schickte. In der Folge entwickelte der Junge starke Depressionen und fing heimlich selbst zu trinken an.

Bald hatte dies auch Auswirkungen auf sein Sexualverhalten. Er begann, zwanghaft Pornofilme und stapelweise Pornomagazine zu sammeln. Von anderen Menschen isolierte er sich immer stärker und driftete ab in seine sexuellen Fantasien. Trotzdem besuchte er mit seinen Verwandten weiterhin die Sonntagsmesse und hörte sich an, wie von der Kanzel herab Sexualität verurteilt und als gegen den göttlichen Willen gerichtet verdammt wurde. Danach schämte er sich noch mehr für seine unstillbaren sexuellen Gelüste, seine Triebe und sein Tun. Da er es nicht für sicher hielt, jemandem sein immer zwanghafter werdendes Bedürfnis nach Sex zu offenbaren, nahm er diese Heimlichtuerei als weiteren Beleg für seine »Schlechtigkeit«. Heilung, so sagte man ihm, sei nur durch Reue und Gebet möglich, durch eine selbst auferlegte Buße. Da aber hielt er sich schon für »unheilbar«. Schließlich entschied er, dass er seinen Schmerz nur stillen konnte, wenn er aufs College ginge, weit weg von den verurteilenden Blicken seiner Kirche und seiner Familie. Der Umzug war für ihn eine Gelegenheit, seinem Heimatort und den üblen Erfahrungen, die er dort gemacht hatte, zu entfliehen. Aber was er nicht wusste, war, dass er das missbrauchte und misshandelte, von Scham erfüllte Kind in sich mitnahm.

Von außen betrachtet war Anthony perfekt. Er sah gut aus, war fit und wurde als Börsenmakler extrem erfolgreich. Er lebte im Luxus und umgab sich nur mit den schönsten und besten Dingen. Gleichzeitig aber führte er ein Doppelleben, das ihn von seinen engeren Freunden unterschied. Um sich vom Druck seines extrem fordernden Jobs zu befreien, trank er heimlich immer mehr. Er wollte nicht, dass irgendjemand eine seiner »schlechten« Gewohnheiten mitbekam. Seine Pornosammlung genügte ihm nicht mehr, und er fing an, sich nach sexuellen Erfahrungen umzusehen, die endlich seine unerfüllten Gelüste befriedigen würden. Er trieb sich auf Online-Plattformen herum, die auf bestimmte sexuelle Fantasien spezialisiert waren, und traf sich mit Frauen, mit denen er einvernehmlich bedeutungslosen, häufig aber sehr aggressiven Sex hatte. Sofort danach erfüllte ihn eine tiefe Abscheu vor sich selbst. Er hatte das Gefühl, dass ihn nach solchen Begegnungen sein Schamgefühl innerlich auffraß. Dann lag er da, starrte an die Decke und flehte um Vergebung und Frieden. Eine von Anthonys Grundüberzeugungen war: »Sexuell gesehen bin ich ein schlechter Mensch.« Und diese Überzeugung verstärkte er durch ständiges Wiederholen genau der Handlungen, die er als schlecht ansah.

Nach Jahren des Doppellebens erlitt er einen Zusammenbruch und kappte auch noch die letzten Verbindungen zu

Freunden und Angehörigen. Er ging monatelang nicht mehr außer Haus, lebte hinter herabgelassenen Jalousien, fern von jener Welt, mit der er noch nie richtig hatte umgehen können. Er versank vollkommen im Nebel schwerster Depressionen und verlor jede Hoffnung, irgendwann einmal »normal« zu werden. Als er irgendwann wieder aus den Eingeweiden seines Hauses auftauchte, war er bereit, seine tiefsitzenden inneren Konflikte anzugehen.

Anthony hatte nie jemandem die Wahrheit über seine sexuellen Zwangsvorstellungen und seine Sexsucht anvertraut, die ihn zutiefst beunruhigten. Vor seinem Zusammenbruch und während seines selbstgewählten Rückzugs von der Welt hatte dieser Gedanke ihn regelrecht gelähmt. Doch mit der Unterstützung eines engagierten Traumatherapeuten konnte er nun zum ersten Mal über diese Dinge reden. Für Anthony kam diese Öffnung einem Dammbruch gleich. Er begriff endlich, dass er von seinen Peinigern förmlich dazu abgerichtet worden war, sich selbst die Schuld dafür zu geben, dass sie sich an ihm vergingen. Nun aber erkannte er, dass es nicht sein Wunsch gewesen war, missbraucht zu werden. Er hatte sein Geheimnis offenbart, und doch lebte er immer noch mit einem ungeheuren Schmerz in sich.

An diesem Punkt befand er, dass es an der Zeit sei, sich mit seinem inneren Kind auseinanderzusetzen.

Bindungstheorie

Bevor wir uns im Folgenden mit dem inneren Kind beschäftigen, müssen wir erst verstehen, welche Bedeutung unsere frühesten Kindheitsbande für uns haben. Einfach ausgedrückt legen unsere Beziehungen zu unseren primären Elternfiguren die Grundlage für unsere Beziehungsdynamik im Erwachsenenalter. Wir nennen diese Beziehungen »Bindungen«. 1952 stellte der Psychoanalytiker John Bowlby eine Bindungstheorie[62] vor, nachdem er an einer Londoner Klinik die Beziehungen von Kindern zu ihren Müttern untersucht hatte[63]. Kinder zeigen eine Reihe von Verhaltensweisen wie zum Beispiel Weinen oder Lächeln, mit denen sie die Aufmerksamkeit ihrer wichtigsten Bezugspersonen auf sich lenken wollen. Bowlby kam zu dem Schluss, dass die starken Reaktionen der Kinder von ihrem Überlebensinstinkt gesteuert wurden. Die Bindung zwischen Mutter und Kind, die er als »dauerhafte psychische Verbundenheit von Menschen« bezeichnete, war evolutionär betrachtet von Vorteil für beide Beteiligten, besonders aber für das Kind, dessen Überleben ganz von anderen abhängt. Bindung, so schloss Bowlby, ist wesentlich für die soziale, emotionale und kognitive Entwicklung von Kleinkindern. Die Entwicklungspsychologin Mary Ainsworth setzte Bowlbys Arbeit fort und entwickelte das Konzept der »Fremden Situation« als einer Möglichkeit, Bindungsverhalten zu studieren. Hierbei wird untersucht, wie ein Kind reagiert, wenn die Mutter kurz den Raum verlässt (und fallweise ein Fremder in dem Zimmer zurückbleibt) und wieder zurückkommt. Die auf diese Situation beobachteten Reaktionen wurden anschließend von Ainsworth kategorisiert. Idealerweise vermittelt eine anwesende Elternfigur dem Kind Sicherheit, sodass es seine Umwelt erkundet, spielt und herumkrabbelt. Doch das ist nicht immer der Fall. Ainsworth und ihre Kollegen konnten anhand des beschriebenen Szenarios vier verschiedene Bindungsstile ausmachen, die sich in den ersten achtzehn Lebensmonaten herauskristallisieren.

1. Sichere Bindung

Ein Kind mit sicherem Bindungsverhalten regt sich vielleicht kurzfristig auf, wenn die Mutter den Raum verlässt, erholt sich aber schnell wieder. Wenn die Mutter zurückkommt, ist das Kind offen und empfangsbereit für die Begegnung mit ihr. Die Mutter bietet offensichtlich ein positives, stabiles Umfeld, das dem Kind als sichere Ausgangsbasis dient, von der aus es Entdeckungen machen und mit anderen Menschen interagieren kann. In den Begriffen erläutert, die wir bisher kennengelernt haben, erlaubt die sichere Bindung dem Kind, sich auf den Modus des sozialen Engagements einzulassen.

2. Unsicher-ambivalente Bindung

Das unsicher-ambivalente Kind ist von der Abwesenheit der Mutter so gestresst, dass es während dieser die ganze Zeit über aufgeregt bleibt. Kommt die Mutter zurück, lässt sich das Kind auch nicht einfach trösten. Es bleibt übermäßig anhänglich, ja es straft die Mutter sogar für ihre Abwesenheit. Hier klaffen üblicherweise die Bedürfnisse des Kindes und die Aufmerksamkeit der Elternfigur weit auseinander. Das zeigt sich deutlich, weil das Kind auch nach der Rückkehr der Mutter unfähig bleibt, sich zu beruhigen und wieder sicher zu fühlen.

3. Vermeidende Bindung

Kinder mit diesem Bindungsverhalten zeigen nahezu keine Stressreaktion, wenn die Mutter geht, und bleiben auch unbeeindruckt, wenn sie wiederkommt. Sie laufen nicht zur Mutter, um getröstet zu werden. Manche meiden sie sogar richtiggehend. Das ist üblicherweise der Fall, wenn die Elternfigur keine klare Bindung zum Kind aufgebaut hat (wobei es hier eine ganze Bandbreite unterschiedlicher Bindungsgrade gibt) und das Kind bei der Verarbeitung seiner Gefühle nicht unterstützt. Diese Kinder wenden sich auch nicht an die Eltern, um ihre Emotionen zu klären, denn die Elternfigur enthält ihnen diese Unterstützung für gewöhnlich vor.

4. Desorganisierte Bindung

Das Bindungsverhalten dieser Kinder lässt sich nicht vorhersagen. Manchmal zeigen sie sich extrem gestresst und belastet, dann wieder reagieren sie überhaupt nicht. Das ist der am seltensten auftretende Bindungsstil, der sich typischerweise infolge von Kindheitstraumata ausbildet, die man auf der ACE-Skala benennen kann, zum Beispiel Misshandlung oder schwere Vernachlässigung. Die Welt dieses Kindes ist so wenig vorhersagbar, dass sein Körper nicht weiß, wie er reagieren soll, um in Sicherheit zu sein.

Je sicherer die Bindung zwischen dem Kind und seinen unmittelbaren Bezugspersonen ist, desto sicherer fühlt sich das Kind in der Welt. Wissenschaftliche Untersuchungen haben immer wieder belegt, dass sich eine sichere Bindung in der Kindheit ins Erwachsenenalter fortsetzt. Das zeigt einmal mehr, welche bemerkenswerten Langzeitwirkungen die Elternbindung entfaltet, und lässt sich sogar mithilfe bildgebender Verfahren nachweisen: Kinder, die mit fünfzehn Monaten eine sichere Elternbindung hatten, besaßen mehr graue Materie im Gehirn (das ist jener Teil des Hirns, der Zellen und Nervenfasern enthält) als Kinder, auf die das nicht zutraf.[64] Man kann hier von einer gesünderen Hirnfunktion ausgehen. Wer hingegen in der Kindheit keine sichere Bindung erlebt hat, entwickelt mit höherer Wahrscheinlichkeit soziale Ängste, Verhaltensstörungen und andere psychische Probleme.

In jüngerer Zeit werden die Konzepte der Bindungstheorie nicht mehr nur auf die unmittelbaren Bezugspersonen begrenzt, sondern auf den größeren Familienverband ausgeweitet. Ein Beispiel dafür ist die Systemische Familientheorie von Professor Murray Bowen. In seinen Augen sind für das spätere Bindungsverhalten auch die Beziehungen zu Geschwistern und nahen Verwandten ausschlaggebend. Meiner Meinung nach ist dies eine wichtige Erweiterung, weil sie berücksichtigt, dass wir als Individuen immer Teil eines größeren Sozialverbandes sind, ausgehend von unserer unmittelbaren Umgebung bis hin zur Welt als Ganzem.

An sich bin ich ja nicht der Typ, der gern mit Etiketten arbeitet. Trotzdem finde ich es wichtig zu verstehen, welcher Bindungsstil bei uns die größte Resonanz auslöst. Jeder Ehe- oder Paartherapeut auf dieser Welt wird dir sagen, dass uns unser Bindungsstil erhalten bleibt und sich vor allem in unseren Partnerbeziehungen zeigt. Gleichzeitig stellt er eine empirische Grundlage für unsere weitere Arbeit dar, denn die Wunden, die das innere Kind ins Erwachsenenalter mitnimmt, haben häufig mit dem Bindungsstil zu tun.

Das innere Kind kurz vorgestellt

Als Kind wirkte ich nie überfordert. Alle dachten, es würde mich nichts je aus der Ruhe bringen. Ich hatte immer diesen leicht abwesenden Gesichtsausdruck. Ich war zwar körperlich anwesend, aber Nicole schien nie richtig da zu sein. Tatsächlich erlebte ich so intensive Gefühlswallungen, dass die Emotionen mir fast aus den Poren quollen. Ich wusste nicht, wie ich mit diesen starken Gefühlen umgehen sollte, also lernte ich, wie ich mich von ihnen abspalten konnte. Das war meine Überlebensstrategie.

Je mehr ich mich abkoppelte, desto besser wurde ich darin, meine innere Welt zu verleugnen. Ich distanzierte mich von meinem Selbst – meinem Körper, meinen Empfindungen, meinen Gefühlen. Ich zog mich in mein »Raumschiff« zurück, um mich vor all den Erfahrungen zu schützen, die mich ständig zu überwältigen drohten. Andere beschrieben mich als »unnahbar« oder »spröde«. Ich verinnerlichte diese Schlagwörter, bis ich tatsächlich glaubte, ein emotionsloser Mensch zu sein. Dass nichts mich zu berühren schien, war Teil meiner Grundüberzeugungen. Tief in mir brannte ein Feuer, aber ich konnte es nicht finden oder identifizieren. Stattdessen empfand ich mich als reserviert, abgehoben und unfähig, an irgendetwas Freude zu haben. Nachdem ich als Teenie meine erste Wasserpfeife mit Marihuana geraucht und meinen ersten Whisky gekippt hatte, griff ich fortan zu Alkohol und Drogen, um mich von der Wirklichkeit abzuschotten.

Ganz egal, für wie emotional empfänglich ich mich hielt, ich fühlte mich anderen Menschen nie verbunden. Auch wenn ich hin und wieder hitzige Auseinandersetzungen mit meinen Partnern hatte (Ich hatte immer eine Höllenangst, dass sie mich verlassen könnten. So wie meine am Fenster stehende Mutter fürchtete, dass mein Vater nicht mehr wiederkommen würde), so war ich doch die meiste Zeit distanziert, ausweichend und emotional nicht verfügbar. Als hätte ich gelernt, nichts zu sehr zu lieben aus lauter Angst, man könnte mir genau das wegnehmen. Dies waren allerdings keine normalen Verlassensängste. Ich fürchtete vielmehr, dass ich *nicht überleben würde*, wenn dieser eine Mensch nicht bei mir bliebe. Also schmiedete ich mir eine undurchdringliche Schale, in die niemand hineinkam. Ich machte mich zu einem Menschen, der seine Bedürfnisse nicht nur nicht kannte, sondern erst gar keine hatte.

Klar wurde mir dieses Abkoppeln aber erst, nachdem ich anfing, meine Gedanken zu registrieren und mich selbst zu beobachten. Außerdem stieß ich immer wieder auf dieselben Geschichten. Das bekannte Thema »Keiner sieht mich«. So hatte ich mich gefühlt, als ich unter dem Küchentisch saß, und letztlich während meiner gesamten Kindheit. Diese Überzeugung begleitete mich. Ich konnte sie in fast allen Erfahrungen wiedererkennen, in meinen emotionalen Reaktionen, in den Dingen, die mich wütend machten oder mich ins »Raumschiff« schickten. Ganz klar, dass sich dahinter etwas verbarg, aber ich war einfach nicht imstande, die Botschaft zu erkennen.

Dann stieß ich auf das Buch von John Bradshaw[65], der in seiner Arbeit mit Suchtkranken das innere Kind in den Mittelpunkt stellte. Bradshaw hatte viel von seiner eigenen Kindheit gelernt, denn sein Vater war alkoholabhängig. Wie viele Kinder, deren Eltern Suchtprobleme haben, begann auch Bradshaw zunächst, stark zu trinken. Je mehr er seine Familiengeschichte aufarbeitete, je mehr er sich mit der Familiengeschichte seiner Klienten auseinandersetzte, desto deutlicher erkannte er, dass in jedem einzelnen Fall ein tief verletztes inneres Kind die Erklärung war. In seinem Buch *Homecoming: Reclaiming and Championing Your Inner Child* stellt er die These auf, dass viele Menschen in »toxischen« (sein Wort dafür!) Beziehungen landen, weil sie sich nie mit den traumatischen Erfahrungen ihrer Kindheit auseinandergesetzt haben. »Ich glaube, dass dieses vernachlässigte und verletzte innere Kind der Vergangenheit die Hauptquelle für menschliches Leid ist«, schreibt er.[66]

In meiner eigenen Ausbildung und später in der Arbeit mit meinen Klientinnen und Klienten habe ich ähnliche Muster beobachtet, wie Bradshaw sie beschreibt. Meiner Ansicht nach trägt jeder Mensch einen solchen kindlichen Anteil in sich. Er ist frei, voller Begeisterung und Staunen. Und er hat eine innige Verbindung zu unserem authentischen Selbst. Doch wir können diesen Schatz nur heben, wenn wir uns in der sozialen Komfortzone unseres Nervensystems aufhalten, wenn wir spontan und offen sind. Das innere Kind ist spielerisch, unverkrampft und lebt so sehr im gegenwärtigen Augenblick, dass es so etwas wie Zeit gar nicht zu kennen scheint. Dieser kindliche Anteil, den wie gesagt jeder in sich trägt, vermag, wenn er nicht akzeptiert wird, unser ganzes Erwachsenendasein durcheinanderzubringen, weil er hochgradig impulsiv und selbstsüchtig sein kann.

Derartige Reaktionen gehen auf eine tiefe seelische Verletzung zurück, mit der das innere Kind aufgrund von traumatischen Erfahrungen leben muss. Solche Verletzungen sind das Ergebnis von unerfüllten emotionalen, körperlichen und spirituellen Bedürfnissen in unserer Kindheit. Sie werden ins Unbewusste verschoben und beeinflussen von dort aus unser aktuelles Selbst. Unglücklicherweise ist es so gut wie unmöglich, sämtliche Bedürfnisse eines anderen Menschen zu erfüllen, vor allem, wenn beide Seiten mit ungelösten Traumata zu kämpfen haben. Die meisten Menschen fühlen sich schließlich nicht gesehen, nicht gehört oder ungeliebt, und diesen Schmerz tragen sie ihr Leben lang mit sich herum. Nicht einmal jene, die wir als Narzissten bezeichnen, leben in einem Zustand überschießender Selbstliebe, ganz im Gegenteil. Tatsächlich sind die Betreffenden große Kinder, die mit ihrem narzisstischen Verhalten auf eine besonders schmerzliche Verletzung des inneren Kindes reagieren.

Diese seelischen Wunden werden häufig von unseren Partnern wieder aufgerissen, auch wenn solch ein schmerzhafter Zusammenstoß letztlich mit jedem Menschen in unserem Umfeld passieren kann. Dann schimpfen wir laut, schlagen mit den Türen oder stampfen durch die Wohnung. Wie ein Kleinkind, das einen Wutanfall hat. Wir packen unser »Spielzeug« und verlassen den »Sandkasten«. Wir weigern uns, unseren beruflichen Erfolg mit anderen zu teilen, oder werden wütend, wenn wir die Hälfte der Restaurantrechnung bezahlen sollen, obwohl wir weniger gegessen haben als unser Gegenüber. Das innere Kind ist ein versteinerter Teil unserer Psyche, der sich herausgebildet hat, als wir mit unseren Emotionen nicht umgehen konnten. Aus diesem Grund verhalten sich viele wie Kinder, wenn sie sich bedroht fühlen oder wütend werden. Tatsächlich stecken viele Menschen in diesem kindlichen Zustand fest. Emotional betrachtet sind wir Analphabeten, weil wir kleine Kinder im Körper von Erwachsenen sind.

Es gibt bestimmte Persönlichkeitsarchetypen, die die Verfassung des inneren Kindes beschreiben. Natürlich gehört ein Mensch nicht nur einer einzigen Kategorie an, aber es ist immer hilfreich herauszufinden, auf welchem Trip unser inneres Kind gerade ist. Die sieben nachfolgend beschriebenen Typen decken einen Großteil unserer Archetypen ab. Da ist die Fürsorgliche, die ihren Selbstwert daraus zieht, dass sie sich anderen als nützlich erweist. Oder der Partylöwe, der zwar extrem selbstsicher und glücklich wirkt, aber ohne Bestätigung von außen nicht auskommt. All diese Archetypen haben eines gemeinsam:

Sie wurzeln im Bedürfnis unseres inneren Kindes, gesehen, gehört, beachtet und geliebt zu werden. Werden diese Bedürfnisse nicht erfüllt, entstehen daraus die archetypischen Überzeugungen.

Die sieben Archetypen des inneren Kindes

Der Fürsorgliche
Dahinter steht für gewöhnlich ein co-abhängiges Verhalten. Die Person zieht ihren Selbstwert und ihre Identität daraus, dass sie ihre eigenen Bedürfnisse vernachlässigt. Sie glaubt, dass es der einzige Weg zur Liebe ist, für andere zu sorgen und nicht für sich selbst.

Die Hochleisterin
Dieser Archetyp fühlt sich nur dann gesehen, gehört und geliebt, wenn er Leistung erbringt und Erfolg hat. Bestätigung von außen hilft ihm, mit seinem geringen Selbstwert zurechtzukommen. Er glaubt, dass der einzige Weg zur Liebe in der Leistung liegt.

Der Leistungsverweigerer
Er hält sich aus Angst vor Kritik so klein und unsichtbar wie nur möglich und bleibt weit unter seinem Potenzial, um der Scham über das eigene Versagen zu entgehen. Er nimmt sich emotional aus dem Spiel, noch bevor dieses überhaupt losgeht. Der einzige Weg zur Liebe ist seiner Ansicht nach, unsichtbar zu bleiben.

Die Retterin / der Beschützer
Dieser Persönlichkeitstyp tut alles, um die Menschen in seinem Umfeld zu retten, letztlich um eigene Wunden, vor allem aus der Kindheit, zu heilen. Er betrachtet andere als hilflos, unfähig und abhängig. Liebe und Selbstwert zieht er aus einer Machtposition. Der einzige Weg zur Liebe ist seiner Ansicht nach, anderen zu helfen, ihre Probleme zu lösen.

Der Partylöwe
Eine stets glücklich und froh wirkende komödiantische Persönlichkeit, die offensichtlich keine Probleme, Schwächen oder Verletzungen kennt. Eine Persönlichkeit wie eine Teflonpfanne – nichts bleibt an ihr haften. Vermutlich hat man ihrem inneren Kind eingeredet, es müsse sich für seine Gefühle schämen. So glaubt dieser Typus, dass er sich nur dann gut fühlen kann und geliebt wird, wenn alle rundherum zufrieden sind.

Die Jasagerin
Sie lässt sofort alles stehen und liegen und stellt die eigenen Bedürfnisse hintan, wenn es gilt, anderen dienstbar zu sein. Vermutlich hat man dieser Person in der Kindheit diese Selbstaufopferung vorgelebt, was für tiefgreifende Muster der Co-Abhängigkeit spricht. Ein bisschen wie bei der fürsorglichen Persönlichkeit. Der einzige Weg zur Liebe in den Augen dieses Menschen ist es, gut und selbstlos zu sein.

Der Heldenverehrer
Er braucht einen Guru, dem er folgen kann. Die Verletzung seines inneren Kindes geschah wohl durch eine Person, die er als fehlerlos, ja nahezu übermenschlich erlebte. Der Weg zur Liebe führt für diesen Menschen vermeintlich über das Ablegen seiner eige-

nen Wünsche. Andere sind für ihn Vorbilder, die ihm zeigen, wie er leben soll.

Kindheitsfantasien

Eine sehr häufige Strategie für den Umgang mit unerfüllten Bedürfnissen aus der Kindheit ist die Idealisierung. Manchmal schlägt sich dies in sehr rosigen ARAS-Filtern (aufsteigendes retikuläres Aktivierungssystem) nieder, die uns alles Negative einfach ausblenden und zu unmöglich optimistischen Schlüssen gelangen lässt: *Ich habe eine vollkommene Familie! Meine Kindheit war nur glücklich!* Wenn wir vernünftigerweise nicht behaupten können, dass unsere Familie perfekt war, denken wir uns andere fantasievolle Bewältigungsmechanismen aus. Zum Beispiel Heldenfantasien oder den Traum, dass sich unser Leben ganz schnell ändern würde, wenn nur endlich Rettung in Gestalt einer Person oder eines Ereignisses käme.

Nancy, eine Frau aus meiner SelfHealer Community, postete, dass sie als Kind immer Tagträume hatte, die sich um die Band Duran Duran drehten. Sie malte sich aus, wie die Jungs in einer Luxuslimousine vorfahren und sie aus ihrem unglücklichen Elternhaus retten würden. Sie erging sich stundenlang in Fantasien, wie alles genau ablaufen, wie toll sie sich fühlen und wie die Flucht ihr Leben verändern würde. Endlich würde sie sein, was sie sich immer schon gewünscht hatte: ein Mensch, der geliebt wurde.

Irgendwann strich Nancy Duran Duran aus ihren Fantasien, blieb aber ihrer realitätsfremden Heldenverehrung treu.

Zunächst projizierte sie ihre Vorstellungen auf ihren jeweiligen Schwarm, später dann auf ihren Freund. Natürlich wurde kein Mann, den sie je kennenlernte, dem Druck auf diesem überhöhten Podest gerecht. Wenn sie sich dann einmal mehr zutiefst enttäuscht fühlte, suchte sie sich ein neues Objekt der Verehrung, um das sie ihre Fantasien spinnen konnte. Sie hatte eine ganze Reihe von Affären, bei denen entweder der emotionale oder der physische Aspekt im Vordergrund stand und die immer nur so lange dauerten, bis sie wieder an dem bekannten Punkt angekommen war: Sie war unglücklich, unerfüllt und voll der tiefsten Sehnsucht nach jener Fluchttür, durch die sie der Wirklichkeit entkommen konnte.

Dabei ist am Tagträumen an sich ja nichts auszusetzen. Sich ein anderes Leben vorzustellen ist meiner Ansicht nach eine höchst produktive geistige Übung. Aber Nancys Fantasien waren nicht unbedingt produktiv: Sie ermöglichten ihr nur, ihre Sehnsucht nach Veränderung auf eine Gestalt in ihrem Umfeld zu projizieren. Ihre Partnerschaften waren Fluchten, und das trifft auch auf andere fixe Vorstellungen zu: Die Leute denken immer, dass sie »gerettet« werden oder »Erfüllung« finden, wenn sie einen tollen Job haben, ein Haus kaufen oder Kinder bekommen. Sie arbeiten ihre Wunschliste gezielt ab, aber sobald sie das Gewünschte erreicht haben, sind sie genauso unglücklich wie zuvor – daher die allgegenwärtige Midlife Crisis.

Das verletzte innere Kind nimmt all diese Zwänge mit ins Erwachsenendasein. Wir schleppen die Ohnmacht mit uns herum und hoffen darauf, dass andere unsere Lebensumstände ändern werden. Dass sie uns glücklich machen werden. Damit aber verlagern wir nur unseren Wunsch nach Sofortlösungen nach außen. Wir tagträumen uns in eine Gegenwirklichkeit hinein. Wir suchen nach Bestätigung von außen, damit wir endlich wieder ein positives Selbstgefühl haben. Wir greifen zu Instantlösungen – Drogen, Alkohol, Sex –, um endlich das Vergnügen zu empfinden, das unseren Schmerz lindern soll. Unser eigentliches langfristiges Ziel ist aber, dass wir Sicherheit *in uns selbst* finden. Unser Werk ist es, das Gefühl, gut genug zu sein, zu verinnerlichen – damit wir uns okay fühlen, ohne von anderen abhängig zu sein. Aber wie bewerkstelligen wir das? Das ist die Frage, die im Mittelpunkt unserer Arbeit mit dem inneren Kind steht.

Sag Hallo zu deinem inneren Kind

In der Arbeit mit dem inneren Kind ist der erste Schritt zu akzeptieren, dass du diesen Anteil in dir hast und dass er sich in deinem Erwachsenenleben ausdrückt. Selbst wenn du (wie ich) kaum Kindheitserinnerungen hast, heißt das nicht, dass du keinen Zugang zu deinem inneren Kind finden kannst. Wahrscheinlich ist das, was du täglich tust, fühlst und denkst, auf die eine oder andere Weise ein lebendiges Abbild jener weit zurückliegenden Erfahrungen. Und über eben diese Alltagserfahrungen können wir *alle* den Kontakt zum inneren Kind aufbauen.

Der nächste Schritt ist es zu erkennen, dass dein inneres Kind verletzt ist. Das hört sich einfach an, ist aber meist eine echte Herausforderung. Wie wir in Kapitel 3 gesehen haben, bedeutet die Tatsache, dass wir kein klares Vorher und Nachher definieren können, ja noch nicht, dass wir keine traumatischen Erfahrungen gemacht und diese keine Verletzungen in uns hinterlassen haben. Vielleicht meinst du ja auch: »Meine Kindheit war gar nicht so übel. Ich kann mich eigentlich nicht beklagen.« Ich höre das recht häufig. Aber du solltest eines nicht übersehen: Jetzt blickst du zurück aus der Perspektive deines erwachsenen Gehirns, mit einer Bewusstheit und Reife, die die Dinge ins rechte Verhältnis rücken kann. Dein Kindergehirn aber besaß diese Fähigkeiten noch nicht. Damals war für dich alles größer, intensiver, extremer, als du dir das heute auch nur ansatzweise vorstellen kannst. Also mach deinem inneren Kind ein Geschenk: Akzeptiere seine Wunden.

Wenn du die Verletztheit deines inneren Kindes annehmen kannst, kannst du dich von Scham frei machen. Du musst nicht mehr enttäuscht sein, weil du es einfach nicht schaffst, dich zu ändern, weil du »feststeckst«, wie wir das genannt haben. Wenn du auf der Stelle trittst, liegt das nicht an *dir*. Dieses Feststecken ist vielmehr ein Produkt jener konditionierten Verhaltensmuster und Grundüberzeugungen, die du als Kind entwickelt hast. Dein verletztes inneres Kind leidet immer noch Qualen. Das ist eine Tatsache, genau wie dein Herzschlag. Dafür musst du dich nicht schämen.

Auch wenn es dieses innere Kind in dir gibt, so ist es doch nur ein *Teil* von dir. Es ist nicht dein grundlegendes, intuitives Selbst. Wenn du aus dieser Verletztheit heraus agierst, schau dir dabei einfach neugierig zu. Wenn du dich verschließt, sobald deine Mutter deinen neuen Haarschnitt kritisiert, welche Geschichte erzählt dir dein inneres Kind da? Wenn du auf dem Weg zur Arbeit in üble Beschimpfungen ausbrichst, weil dir jemand mit seinem Auto die Spur blockiert, was will dir dein inneres Kind damit sagen? Es ist gut, wenn du zu würdigen weißt, was es dir mitteilen will. Akzeptiere seine Erfahrung.

Du musst keine Antworten parat haben. Es reicht einfach, wenn du auf diese Fragen horchst. Je mehr du diese Art des Hinhörens kultivierst, desto präsenter wirst du, desto mehr

Gewahrsein entwickelst du. Und je mehr dein Gewahrsein und deine Präsenz wachsen, desto eher kannst du unterscheiden zwischen den Reaktionen deines inneren Kindes und denen deines authentischen Selbst. Je klarer du hier unterscheiden kannst, desto bewusster wird dir, dass du die Wahl hast, wie du dich verhalten möchtest. Diese Distanz ermöglicht dir, eine Entscheidung zu treffen, wie du reagieren willst.

Anthonys inneres Kind

Dass du mit deinem inneren Kind arbeitest, heißt nicht, dass du es bald loswirst. Auch werden trotz dieser Arbeit nicht alle Wunden der Vergangenheit heilen. Als Anthony sich unserer Community anschloss, hatte er schon einiges über die Arbeit mit dem inneren Kind von John Bradshaw gelesen und fand meine Erklärungen dazu ganz hilfreich. Stück für Stück fand er heraus, wie sein inneres Kind seine Grundüberzeugungen über sich selbst gefiltert hatte. Langsam konnte er die beschämenden Geschichten rund um sein Sexualverhalten und seinen Alkoholmissbrauch loslassen. Dann dröselten wir seine Glaubenssätze über die sexuellen Missbrauchserfahrungen seiner Kindheit auf, für die er sich eine Mitschuld gab. Diese Mitschuld hatte er all die Zeit als real betrachtet, weil er diese Missbrauchserfahrung eben nur mit dem Verstand eines Kindes hatte sehen können. Sobald er sich der Logik des weisen inneren Elternteils bediente, sah er die Realität seiner Kindheitserlebnisse aus der Erwachsenenperspektive: Er war von einem Kinderschänder manipuliert worden.

Als Anthony akzeptieren konnte, dass in ihm dieses innere Kind (mit seinen außerordentlich schmerzhaften Erfahrungen) war und dass es zutiefst verletzt war, sah er auch, wie ihn diese Verletzung dazu trieb, Geschichten zu leben, die ihm nicht länger nützlich waren.

Gleichzeitig erkannte er, dass sein inneres Kind zum Typus des Hochleisters gehörte und dass er Liebe immer mit Leistung verbunden hatte. Schließlich kündigte er seinen Überfliegerjob aus der Einsicht heraus, dass er sein zwanghaftes Erfolgsstreben stets benutzt hatte, um sich von seiner emotionalen Welt abzukoppeln – es ermöglichte ihm jene Distanz zu sich selbst, die er in der Kindheit gebraucht hatte.

Doch damit ist die Geschichte noch nicht zu Ende, denn selten liegen die Dinge wirklich so einfach. Anthony wickelte sein inneres Kind nämlich nicht in Geschenkpapier und band eine Schleife darum. Natürlich besteht die Versuchung, an diesem Punkt das Buch zuzuklappen und sich zu sagen: »Ich habe mein inneres Kind kennengelernt. Nun geht es mir besser. Zeit, sich neuen Zielen zuzuwenden.« Denn in Wahrheit ist unser *Werk* nie getan.

Die eigentliche Veränderung für Anthony geschah, als er akzeptieren konnte, dass sein inneres Kind immer da sein würde. Er ließ sich auf einen ständigen Dialog zwischen seinem gegenwärtigen Selbst und seinem inneren Kind ein. Er lernte, offen über sein sexuelles Zwangsverhalten und seinen Alkohol- und Drogenmissbrauch zu reden. So wurde ihm klar, in welchen Teufelskreis aus Scham und Strategien zu deren Bewältigung (sich mit Drogen oder Sex zu betäuben) sein inneres Kind ihn jahrelang hineingezogen hatte.

Und Anthony erinnerte sich an eine Episode, als er noch ein kleiner Junge war. Eines Tages kam er von der Schule nach Hause, und sein Vater fragte ihn, was mit ihm los sei, weil er so aufgeregt wirkte. Anthony erzählte ihm, dass er von Gleichaltrigen schikaniert worden war. Und sein Vater meinte, er mache aus einer Mücke einen Elefanten. Er schien sogar zusammenzuzucken, als Anthony ihm erzählte, dass er vor seinen Mitschülern geweint habe. In diesem Augenblick begriff Anthony, dass sein Vater sich für ihn und seine Gefühle schämte. Das war ein Tiefschlag – und seine erste wirklich schmerzhafte Erfahrung mit Scham.

Diese Erinnerung kam in seiner Therapie immer wieder zur Sprache, und Anthony fand keinen Weg, darüber hinwegzukommen. Erst als er sein inneres Kind akzeptierte, wurde ihm klar, wie sehr dieses Erlebnis ihn verletzt hatte und dass sich diese innere Wunde mit den Missbrauchserfahrungen späterer Jahre vertieft hatte. Dieses Vater-Sohn-Erlebnis nach einem sehr schwierigen Tag in der Schule zeigte Anthony, dass er nicht offen und ehrlich sein und keine Schwäche zeigen durfte, weil er sonst jene Menschen, die er am meisten liebte, mit Scham erfüllte. Nachdem seine Angehörigen ihm nicht einmal glaubten, dass er sexuell missbraucht wurde, fing er an, immer mehr Bereiche seiner selbst vor seinem Umfeld zu verstecken. Um dieser tief verwurzelten Scham zu begegnen, fing er an, heimlich seinen immer stärker werdenden Schmerz zu betäuben. Dabei griff er zu allem, was sein Leid für den Moment linderte.

In seinem tiefsten Inneren empfand sich Anthony als wertlos – als schlechten Menschen. Und er brachte dieses Gefühl auf die einzige ihm bekannte Weise zum Schweigen, was jedoch nur Anlass zu immer mehr Scham gab. Irgendwann aber beschloss er, dass es nur einen Weg heraus aus dieser Falle gab: Er musste sich mit den Verletzungen seines inneren Kindes auseinandersetzen. Mittlerweile weiß er, was zu tun ist, wenn er wieder Scham empfindet: Er muss jenem Teil von sich, der sich da zu Wort meldet, eine Stimme geben, einen sicheren Ort, an dem er sich ausdrücken kann. Nur auf diese Weise kann er die dauerhafte Verquickung von Scham und problematischen Bewältigungsmechanismen durchbrechen.

Wie für Anthony und mich selbst würde ich mir auch für dich wünschen, dass du wieder eine Verbindung zu deinem inneren Kind herstellst. Daher habe ich nachfolgend wieder ein paar Stichworte bereitgestellt, die du verwenden kannst, um mit jenem Archetyp, der in dir die stärkste Resonanz auslöst, in einen Dialog zu treten.

Tu dein Werk: Schreib einen Brief an dein inneres Kind

Schau deinem inneren Kind tagsüber zu und überleg, welcher der Archetypen sich am häufigsten zu Wort meldet. Vermutlich sind es mehrere, die sich bemerkbar machen, aber du solltest dich für dieses Mal auf einen beschränken. Lass dir von deinem Instinkt sagen, welcher für dich entscheidend ist. Oder nimm einfach den, der am häufigsten auftaucht oder am aktivsten ist. Keine Sorge, es gibt hier keine falschen Antworten. Mit der Zeit kannst du ja zu jedem der Archetypen Kontakt aufnehmen und dich um die Verletzungen deines inneren Kindes kümmern. Ich beschreibe dir hier noch einmal die Typen und zeige dir, wie ich mit ihnen kommuniziere. Einen solchen Brief kannst du deinem inneren Kind dann auch schreiben.

Der fürsorgliche Typ

Dahinter steht für gewöhnlich ein co-abhängiges Verhalten. Die Person zieht ihren Selbstwert und ihre Identität daraus, dass sie ihre eigenen Bedürfnisse vernachlässigt. Sie glaubt, dass es der einzige Weg zur Liebe ist, für andere zu sorgen und nicht für sich selbst.

»Liebe kleine fürsorgliche Nicole,
ich weiß, Du hast geglaubt, dass Du Dich um alle Menschen in Deinem Umfeld kümmern musst, damit es ihnen besser geht. Und damit jeder mit Dir zufrieden ist. Ich weiß, dass Dich das ganz schön auspowert. Und dass Du auch merkst, dass Du nicht jedem helfen kannst. Aber Du musst nun nicht mehr so vorgehen. Du hast die Erlaubnis, Dich um Dich selbst zu kümmern. Und ich verspreche Dir: Die anderen werden Dich immer noch lieben.

Ich sehe Dich. Ich höre Dich. Und ich liebe Dich immer und ewig.

Deine weise erwachsene Nicole«

Der Hochleister-Typ

Er fühlt sich nur dann gesehen, gehört und geliebt, wenn er Leistung erbringt und Erfolg hat. Bestätigung von außen hilft ihm, mit seinem geringen Selbstwertgefühl zurechtzukommen. Er glaubt, dass der einzige Weg zur Liebe in der Leistung liegt.

»Liebe kleine hoch leistungsfähige Nicole,
ich weiß, dass Du immer dachtest, Du musst alles perfekt machen, damit Du und andere glücklich oder stolz sein könnt und Du

Dich geliebt fühlst. Ich weiß, dass Du deswegen glaubst, nicht gut genug zu sein. Aber Du musst jetzt nicht mehr so vorgehen. Du darfst aufhören, Dich ständig anzutreiben, um alles perfekt zu machen. Ich verspreche Dir, Du bist vollkommen richtig, so wie Du bist.

Ich sehe Dich. Ich höre Dich. Und ich liebe Dich immer und ewig.

Deine weise erwachsene Nicole«

Der Leistungsverweigerer-Typ

Er hält sich aus Angst vor Kritik so klein und unsichtbar wie nur möglich und bleibt weit unter seinem Potenzial, um der Scham für das eigene Versagen zu entgehen. Er nimmt sich emotional aus dem Spiel, noch bevor dieses überhaupt losgeht. Der einzige Weg zur Liebe ist es seiner Ansicht nach, unsichtbar zu bleiben.

»Liebe kleine Leistungsverweigerin Nicole,
ich weiß, dass Du immer das Gefühl hattest, die Dinge verstecken zu müssen, in denen Du gut bist, Deine Leistungen und andere gute Bereiche Deiner selbst, damit Du die Gefühle anderer Leute nicht verletzt. Ich weiß auch, dass Deine Talente deshalb keine Anerkennung bekommen. Manchmal schämst Du Dich sogar dafür. Aber das musst Du nicht mehr. Du darfst andere ruhig sehen lassen, wie gut Du wirklich bist. Ich verspreche Dir, dass Du Dein Licht leuchten lassen kannst und immer noch geliebt wirst.

Ich sehe Dich. Ich höre Dich. Und ich liebe Dich immer und ewig.

Deine weise erwachsene Nicole«

Der Retter und Beschützer

Dieser Persönlichkeitstyp tut alles, um die Menschen in seinem Umfeld zu retten, letztlich um eigene Wunden, vor allem aus der Kindheit, zu heilen. Er betrachtet andere als hilflos, unfähig und abhängig. Liebe und Selbstwert zieht er aus einer Machtposition. Der einzige Weg zur Liebe ist seiner Ansicht nach, anderen zu helfen, ihre Probleme zu lösen.

»Liebe kleine Beschützerin Nicole,
ich weiß, dass Du meinst, Du müsstest sofort eingreifen und alle retten, sobald irgendjemand in Deinem Umfeld ein Problem hat, Hilfe braucht oder einfach nur traurig ist. Ich weiß auch, dass Dich das viel Kraft kostet und Du immer von anderen Menschen enttäuscht bist. Auch schaffst Du es ja nicht immer, dass es ihnen besser geht. Aber Du musst nicht mehr so vorgehen. Du kannst Dir ruhig eine Pause vom Probleme-Lösen für andere Leute nehmen. Ich verspreche Dir, dass Du Dir endlich Zeit für Dich selbst nehmen kannst und trotzdem geliebt wirst.

Ich sehe Dich. Ich höre Dich. Und ich liebe Dich immer und ewig.

Deine weise erwachsene Nicole«

Der Typ Partylöwe

Eine stets glücklich und froh wirkende komödiantische Persönlichkeit, die offensichtlich nie Probleme, Schwächen oder Verletzungen hat. Eine Persönlichkeit wie eine Teflonpfanne – nichts bleibt je hängen. Vermutlich hat man ihrem inneren Kind eingeredet, es müsse sich für seine Gefühle schämen. Der Partylöwe glaubt, dass er sich nur dann gut fühlen kann und geliebt wird, wenn alle rundherum glücklich sind.

»Liebe kleine Partylöwin Nicole,
ich weiß, Du glaubst, immer fröhlich sein und die anderen aufheitern zu müssen. Oder ›stark‹ sein zu müssen. Ich weiß, dass es Dir Angst macht, andere sehen zu lassen, dass auch Du mal traurig, wütend oder ängstlich bist. Wenn Du solche Gefühle hast, hältst Du Dich für ›schlecht‹. Aber Du musst das nicht mehr machen. Du darfst Dich immer so fühlen, wie Dein Innenleben es Dir sagt. Ich verspreche Dir, es ist absolut sicher, alle Deine Emotionen zu spüren. Du wirst immer noch geliebt werden.

Ich sehe Dich. Ich höre Dich. Und ich liebe Dich immer und ewig.

Deine weise erwachsene Nicole«

Der Jasager-Typ

Er lässt sofort alles stehen und liegen und stellt die eigenen Bedürfnisse hintan, wenn es gilt, anderen dienstbar zu sein. Vermutlich hat man dieser Person in der Kindheit diese Selbstaufopferung vorgelebt, was für tiefsitzende Muster der Co-Abhängigkeit spricht, ein bisschen wie bei der fürsorglichen Persönlichkeit. Der einzige Weg zur Liebe in den Augen dieses Menschen ist es, gut und selbstlos zu sein.

»Liebe kleine Jasagerin Nicole,
ich weiß, Du hast das Gefühl, stets Ja sagen zu müssen, wenn Dich jemand bittet, etwas für ihn zu tun, mit ihm abzuhängen, ihm Dein Lieblingsshirt zu leihen oder einen Gefallen zu tun. Ich weiß,

dass Du Dich mies fühlst, wenn Du eigentlich lieber Nein sagen würdest. Aber Du musst nicht mehr so handeln. Du darfst Ja oder Nein sagen, ganz wie Deine Gefühle und Wünsche es Dir sagen. Ich verspreche Dir, Du kannst Nein sagen und immer noch geliebt werden.

Ich sehe Dich. Ich höre Dich. Und ich liebe Dich immer und ewig.

Deine weise erwachsene Nicole«

Der Heldenverehrer-Typ

Er braucht einen Guru, dem er folgen kann. Die Verletzung seines inneren Kindes erfolgte wohl durch eine Person, die er als fehlerlos, ja nahezu übermenschlich erlebte. Der Weg zur Liebe führt für diesen Menschen vermeintlich über das Ablegen seiner eigenen Wünsche. Andere sind für ihn Vorbilder, die ihm zeigen, wie er leben soll.

»Liebe kleine Heldenverehrerin Nicole,
ich weiß, Du hast den Eindruck, dass andere Menschen mehr wissen als Du. Du hast Dich immer an andere gewandt, wenn bei Dir eine Entscheidung anstand. Ich weiß, dass Du Dich nicht für klug genug hältst. Du traust Dir selbst nicht zu, eigene Entscheidungen zu treffen. Aber Du kannst das ablegen. Du bist durchaus in der Lage, die Dinge zu überdenken und Deine Wahl zu treffen, ohne dass Du zu anderen aufsehen musst. Ich verspreche Dir, dass Du Dir selbst vertrauen kannst und immer noch geliebt wirst.

Ich sehe Dich. Ich höre Dich. Und ich liebe Dich immer und ewig.

Deine weise erwachsene Nicole«

Geführte Meditation über das innere Kind

Wer sich darüber hinaus für die Arbeit mit dem inneren Kind interessiert, dem kann ich auf YouTube eine entsprechende Meditation anbieten. Aufzurufen unter:

https://www.youtube.com/watch?v=eC5I3wdzXXM
(in englischer Sprache).

8
Ego-Geschichten

Ich wollte immer lässig und cool sein, eine Frau, von der die Leute sagen, dass sie »im Herzen immer Hippie« geblieben ist. In gewisser Weise bin ich tatsächlich so.

Aber da ist halt auch noch der Abwasch.

Bereits der Anblick von einem Stapel Teller, Pfannen oder Besteck in der Spüle reicht, um mich in Raserei zu versetzen. Buchstäblich. Früher reagierte ich auf ungewaschenes Geschirr reflexhaft mit einem Wutanfall – ich schlug mit der Faust auf den Tisch, brüllte herum und stampfte mit den Füßen auf den Boden. Der Stress erfasste den ganzen Körper, Kampf-Flucht-Erstarrungs-Impulse durchfluteten mich. Rein physiologisch gesehen reagierte ich, als stünde mir ein Bär gegenüber. Ich rastete vollkommen aus, um mich vor dem Anblick schmutziger Teller »in Sicherheit zu bringen«.

Manchmal reagierte ich auch anders. Dann warf ich nicht mit Sachen um mich oder wurde zornig. Ich wurde stumm wie ein Fisch und kochte still vor mich hin, doch die Wut brodelte noch stundenlang in mir. Ich zog mich zurück, bis meine Partnerinnen mich mit Fragen bombardierten.

»Geht es dir gut?«

»Ja«, antwortete ich ausdruckslos.

»Sicher?«

»Ja, mir geht's prima.«

Wie auch immer, Kampf oder Erstarren, das Resultat blieb das gleiche: Es kam zum Streit.

Ich bin sicher, viele meiner Leserinnen und Leser denken jetzt: »Ach du meine Güte, wegen ein paar dreckiger Teller ist das schon ein wenig übertrieben!« (Auch wenn ich glaube, dass es ein paar von euch ganz genauso geht!) Tatsache ist, dass ich meine Emotionen nicht in den Griff bekam, weil die Teller etwas in mir anrührten, dessen ich mir nicht bewusst war. Mein Unbewusstes kommunizierte mit mir – ob ich es nun hören wollte oder nicht.

Lerne dein Ego kennen

Heute, aus der Rückschau, sehe ich, dass mir die Teller in der Spüle eine Geschichte erzählten: »Meine Partnerin sieht mich nicht.« Wie du mittlerweile weißt, gehört dieses Nicht-gesehen-Werden zu den Grundüberzeugungen meiner Kindheit. Hier aber geht es um eine Ego-Geschichte.

Obwohl das Ego unser Leben massiv beeinflusst, haben die meisten von uns keine Ahnung, was das Ego ist und was es tut. Das Ego ist der große Beschützer des inneren Kindes und unsere »Ich«-Identität. Alles, was dem Wort »ich« folgt, ist eine Erweiterung des Egos: *Ich bin klug. Ich bin langweilig. Ich bin sexy. Ich bin altbacken. Ich bin gut. Ich bin schlecht.* Das Ego ist unser Selbstgefühl, unsere persönliche Identität, unser Selbstwert. Und es ist ein meisterlicher Geschichtenerzähler. (*Wenn meine Partnerin schmutzige Teller in der Spüle stehen lässt, heißt das, dass ich nicht beachtet werde.*) Es erfindet und nährt Geschichten darüber, was wir von uns selbst glauben. Das Ego an sich ist weder gut noch schlecht. Es ist einfach nur da.

In der Kindheit bildet es sich heraus. Es wird geprägt von den Glaubenssätzen und Vorstellungen, die uns unsere Elternfiguren, Freunde, unser unmittelbares und weiteres Umfeld vermitteln. Wir nennen es »Persönlichkeit« oder »Identität«, und es hat seinen Sitz im Unbewussten. Die Glaubenssätze unseres Egos kommen nicht von ungefähr. Sie gründen auf gelebter Erfahrung.

Unser Leben lang erzählen wir uns, basierend auf unseren vergangenen Erfahrungen, eine Geschichte darüber, wer wir sind. Diese Erzählung beinhaltet Aspekte unserer Identität, unsere Meinungen und Vorstellungen. Das Ego bemüht sich, uns innerhalb des vertrauten Rahmens dieser Geschichten zu halten. Mögen sie oft auch schmerzhaft sein, so sind sie doch zumindest vorhersehbar. Und das Vertraute fühlt sich, wie wir wissen, sicherer an als die Ungewissheit des Unbekannten.

Das Ego hängt an seinen Ideen, Meinungen und Glaubenssätzen, die sich zu einem endlosen Gedankenstrom formieren, der uns innerhalb unserer Identität festhält. Das grundlegende Ziel unseres Egos ist es, unsere Identität zu jeder Zeit und zu welchem Preis auch immer zu schützen. Diese Unveränderlichkeit ist Teil der Verteidigungsstrategie des Egos. Es muss so unflexibel sein, denn nur so kann es sicherstellen, dass den weicheren, schutzloseren Anteilen unseres Selbst (vor allem unserem inneren Kind) nichts geschieht. In der Konsequenz bedeutet das aber, dass das Ego von Ängsten gesteuert wird und meist eine Abwehrhaltung einnimmt. Es sieht alles schwarz oder weiß: gut oder schlecht, richtig oder falsch. Dabei hält es verbissen an seinen Vorstellungen fest. Es glaubt, dass wir unsere Meinung *sind.* Jede Kritik, jede Abweichung empfindet es als existenzielle Bedrohung. Im Ego-Zustand *sind wir tatsächlich* unsere Gedanken und Meinungen. Alles, was diese Geschichten infrage stellt, erleben wir als feindlich. Zweifelt jemand an unseren Worten, denkt das Ego, dass unser innerster Kern bedroht ist.

Wenn wir nicht irgendwann lernen, dem Ego bei seinem Treiben auf die Finger zu sehen, wird es uns einen harten Kampf liefern, um seine Herrschaft weiterhin zu sichern. Wir werden Gefühle von Unsicherheit und mangelndem Selbstwert erleben, während das Ego Überstunden macht, um »uns« zu verteidigen.

Spürst du diesen Stachel? Die Rage, in die dich ein kleiner Seitenhieb eines Kollegen brachte? Den Wunsch, dich zu verteidigen, andere zu verurteilen und am Ende als Sieger dazustehen? Das leidenschaftliche Bedürfnis, recht zu behalten oder das letzte Wort zu haben, ganz egal um welchen Preis? Die Bereitschaft, andere zu verurteilen und herabzusetzen? Das Bedürfnis, sich zu vergleichen? Das Gefühl, nicht … (nach Belieben zu ergänzen) genug zu sein?

Das sind die Automatismen des Egos. Wenn unser Ego aktiv ist, nehmen wir alles persönlich – wie in der egozentrischen Phase der kindlichen Entwicklung. Die dahinterstehende Annahme ist: Alles, was geschieht, geschieht *speziell mir*, geschieht *meinetwegen.* Daher geben wir uns so viel Mühe, um andere zu beeindrucken und ihre Anerkennung zu bekommen. Das ist mit einer der wichtigsten Gründe, warum wir so häufig das Gefühl haben, nicht vorwärtszukommen.

In der Praxis sieht das dann beispielsweise so aus:

1. Ich empfinde Ärger, weil ich emotional aktiviert bin.
2. Ich fühle mich emotional aktiviert, weil mein Partner nicht schnell genug auf meine SMS reagiert.
3. Dass mein Partner nicht schnell genug auf meine SMS reagiert, heißt, dass ich es nicht wert bin, beachtet zu werden. Das macht mich wütend.
4. Wenn ich wütend bin, schreie ich herum oder behandle meine Lieben, als wären sie Luft. Mein Ego spürt die tiefe Wunde der Wertlosigkeit und projiziert sie nach außen. Es will anderen das Gefühl vermitteln, nichts wert zu sein, um nicht selbst diesen Schmerz erleben zu müssen.
5. Schlussfolgerung: Ich bin ein wertloser, wütender Mensch.

Diese Schlussfolgerung ist natürlich nicht wahr, aber je mehr wir auf unser Ego hören, desto eher werden seine Geschichten für uns zur Wirklichkeit. Nehmen wir mal an, du möchtest gern Tagebuch führen, aber dein Ego sagt dir: »Das ist doch bloß Zeitverschwendung. Du hast wirklich Wichtigeres zu tun.« Das soll dich vor der Angst des Scheiterns bewahren, dann doch nicht regelmäßig zu schreiben, oder vor der Furcht, was du dadurch möglicherweise herausfinden könntest. Oder du bewirbst dich erst gar nicht um eine höhere Position in deinem Unternehmen, weil du befürchtest, du könntest abgelehnt werden. Je mehr Scham wir mit uns herumschleppen, desto mehr will unser Ego künftig Situationen vermeiden, in denen wir wieder Beschämung empfinden oder noch tiefere Verletzungen davontragen könnten. Das Ego will sicherstellen, dass du nicht mehr verletzt wirst, also errichtet es Mauern – denn jede Gelegenheit zur positiven Veränderung birgt auch die Möglichkeit schmerzlicher Verluste in sich.

Die Aktivierung des Egos

Das Ego ist extrem wachsam. Es ist wie unser Bodyguard. Streng, ja feindselig, wenn etwas seinen Ansichten zuwiderläuft. Es weigert sich, Kompromisse einzugehen oder Mitgefühl zu zeigen. Das Ego ist nahezu ständig in Abwehrstellung, bereit, aktiv zu werden, wenn sich ein Widerspruch auch nur andeutet. Auf wahrgenommene Bedrohungen reagiert das Ego auf unterschiedliche Weise:

- »Alle Mann an Deck!« Es besteht eine starke emotionale Reaktivität (wahrscheinlich, um eine alte Verletzung zu schützen).
- Falsches Selbstvertrauen (das manche als Narzissmus betrachten): häufig eine Art Draufgängertum, das sich eher aus Unsicherheit speist, die auf der fehlenden Verbindung zum authentischen Selbst beruht.
- Keine Zwischentöne im Denken – alles ist entweder richtig oder falsch, es gibt keine Nuancen.
- Extreme Wettbewerbsbetontheit, das heißt die Vorstellung, der Erfolg anderer Menschen würde unsere eigenen Erfolgschancen verringern oder sie uns ganz rauben.

Zu diesen Reaktionen kommt es, wenn Meinungen, Gedanken oder Glaubenssätze unlösbar mit dem Selbst verknüpft scheinen. Daher haftet den Ego-Geschichten ein Hauch von »Leben oder Tod« an. Wenn jemand nicht deiner Meinung ist oder dich kritisiert, dann hat das nicht nur mit einem ganz bestimmten Ereignis in deinem Leben zu tun, sondern damit, *wer du bist*. Wenn einer deiner Glaubenssätze bedroht ist, zum Beispiel wenn jemand einen Film nicht mag, den du gut findest, empfindest du dein ganzes Dasein als bedroht. Ich weiß, dieses Beispiel ist albern und lächerlich, aber wenn wir aus unserem Ego heraus agieren, dann laufen die Dinge genau so ab.

Wenn es in diesem Zustand zu Meinungsverschiedenheiten kommt, dann ist das Ziel nicht, eine gemeinsame Linie zu finden. Nein, dann geht es darum, die Wirklichkeit des anderen auszulöschen und ihn zu zerstören, um den eigenen Wert und die eigene Macht wiederherzustellen. Darum geraten Meinungsverschiedenheiten so häufig zum hässlichen Streit. Darum hört keiner dem anderen zu. Denn wenn du glaubst, dass du deine Meinung bist, dann ist da kein Raum für ein Hinterfragen oder ein Gespräch. Kein Raum zum Wachsen und Umdenken. Manchmal, wenn ich Zeuge solcher Debatten werde, dann sehe ich die Schutzhaltung des Egos am Werk. Die Verletzungen und die emotionale Aktivierung werden deutlich sichtbar.

Ego-Projektionen

Unser Ego macht Überstunden, um seine Wahrnehmung dessen zu schützen, was wir sind. Zu diesem Zweck unterdrückt oder leugnet es Emotionen, die wir für schlecht oder falsch halten. Es will als gut und edel gelten, um auch ja geliebt zu werden. Diese vermeintlich falschen oder schlechten Anteile unseres Selbst nennt man auch »Schatten-Selbst« oder einfach nur »Schatten«.

Zu dieser Unterdrückung unerwünschter Anteile kommt es, wenn Erwachsene Kindern erklären, dass manche Dinge besser ungeäußert bleiben, sie andere Seiten hingegen loben. Als Kinder sind wir von unseren Eltern vollkommen abhängig. Daher müssen wir unser Band zu ihnen aufrechterhalten, weil nur das unser Überleben sichert. Wir sind darauf angewiesen, akzeptiert zu werden. Das ist eine Überlebensstrategie, ein evolutionär vorteilhafter Teil des Reifungsprozesses, bei dem wir verstehen lernen, wie wir mit der Welt umzugehen haben. Unterdrücken wir aber dauerhaft einen Teil unseres authentischen Selbst, um geliebt zu werden, und wird dieser Akt der Repression eine unserer Ego-Geschichten, dann werden wir zu dem Menschen, der wir glauben, sein zu sollen.

Soweit wir wissen, läuft dieser Prozess unbewusst ab. Je mehr wir Teile unseres Schatten-Selbst verleugnen, umso mehr Scham empfinden wir und umso mehr bleiben wir von unserer Intuition abgeschnitten. Diese Scham, diese Abkopplung projizieren wir in der Folge auf andere. Die Fehler und die Kritikpunkte, die wir selbst fürchten, meinen wir plötzlich bei anderen zu erkennen. Je mehr wir uns von unserem wahren Selbst abkoppeln und uns seiner schämen, desto mehr sehen wir unsere angeblichen Fehler in anderen.

Um uns geliebt, sicher und als gute Menschen zu fühlen, sagen wir uns: »Wir sind nicht wie die!« In Wirklichkeit aber haben wir im Innersten genau die gleichen »Fehler« wie »die«. Nehmen wir mal an, du stehst in der Schlange, weil du dir einen Kaffee holen willst. Plötzlich drängelt sich eine Frau vor. Du bist empört! »Diese Frau ist eine eingebildete Kuh, die sich für sonst was hält! Sie ist egozentrisch und rüpelhaft! Ein schlechter Mensch! Sie ist ganz und gar nicht wie ich!«

Das ist eine Ego-Geschichte. Niemand von uns besitzt die Gabe, in den Geist anderer Menschen schauen zu können. Wir wissen nicht, was die Vordränglerin wirklich denkt. Und doch spinnen wir uns ganz schnell eine Geschichte zusammen – die fast ausschließlich auf unseren früheren Erfahrungen beruht.

Unsere Ego-Projektion zeichnet unbewusst Muster nach, ohne dass sie je mit der anderen Person ins Gespräch kommt. Vielleicht hat uns ja eine unserer Bezugspersonen gesagt, dass *wir* eingebildet seien, als wir selbstsicher unsere Meinung äußerten. Danach haben wir begonnen, unsere Bedürfnisse zu unterdrücken und die der anderen umfassend zu kontrollieren.

Ego-Geschichten entstehen mehr oder weniger automatisch, weil Ungewissheit verstörend ist. Wenn wir nicht wissen, warum sich ein Mensch auf eine bestimmte Weise verhält, und wir darauf mit Ärger, Empörung oder Unbehagen reagieren, dann überschlägt sich unser Ego förmlich. Es will herausfinden, was da los ist. Und es versichert uns, dass wir uns niemals so fürchterlich benehmen würden. Wenn dieser *schlechte* Mensch eine derartige *Schlechtigkeit* beging, dann würden wir das niemals tun, denn wir sind ja *gute* Menschen. Deshalb ist es fast eine Sucht, andere zu verurteilen. Es befreit uns vom inneren Kampf unseres Egos mit der Scham. Wenn wir bei anderen Fehler entdecken, können wir über unsere eigenen hinwegschauen und uns in der Gewissheit wiegen, dass wir über den anderen stehen. Nichts davon ist jedoch gut oder schlecht (das wäre die Sichtweise des Egos). Es ist einfach normales menschliches Verhalten.

Wie arbeitet man mit dem Ego?

Nun wissen wir genug über die Rolle des Egos, und es ist an der Zeit, mit ihm zu arbeiten. Ziel dieses Teils unseres *Werks* ist es, sich der Wirkungsweise des Egos gewahr zu werden, statt ihm in seiner Reaktion auf die Welt einfach nur nachzugeben. Auch hier beginnt das *Werk* mit der schlichten Zeugenschaft. Wenn wir auf Autopilot sind, hält unser Ego die Zügel in der Hand. Wenn wir aber das Licht des Bewusstseins darauf richten, lockert sich sein Griff auf uns und unseren Alltag. Sobald wir uns seiner bewusst werden, können wir die Denkmuster und Ängste des Egos sehen. Und wir können seine Wutanfälle und seine Verteidigungsstrategien erkennen, ohne es dafür zu verurteilen. In puncto Abwehrhaltung und Verwundbarkeit ähneln sich Ego und inneres Kind: Beide wollen Beachtung finden, wollen gesehen und gehört werden, ohne dass man sie verurteilt. Unser Ego braucht einen Platz, um sich zu setzen. Es braucht Raum, um weicher und flexibler zu werden.

Schritt 1: Erlaube deinem Ego, sich vorzustellen

Das Ziel hierbei ist, dein Ego getrennt von dir wahrzunehmen. Du übst dich darin, ein neutraler Beobachter zu sein. Du kannst diese Rollenteilung mit der folgenden kurzen Übung einleiten. Sie fordert nur ein oder zwei Minuten deiner Zeit.

1. Such dir einen ruhigen Ort, an dem du nicht abgelenkt oder gestört wirst. Vielleicht hast du dir ja solch einen Ort schon für deine Gewahrseins-Übungen eingerichtet.
2. Schließ die Augen und atme so richtig tief ein und aus.
3. Wiederhole die folgende Affirmation: *Ich bin sicher, und ich suche mir einen neuen Weg, mich selbst zu erleben, getrennt von meinem Ego.*

Aber Vorsicht: Dieser erste Schritt ist nur scheinbar schnell und einfach erledigt. In Wirklichkeit ist er der schwierigste von allen. Das Ego mag es nicht, wenn man ihm zuschaut. Es zu beobachten kann sich am Anfang sehr unangenehm anfühlen.

Vielleicht spürst du, wie in dir Ärger aufsteigt. Unter Umständen wird dir auch ein bisschen schlecht. Dein Ego erzählt dir möglicherweise irgendwelche Geschichten und dass du diese Arbeit nicht machen solltest, weil das zu schwer für dich sei. Das gehört dazu. Mach einfach weiter. Diese Barriere der unangenehmen Gefühle zu überwinden erfordert einiges an Arbeit. Also hab Geduld mit dir selbst.

Schritt 2: Eine nette Begegnung mit deinem Ego

Nun kannst du deine Aufmerksamkeit auf die Themen richten, die bei dir anklingen, wenn du den Satz »Ich bin …« vervollständigst. Wenn du diese Worte aussprichst oder sie im Geiste wiederholst, dann achte darauf, welche Muster erkennbar werden. Ein Beispiel: *Ich bin wirklich schrecklich vergesslich.* Oder: *Ich ziehe immer nur Loser an.* Keine Verurteilung, keine genervten Reaktionen, keine Enttäuschung. Mach dir nur eine geistige Notiz oder – noch besser – mach sie auf Papier oder in deinem Handy. Wie oft sprichst du in diesem Ton mit dir? Wie oft bringst du die Rede auf dich? Gehst du einer Diskussion deiner Gefühle lieber aus dem Weg? Wie negativ sind die Worte, die bei dir auf das »Ich bin« folgen?

In solchen Sätzen spricht dein Ego aus dir. Du hast diese Geschichten so lange wiedergekäut, dass du sie vermutlich gar nicht mehr registrierst und nicht merkst, wie oft sie sich wiederholen. Vor allem aber stellst du ihre Wahrheit für gewöhnlich nicht infrage. Diese Übung holt dich heraus aus den vertrauten Mustern, in denen du dich bislang bequem eingerichtet hattest. Bevor du dir der Reaktionsweise deines Egos bewusst wurdest, hast du unbewusst seine Muster ausgelebt, zu denen sich die Konditionierungen und die Wunden deiner Kindheit verdichtet haben. Die Arbeit am Ego gibt dir jetzt die Möglichkeit, eine neue Geschichte zu schreiben. Je öfter du diese Übung wiederholst, umso besser. Ich mache sie immer noch, sobald ich merke, dass ich emotional nicht im Reinen mit mir bin. Nur durch Wiederholung können sich neue Pfade im Gehirn bilden. Und stetes Wiederholen erleichtert mit der Zeit auch das Beobachten.

Schritt 3: Gib deinem Ego einen Namen

Das hört sich jetzt vielleicht albern an, aber tatsächlich ist es ein machtvoller Schritt zur Abnabelung von deinem Ego, wenn du ihm einen Namen gibst. Sobald wir das Ego sehen und benennen, können wir unser intuitives Selbst aus den Schlingen der Ego-Reaktion befreien – oder diesem Ziel zumindest einen Schritt näher kommen.

Ich nenne mein Ego »Jessica«. Ich sehe Jessica kommen und gehen. Manchmal haut sie für ein paar Stunden ab und ist dann plötzlich wieder in alter Pracht und Herrlichkeit zurück. Ich merke, dass Jessica auf bestimmte Dinge recht gereizt reagiert – aber das ist *total in Ordnung*.

Manchmal, wenn ich emotional sehr aufgewühlt bin und merke, dass mein Ego die Zügel übernimmt und ich einen Wutanfall bekomme oder eine bissige Bemerkung auf den Lippen habe, dann übernehme ich dafür die Verantwortung. »Jessica führt sich wieder auf!«, sage ich dann. Es ist eine unglaubliche Erleichterung, diese Worte laut zu sagen. Es verschafft mir einen Moment, um durchatmen zu können und mich zu entscheiden, ob ich Jessica gewähren lasse oder sie in ihre Schranken weise.

Ich habe E-Mails von Leuten erhalten, die die witzigsten Namen für ihre Egos gefunden haben. Wie nennst du deines?

Schritt 4: Lerne dein aktiviertes Ego kennen

Wir dehnen das Blickfeld unseres bewussten Gewahrseins immer weiter aus und erkennen, dass wir nicht unsere Ego-Geschichten sind. Gedanken geschehen uns. Sie sagen gar nichts darüber aus, wer wir sind. Sie sind einfach das Werk unseres Egos, das versucht, unsere Identität zu verteidigen und uns vor Schmerz zu schützen.

Nehmen wir dem Ego gegenüber die Beobachterrolle ein, können wir Angriffe auf sein Sicherheitsgefühl akzeptieren, ja tolerieren. Wenn du also das nächste Mal draußen in der Welt unterwegs bist und spürst, wie deine Emotionen hochkochen, dann registriere das einfach. Auf diese Weise wird die Übung aus Schritt 1 erweitert.

Im nächsten Schritt achtest du auf alle Situationen, in denen du dich unbehaglich fühlst oder wütend wirst. Was wurde auf reiner Satzebene gesagt? Und was oder welcher Teil hat deine Ego-Geschichten aufgerufen?

Lass mich dir ein Beispiel zum besseren Verständnis geben. Deine Schwester sagt: »Du siehst aber müde aus.« Du antwortest sarkastisch: »Natürlich sehe ich müde aus. Ich ackere sechzig Stunden pro Woche, und nebenher ziehe ich noch ein Kind groß. Es muss wirklich herrlich sein, jede Menge Freizeit zu haben. Aber keine Bange: Wenn wir uns das nächste Mal treffen, werde ich vorher was für mein Aussehen tun!«

Was hat deine Schwester objektiv gesagt?

»Du siehst aber müde aus.«

Was hat dein Ego daraus gemacht?

»Sie ist immer so was von trampelhaft und herablassend. Sie merkt gar nicht, was ich durchmache und wie viel ich schuften muss, um überhaupt zurechtzukommen.«

Dein Ego hat eine deiner emotionalen Grundüberzeugungen gespürt: Wertlosigkeit. Das hat wehgetan. Da du nie gelernt hast, mit deinen Gefühlen zurechtzukommen, hat dein Ego sie auf deine Schwester projiziert. Wie wir wissen, macht das Ego schmerzliche Gefühle gern bei anderen fest, statt sie bei sich zu behalten.

Du hättest mit dem Kommentar deiner Schwester auch anders umgehen können. Du hättest zum Beispiel akzeptieren können, dass dich diese Bemerkung verletzt hat, statt sie vom Tisch zu wischen. Dann könntest du ihr antworten: »Autsch. Das hat wehgetan. Ich habe das vermutlich persönlicher genommen, als du es gemeint hast.«

Wenn wir lernen, mit dem Ego auf selbstbestimmte Weise umzugehen, können wir auch schwierige Gespräche führen, ohne uns bedroht zu fühlen, falls man uns kritisiert oder in anderer Form herausfordert. Je mehr wir uns in diesem Gewahrsein üben, desto weicher wird unser Ego. Unsere Zuversicht wächst, unser Ego kann sich beruhigen und auf eine gute Weise in unser Leben integrieren lassen. Ich habe die einzelnen Phasen im Umgang mit dem Ego hier nacheinander aufgezählt, aber sie folgen selten so ordentlich wie im Gänsemarsch aufeinander. Du wirst diese Phasen wieder und wieder erleben. Du wirst Fortschritte machen und dann wieder in längst abgelegt geglaubte Reaktionsmuster zurückfallen. Dein Ego ist dein ständiger Begleiter.

Unsere ureigenste Wahrheit

Wenn du lernst, dich durch Achtsamkeit selbst zu steuern und zum Zeugen deiner inneren Prozesse zu werden, wirst du auch einen objektiven Blick auf dein Verhalten werfen müssen. Innere Prozesse als solche nur zu registrieren ist nämlich nicht genug. Es braucht auch einen ehrlichen Blick auf das, was daraus entsteht. Du kannst nur profitieren, wenn du offen und ehrlich zu dir selbst bist, was dein Schatten-Selbst (das jeder Mensch hat) angeht. Stell dich deiner ureigensten Wahrheit.

Unser Schatten-Selbst setzt sich zusammen aus all den Anteilen unseres Selbst, mit denen wir uns nicht wohlfühlen: mit bestimmten Beziehungen, Aspekten unserer Vergangenheit und unserer Elternfiguren. Aus all jenen Anteilen, für die wir uns schämen und die wir deshalb verleugnen. Unser Ego wendet viel Zeit und Energie auf, um unseren Blick auf den Schatten zu vernebeln. Wenn du nun lernst, dein Ego infrage zu stellen, werden diese Muster sichtbar – meist dadurch, dass wir andere verurteilen oder etwas auf sie projizieren. Je mehr du dich von deinem Ego abgenabelt hast, umso besser bist du auch in der Lage, die Dinge mit einer gewissen Distanz zu betrachten.

Unsere Projektionen – unsere inneren Emotionen, die wir nach außen, auf andere richten – sind Botschaften von unserem Schatten-Selbst. Also achte auf diese kritische Stimme in dir, die andere so gern verurteilt und die dich mit einer gewissen Selbstverständlichkeit begleitet. Was sagt sie dir über dich selbst? Ich habe einen ersten Blick auf meine Ego-Geschichten erhascht, als ich mich fragte, warum ich mich fast reflexartig über Menschen aufregte, die auf Instagram Videos von sich beim Tanzen posteten. Das machte mich wütend. Mein Geist ersann ständig neue Geschichten, warum sich diese Leute so aufspielen mussten, weshalb sie unbedingt im Scheinwerferlicht stehen wollten und so weiter und so fort. Die Wahrheit ist: Ich habe die größten Probleme damit, mich vor anderen gehen zu lassen. Ich habe nicht mehr vor anderen Leuten getanzt, seit ich ein kleines Mädchen war. Ich war einfach eifersüchtig auf die Freiheit und Freude, die diese Posts ausstrahlten.

Wenn unser Ego auf dem Fahrersitz hockt, dann vollführt unser Geist ganz bemerkenswerte Sprünge von Unterdrückung, Vermeidung, Ablehnung und Abtötung. Sobald du zulässt, was ist, kannst du dich selbst objektiver betrachten, ehrlicher und letztlich auch mitfühlender.

Das Ego-Bewusstsein

Wenn wir ohne Gewahrsein unserer Denk- und Verhaltensmuster leben, identifizieren wir uns vollkommen mit unserer Ego-Vorstellung davon, wer wir sind. In diesem Zustand projizieren wir unangenehme Gefühle unweigerlich nach außen. Wir geben ständig anderen die Schuld und lenken auch unsere Energie nach außen. Dieses Ego-Bewusstsein verhindert, dass wir unsere eigenen Entscheidungen treffen. Wir übernehmen keine Verantwortung, da wir uns selbst nicht kennen. Somit sind wir unserer Umwelt quasi hilflos ausgeliefert.

Ich werde das am Beispiel meiner schmutzigen Teller erklären. Wenn ich heute schmutzige Teller in der Spüle sehe und spüre, wie in mir die Wut aufwallt, rufe ich das Zeugenbewusstsein auf. Ich registriere meine körperlichen Reaktionen: Das Herz schlägt schneller. Blutandrang im Gesicht. Mir ist heiß. Ich fühle mich nervös, stehe kurz vor einem Ausbruch. Ich werde Zeugin meiner Reaktionen und gebe ihnen Raum. Ich fege sie nicht sofort als »Überreaktion« vom Tisch und kann daher von ihnen lernen. Ich horche auf die Geschichte, die sie mir erzählen. Ich erlaube mir, objektiver zu denken. Mein Herz schlägt immer noch stark. Das Blut rauscht in meinem Kopf. Ich spüre meine Aufregung. Aber ich betrachte das Ganze aus der Distanz, als Einblick in mein Innenleben. Und ich begebe mich nicht sofort in die Spirale des Ausrastens oder Erstarrens.

Ich nehme mir eine Sekunde Zeit, um weiter zu beobachten. Ich spüre Angst in der Magengrube. Ich kenne dieses Gefühl aus meiner Kindheit. Ich erkenne auch, wie es mich zu meinen vertrauten traumatischen Reaktionen hinzieht. Mein Unbewusstes ist süchtig nach dem Stresszyklus meiner Kindheit. Bei meiner Wut geht es also nicht um die schmutzigen Teller, ja noch nicht einmal um meine Partnerin, sondern um meine Mutter. Um ihre emotionale Distanz zu mir, ihr Sichabkoppeln. Um das *Nicht-beachtet-Werden.* Die dreckigen Teller sind eine Art Zeitmaschine, die mich wieder zurück nach Philadelphia katapultiert, direkt unter den Küchentisch. Ich spiele mit meinem Dreirad, während meine Mutter aus dem Fenster starrt und auf meinen Vater wartet. Und die Reise geht weiter zu allen Zeiten und Orten, an denen ich mich nicht beachtet gefühlt habe, vergessen, ignoriert, nicht gesehen. An denen meine Mutter selbst so viel Angst empfand, dass sie mir keine Sicherheit und keinen Trost schenken konnte. Mein Ego ersann eine Geschichte, um mich künftig vor diesem Schmerz zu bewahren. Und wenn ich aus meinem Ego-Bewusstsein heraus agiere, dann stoße ich meine Partnerin immer weiter von mir fort, und das auf möglichst dramatische, ja gewaltsame Art.

Ich hatte mich selbst zuvor nie auf ausreichend klare und ehrliche Weise betrachtet, um das zu erkennen. Jetzt aber kann ich aktiv etwas dafür tun, mein Verhältnis zu schmutzigen Tellern zu verändern.

Es dauerte Jahre, aber heute erledige ich das Abspülen gern. Ich sehe das Geschirr nicht mehr als Erbschaft meiner Wertlosigkeit. Die Veränderung ging nicht über Nacht vonstatten. Und sie begann mit einer ganz einfachen Maßnahme: Ich übte mich darin, den Tellern mit neuen Gedanken zu begegnen. Obwohl mein Unbewusstes dabei die Stirn runzelte, sagte ich mir selbst: *Du wirst beachtet. Du bist wichtig*, während ich das heiße Wasser einließ und kurz darauf spürte, wie die Seifenlauge die glatten Teller reinigte. Auch wenn ich es lange Zeit nicht glaubte, ich sagte es trotzdem.

Bald machte ich aus dem Abwasch ein Ritual, das mir Freude bereitete. Wenn ich damit fertig war, tat ich etwas nur für mich. Vielleicht zog ich mich für eine halbe Stunde in mein Zimmer zurück und las. Oder ich ging mit meinem Hund spazieren. Mit der Zeit und mit einiger Übung beruhigte sich mein Unbewusstes, und die aktiv eingeübten Gedanken wurden meine neuen Überzeugungen. Ich habe immer noch zu schaffen mit dieser Art der emotionalen Aktivierung. Das wird vermutlich immer so sein. Aber nun kann ich meine emotionale Erregung in wohlüberlegtes Handeln umsetzen.

Ich bin nicht länger Opfer der Umstände. Ich habe keine Kontrolle darüber, ob andere Menschen ihre Teller waschen. Aber ich kann eingreifen und die Geschichte in meinem Kopf ändern. Ich muss nicht darauf warten, dass sich die äußeren Umstände ändern, damit ich mich anders fühlen kann. Ich fühle mich von den Tellern sogar gestärkt, weil mir der Abwasch die Möglichkeit gibt, mir Zeit zu nehmen und mich selbst zu würdigen.

Nach Jahren der Arbeit an meinem Ego raste ich teilweise immer noch aus, vor allem, wenn sich mein Ego lange Zeit nicht gemeldet hat. Oder wenn der Alltagsstress dazu führt, dass ich körperlich und emotional keine Kraft mehr habe. Was meist auch bedeutet, dass ich zu wenig Schlaf bekomme. Wie alle Aspekte unseres *Werks* hört auch dieser Prozess niemals auf. Du kommst nie an ein Ende. Schon allein die Tatsache, dass du dein *Werk* tust, führt zur inneren Wandlung. Je mehr wir unseres Egos gewahr sind, desto eher können wir uns mit Güte, Humor und Mitgefühl begegnen – und irgendwann auch den Menschen um uns herum.

Das letztendliche Ziel, der endgültige Schritt in unserer Ego-Arbeit ist es, ein Bewusstsein für die Möglichkeit zur Veränderung zu schaffen und das Ego zu verstehen und zu akzeptieren. Mit fortschreitender Übung wird dir dieses Bewusstsein den Raum des Gewahrseins verschaffen, in dem du deine reflexhaften Reaktionen ablegen und eigenständig wählen kannst. Diese Entscheidungen, die du immer wieder neu treffen musst, bereiten den Weg für deinen künftigen Wandel. Anders als man gewöhnlich denkt, ist dein Ziel nicht der »Tod des Egos«. Dein Ego wird dich immer begleiten, auch wenn du das Gefühl hast, es gemeistert zu haben (was an sich schon eine ego-gesteuerte Aussage ist). Tatsächlich wird es sich häufig gerade dann melden, wenn du es am wenigsten erwartest, und es wird dich immer wieder überraschen.

Eines aber möchte ich hier nochmals unterstreichen: Selbst wenn sich ein Bewusstsein für unsere grundsätzliche Selbstwirksamkeit einstellt, haben viele von uns doch nicht das Privileg, sich damit ihren Weg aus struktureller und objektiver Unterdrückung zu bahnen. Viele Menschen leben in dauerhafter Armut oder sind ständig von einem Rassismus bedroht, dem sie nicht entkommen können. Wenn wir systemischer Unterdrückung ausgesetzt sind, dann können wir ihr nicht mit der *Arbeit am Ego* entrinnen. Aber wir können uns die Instrumente schaffen, mit deren Hilfe wir auch in einer feindseligen Umgebung überleben können. Meine Hoffnung ist, dass wir alle daran arbeiten, den längst fälligen Strukturwandel in solchen gesellschaftlichen Bereichen einzufordern. Und dass wir uns, wann immer es möglich ist, die Aussicht auf eine Alternative verschaffen, und sei sie noch so klein.

Tu dein Werk: Lerne deinen Schatten kennen

Wenn du dein Schatten-Selbst kennenlernen willst, dann nimmt dir Zeit, die folgenden Fragen zu beantworten.

Wenn du eifersüchtig oder neidisch bist, frag dich selbst: Was hat die andere Person meiner Ansicht nach, was ich scheinbar nicht habe? …

Wie oft gibst du anderen Ratschläge, und warum tust du das? (Hier lassen sich meist klare Muster erkennen.) …

Wie stellst du dich selbst anderen Menschen gegenüber dar? (Deine Antwort wird dir helfen, die Geschichten zu erkennen, die du über dich selbst erzählst. Und die damit verbundenen, dich einschränkenden Überzeugungen.) …

Wie redest du über andere, wenn diese nicht dabei sind? (Hier erfährst du, welche Geschichten du rund um Beziehungen spinnst und welche traumatischen Erfahrungen du mit Bindungen und Spiritualität verbindest.)

...

Wann immer wir unser Ego und damit unsere Geschichten über uns selbst bedroht sehen, werden wir emotional aktiviert – wir bringen unsere Argumente vor, kritisieren andere, haben Wutanfälle oder koppeln uns ab. Wir machen also, was wir immer machen, wenn wir uns aufregen. Wenn du nun beginnst, die tiefgründigen Überzeugungen offenzulegen, die zu diesem Verhalten führen, solltest du dir klarmachen, dass sie nicht über Nacht verschwinden werden. Wie hier immer wieder deutlich wird, sind unsere Ego-Geschichten und unser Schatten-Selbst tief in unserem Unbewussten verankert und steuern unser Verhalten im Alltag. Sie können nicht sofort verändert werden. Wenn du dich ans Werk machst, wirst du dir deines Egos immer mehr gewahr. Du erkennst die Reaktionen, die es in Gang setzt, und den dahinterstehenden Zwang, auf die gewohnte Weise zu handeln. Und du *wirst* häufg genauso reagieren. Aber das ist in Ordnung.

TKS: Das Ego-Bewusstsein in ein Bewusstsein für deine Möglichkeiten umwandeln

Wenn du dich von den konditionierten Mustern deines Egos lösen willst, musst du dir dafür Raum schaffen, bevor du instinktiv wieder in deine alten Reaktionsmuster verfällst. Das folgende Beispiel für entsprechende Eintragungen in das Tagebuch für dein künftiges Selbst soll dir helfen, diesen Prozess anzustoßen. Natürlich kannst du auch deine eigenen Stichworte nutzen.

Heute übe ich mich darin, mich von den alten Mustern der emotionalen Reaktivität zu lösen.

Ich bin dankbar für die Möglichkeit, im Alltag neue Formen des Denkens und Handelns zu entwickeln.

Heute bin ich ruhig und ganz in der Gegenwart verankert.

Eine Veränderung auf diesem Gebiet ermöglicht mir, meine Entscheidungen selbst zu treffen.

Heute übe ich, indem ich mit meinem Atem meine Reaktionen erde und so Raum für neue, bewusste Entscheidungen schaffe.

9

Die Traumabindung

Der Satz, den ich als Jugendliche am häufigsten von mir gab, war: »Mir ist langweilig.« Ich jagte ständig der Achterbahnfahrt der Cortisol-Hochs und -Tiefs hinterher. Diesen Stresszyklus erzeugte ich auch außerhalb meiner häuslichen vier Wände oder wenn ich ganz allein war. Manchmal, wenn ich nicht einschlafen konnte, spielte ich, statt Schäfchen zu zählen, alle Möglichkeiten durch, wie meine Familie eventuell zu Tode kommen konnte – in einem Feuer, bei einer Überschwemmung, während eines Überfalls auf unser Haus. Ich beruhigte mich, indem ich mich in meinen vertrauten Stresszyklus versetzte.

Als ich später anfing, mich zu verlieben, fiel meine Wahl immer auf Menschen, mit denen ich dieselbe Art von Stress erlebte. Ich blieb emotional auf Abstand und war nicht verfügbar. Ein Muster, das ich als Kind von meiner Mutter gelernt hatte. Mit der Zeit wurde ich dann wütend, weil ich natürlich annahm, dass meine Partnerinnen für diese Distanz zwischen uns verantwortlich waren, während ich tatsächlich meinen Teil dazu beitrug. Wann immer sie meine Nähe suchten, stieß ich sie von mir, weil ich diese Nähe nicht kannte. Zogen sie sich dann zurück, bekam ich Panik und verfiel so in den mir seit

Kindertagen vertrauten Stresszyklus. Getreu dem Familienmotto: »Es ist doch immer irgendwas.« Ich tobte innerlich. Ich zählte alle Gelegenheiten auf, bei denen mich meine Freundin verraten oder im Stich gelassen hatte (nicht beantwortete Textnachrichten, ein gedankenlos gewähltes Geschenk, eine nebenbei gemachte Bemerkung der Missbilligung). Irgendwie fand ich *immer etwas*, was mich stresste. Selbst in den friedlichsten Momenten sagte mir mein Kopf: *Irgendetwas stimmt da nicht. Vielleicht liebe ich diese Frau ja nicht wirklich. Vielleicht ist die Beziehung einfach am Ende.* Ich brauchte diesen Stress, um überhaupt etwas empfinden zu können. Ohne ihn fühlte ich mich taub – genauer gesagt gelangweilt! Irgendwann schließlich brachte ich diese Person dazu, mich zu verlassen, oder ich ging selbst. Und bestätigte damit meine Grundüberzeugung: *Ich werde immer allein sein.*

Wenn ich so zurückblicke, war es genau das, was mich an meiner Partnerin Sara anzog: Sie gab mir dieses Gefühl der Achterbahnfahrt, der Ungewissheit. Ich wusste nie genau, woran ich mit ihr war. Und dieses Unbehagen fühlte sich aufregend an und war meinem fehlregulierten Nervensystem vertraut. Nachdem wir schon einige Jahre zusammen waren, drängte sich mir der Verdacht auf, dass Sara mich mit einer unserer Freundinnen betrog. Also sprach ich Sara darauf an. Sie leugnete alles, und ich ließ zu, dass sie mich als »paranoid« bezeichnete, weil ich der Stimme meiner Intuition nicht vertrauen würde. Dabei war es gerade das »Ping!« meiner Intuition gewesen, das mir gesagt hatte, dass etwas faul war. Als ich später herausfand, dass Sara mich tatsächlich mit besagter Freundin betrog, war es, als stürze der Himmel über meinem inneren Kind ein. Es war nicht die Untreue, die mich am meisten verletzte, sondern die Tatsache, dass sie meine Realität verleugnet hatte. Das war eine der Wunden aus meiner Kindheit, in der auch immer alles unter den Teppich gekehrt wurde, inklusive meiner Sexualität. Da ich meiner Realität und meinem Selbst nie vertraut hatte, hatte ich mich auf Saras Wirklichkeit verlassen.

In der Rückschau erkenne ich durchaus, was ich dazu beitrug, um die Distanz zu verstärken, die letztlich zum Ende unserer Beziehung führte. Ich weiß heute, wie sehr ich mich damals abschottete. Ich weiß, dass ich damals den Part der Verletzten spielte, aber die Wahrheit war, dass ich selbst nicht wirklich präsent war. Ich zeigte stets mit dem Finger auf Sara, hielt mich aber emotional heraus. Und das schuf ein kratergleiches Loch in unserer Beziehung. Man kann eben mit einem anderen Menschen nur so tief verbunden sein, wie man es mit sich selbst ist.

Als diese Beziehung unvermeidlich in die Brüche ging, zog ich in eine Vier-Zimmer-Wohnung zu einer Frau, die einige Jahre älter war als ich. Wir freundeten uns gleich innig an, und aus der Freundschaft wurde bald Anziehung. Eine Beziehung wie ein warmes Bad, tröstlich und einladend. Heute erkenne ich, dass dieses Gefühl der Sicherheit aus den klar erkennbaren Mustern meiner Kindheit entstand.

Wir hatten gleich einen guten Draht zueinander, weil wir sehr viel Zeit miteinander verbrachten. Wir fanden eine emotionale Verbindung aus der gemeinsamen Erfahrung der Angst heraus. Außerhalb dieser sehr vertrauten Bindung blieb ich immer noch emotional distanziert. Wie üblich wuselte ich herum und versuchte, allen Menschen zu Gefallen zu sein. Gleichzeitig konnte ich nie geben, was sie alle sich am meisten wünschten – echte Nähe.

Als Phyllis begann, über Ehe zu reden, war ich sehr geschmeichelt. Ich kam mir so unglaublich besonders vor. Mit ihr hatte ich mich sofort wohlgefühlt. Die Ehe schien da nur der nächste logische Schritt. Und so setzten wir uns ins nächste Flugzeug, um zu heiraten. Wir mussten dazu in einen anderen Bundesstaat, weil in New York gleichgeschlechtliche Ehen damals noch nicht möglich waren.

Kurz nach unserer Heirat zogen wir von New York nach Philadelphia. Unseren Alltag, vor allem aber unser aktives Sozialleben, ließen wir damit zurück. In unserem neuen Heim war damit weniger Abwechslung geboten, und so war es bald, als hebe ein ganz neues, grelles Licht die fehlende tiefere Verbundenheit zwischen uns in aller Härte hervor. Ich lebte quasi ständig in meinem »Raumschiff« und war völlig unfähig, ihr zu geben, was sie zu brauchen meinte. Und natürlich fühlte auch ich mich nicht erfüllt. Ich projizierte Jahre unerfüllter Bedürfnisse auf sie. Die dadurch entstehende, immer stärker werdende Frustration linderte ich, indem ich einmal mehr in mein konditioniertes Muster der Dissoziation eintauchte. Als ich mich immer mehr von ihr entfernte, löste dies bei ihr Ängste aus. Sie versuchte, diese durch noch mehr Nähe zu lindern, was mich wiederum weiter in die fehlgesteuerte Distanzierung trieb. Das ist ein Zyklus, den ich bei der Paartherapie häufig beobachtete. Meist treibt er die Beteiligten immer tiefer in die Verzweiflung, bis sie sich schließlich scheiden lassen.

Nach einem besonders anstrengenden Tag in der Praxis kam ich nach Hause und fühlte mich wirklich krank – mein Herz klopfte wie wild. Eine Minute schwitzte ich, in der anderen war mir eiskalt. Ich zog die Sneakers an und hüllte mich in eine dicke Daunenjacke, weil ich glaubte, ins Krankenhaus zu müssen. Ich dachte, ich hätte einen Herzinfarkt. In Wirklichkeit war es ein Panikanfall. Doch obwohl ich in Klinischer Psychologie ausgebildet bin, erkannte ich das nicht. Von weichen Daunen umschlossen rollte ich mich zu einer Kugel und fing an, hin- und herzuschaukeln. Ich sagte mir, dass ich mich durch den Schmerz hindurchatmen müsse. Glücklicherweise war es kein Herzinfarkt, sondern ein Alarmsignal der Seele. Mein Geist war der Wahrheit so lange aus dem Weg gegangen, dass mein Körper nun die Regie übernahm. In diesem Moment wurde mir klar, dass ich meine Partnerinnen keineswegs zufällig wählte. Dahinter stand ein Muster, eine Geschichte, die mit den Bindungsmomenten meiner Kleinkindphase begonnen hatte. Meine aktuelle Beziehung war Teil dieses Musters. Unsere Ehe beruhte nicht auf einer tragfähigen Basis authentischer Verbundenheit.

Nach einigen weiteren grässlichen Monaten, in denen ich mit der ans Licht kommenden Wahrheit kämpfte, traf ich eine der schwersten Entscheidungen in meinem ganzen Leben. Ich hörte zum ersten Mal auf mein wahres Selbst und handelte entsprechend: Ich bat meine Frau um die Scheidung.

Bindungstheorie im Erwachsenenalter

Unsere Abhängigkeit von anderen Menschen, die uns dabei helfen, zu überleben und uns zu entfalten, endet nicht mit der Kindheit. Auch als Erwachsene suchen wir Bindungen, in erster Linie in Liebesbeziehungen. In den 1980er-Jahren wandten die Wissenschaftler Cindy Hazan und Phillip Shaver die Bindungstheorie auf die Partnerschaften Erwachsener an. Sie entwickelten ein »Liebesquiz«, um festzustellen, inwiefern die Teilnehmer einer Studie ihre aktuellen Beziehungen im Vergleich zu denen der Kindheit als sicher einschätzten.[67] Die Ergebnisse ihrer Arbeiten bestätigten, was viele Psychologen längst vermutet hatten: Der frühkindliche und kindliche Bindungsstil legt die Grundlage für Liebesbeziehungen im Erwachsenenalter. Das ist nun keine eherne Gesetzmäßigkeit, aber für gewöhnlich berichten Menschen, die als Kind liebevolle, hilfreiche und von Zuneigung geprägte Bindungen erfahren hatten, dass ihre Beziehungen als Erwachsene ebenso liebevoll, hilfreich und von Zuneigung geprägt sind. Wer hingegen in der Kindheit distanzierte, unzuverlässige oder gar zu Gewalt neigende Bezugspersonen hatte, der sucht sich als Erwachsener die gleiche Art von Partner aus.

Dr. Patrick Carnes, Autor von *The Betrayal Bond: Breaking Free of Exploitive Relationships*, führte diese Forschungsarbeiten fort.[68] Er prägte den Begriff der »Traumabindung«, um die Beziehung zwischen zwei Menschen mit unsicherem Bindungsstil zu beschreiben. Es handelt sich dabei um eine problematische Bindung, die von Botenstoffen für Belohnung (Liebe) und Strafe (Liebesentzug) neurochemisch noch verstärkt wird. Carnes konzentrierte sich dabei auf die Extremfälle der traumatischen Bindung – wie wir sie bei häuslicher Gewalt erleben, bei Inzest, Kindesmissbrauch, Sektenmitgliedschaft, Kidnapping und auch beim »Stockholm-Syndrom«, bei dem sich Geiseln in ihre Geiselnehmer verlieben. Seiner Definition zufolge gehen wir eine traumatische Bindung ein, wenn wir Trost bei der Ursache unserer traumatischen Erfahrung suchen – in diesem Fall der Person, die uns missbraucht oder verletzt. Wenn die Ursache unseres Traumas eben jene Person ist, von der wir abhängig sind, lernen wir, damit zurechtzukommen (und in dem Fall Liebe zu erhalten), indem wir uns auf diese traumatische Bindung einlassen. Dr. Carnes beschreibt dieses Phänomen als »Zweckentfremdung von Angst, Erregung, sexuellen Gefühlen und der sexuellen Physiologie, um einen anderen Menschen zu verführen«.[69]

Ich habe die Begrifflichkeit ein wenig weiter gefasst. In meinen Augen ist eine Traumabindung ein Beziehungsmuster, das uns in einer Dynamik festhält, die dem Ausdruck des authentischen Selbst nicht dienlich ist. Traumabindungen werden häufig in der Kindheit geprägt und erlernt, um in den Beziehungen des Erwachsenen (zu Gleichaltrigen, Angehörigen, Partnern und Kollegen) wiederholt zu werden. Es handelt sich um Beziehungsmuster, die auf unseren frühesten, häufig unerfüllten Bedürfnissen beruhen.

Traumabindungen werden nicht nur in Partnerschaften gelebt, wobei sie dort am deutlichsten erkennbar sind. Fast alle Menschen kennen solche Traumabindungen, denn es ist höchst unwahrscheinlich, dass unsere ganz speziellen Bedürfnisse, ob nun körperlich, emotional oder spirituell, gänzlich erfüllt wurden.

Die folgenden Merkmale lassen sich bei den meisten Traumabindungen beobachten, auch wenn diese Liste keineswegs Anspruch auf Vollständigkeit erhebt:

1. *Du fühlst dich zwanghaft und wie besessen von bestimmten Partnern angezogen, obwohl du weißt, dass die Beziehung langfristig vermutlich problematische Folgen haben kann.*
   Häufig halten wir die intensiven Gefühle, die mit einer Traumabindung verbunden sind, für Liebe. Das führt zu einem ewigen Hin und Her, in dem das Gefühl der Angst, vor allem vor dem Verlassenwerden, die Chemie noch zu steigern scheint.
   Die Kehrseite dieser Dynamik ist die unweigerliche Langeweile, wenn eine »sichere« Bindung nicht mehr vom Verlust bedroht ist. Erregung ist ein starker Motivator, der

viele Menschen dazu anhält, immer wieder in eine solche Bindung zurückzukehren.

2. *Deine Bedürfnisse werden in bestimmten Beziehungen nicht erfüllt oder du kannst in keiner Beziehung sagen, welche Bedürfnisse du hast.*
   Alle Kinder haben körperliche und emotionale Bedürfnisse. Durch deine wichtigsten Bezugspersonen lernst du, wie du diese erfüllt bekommst. Deine Elternfiguren waren vielleicht unfähig, diese Bedürfnisse zu erfüllen, weil sie sie für sich selbst nicht erfüllen konnten. Auf diese Weise lernst auch du nicht, wie du als Erwachsener deine eigenen Bedürfnisse erfüllen kannst. Das kann verschiedene Formen annehmen: Vielleicht bist du nicht fähig, um etwas zu bitten oder Nein zu sagen, weil du dich dann schämst oder Angst bekommst. Wenn du dein Leben lang deine Bedürfnisse nicht erfüllt bekommst, dann reagierst du vermutlich mit dauerhafter Verbitterung oder bist umgekehrt besonders anhänglich.

3. *Du verleugnest dich in bestimmten Beziehungen selbst, um deine Bedürfnisse erfüllt zu bekommen, und hast deshalb kein Selbstvertrauen.*
   Wenn du dir selbst nicht vertraust, lagerst du deinen Selbstwert auf andere Menschen aus. Dadurch machst du dich chronisch abhängig davon, wie andere dich wahrnehmen. Statt deine Entscheidungen auf dein inneres Wissen zu gründen, triffst du sie aus der Perspektive anderer Menschen. Du erlaubst anderen, deine Wirklichkeit zu bestätigen oder zu verleugnen. Das ist ein Teufelskreis, der dich ständig destabilisiert. Manche Menschen schildern, dass

sie sich dabei wie »verrückt« vorkommen. Hierbei wird die fehlende Verbindung zur inneren Führung durch das authentische Selbst noch weiter unterminiert.

Traumatische Bindungen sind das Ergebnis einer Beziehungsdynamik, die in Geschichten über unser Selbst wurzelt, die wir uns in der Kindheit ausgedacht haben und in unseren Erwachsenenbeziehungen ausleben. Sie spinnen fort, was wir erlebt haben, als wir uns der Tatsache stellen mussten, dass unsere Grundbedürfnisse nicht erfüllt werden, und uns mit diesem Faktum irgendwie zu arrangieren hatten. Diese Ego-Geschichten (wie die meine vom Nicht-beachtet-Werden), die wir uns erzählen, um unsere Identität zu schützen, sind frühkindliche Anpassungsstrategien, um mit schwierigen Emotionen fertigzuwerden und Traumata zu bewältigen. Diese Strategien halfen uns, Probleme mit unseren frühesten Bezugspersonen zu überleben. Als wir erwachsen wurden und in anderen Bindungen »Bedrohungen« erlebten, hielten wir an diesen Strategien fest. Wir nutzen sie als Panzerung zum Selbstschutz, damit die Wunden unseres inneren Kindes nicht wieder aufgerissen werden.

Es zieht uns unbewusst so stark zu diesen Mustern, dass wir fast alles tun würden, um eine Beziehung zu schützen, die auf einer Traumabindung basiert – und uns selbst verleugnen, um Liebe zu bekommen. Das ist exakt derselbe Verrat, den wir in der Kindheit erlernt haben, als man uns sagte, dass bestimmte Anteile unseres Selbst »schlecht« seien und daher nicht verdienten, geliebt zu werden. Wir haben diese Aspekte unseres authentischen Selbst deshalb unterdrückt oder ignoriert. Das Ziel ist dabei immer, Liebe zu bekommen, denn Bindung ist gleich Überleben. Liebe ist gleich Leben.

Scham, Sucht und Traumabindungen

Menschen, die traumatische Erfahrungen gemacht haben, verwechseln leicht die Gefühle geistiger und körperlicher Aktivierung mit authentischer Verbundenheit. Wenn unser Unbewusstes die ablaufenden Stressreaktionen für unser inneres Gleichgewicht hält, dann betrachten wir Signale von Stress und Bedrohung als sexuelle Anziehung, als das erregende Knistern einer ganz besonderen Chemie. Irgendwann werden wir nach diesem übererregten Zustand süchtig, weil er uns in einem Kreislauf ewig gleicher Beziehungsdynamiken festhält – mit immer den gleichen oder gleichartigen Partnern. Solche Traumabindungen sind eine Sucht, so real und zerstörerisch wie jede andere. Sie nehmen uns mit auf eine biochemische Achterbahnfahrt.

Bei vielen von uns wurde der Startpunkt für diesen speziellen Zyklus von Nähe und Zurückweisung bereits in der Kindheit gesetzt, als Teil unserer frühesten Beziehungen. Wir suchen als Erwachsene dann zwanghaft nach Beziehungen, die dieser Konditionierung entsprechen. In der Kindheit mag es vielleicht ein Elternteil gewesen sein, der seine Liebe nicht zuverlässig ausdrücken konnte. Jemand, der uns einmal seine Aufmerksamkeit zuwandte und sich dann wieder völlig desinteressiert verhielt. Wir brauchten Liebe, also suchte unser kindliches Gehirn nach Möglichkeiten, sich an die Situation anzupassen. Haben wir die Aufmerksamkeit unserer Bezugsperson erregt, weil wir uns schlecht benommen haben (auch wenn die Folge keine positive Zuwendung war), dann werden wir uns weiterhin schlecht benehmen, nur um stärker beachtet zu werden. Auf den ersten Blick wirkt das nicht gerade so, als würden unsere Bedürfnisse erfüllt, doch immerhin bekommen wir Aufmerksamkeit. Und beachtet, gesehen zu werden ist eines der Grundbedürfnisse der Kindheit. Unsere kindlichen Versuche, von unseren Elternfiguren unsere körperlichen, emotionalen und spirituellen Bedürfnisse erfüllt zu bekommen (und sei es nur unvollständig und auf eine unpersönliche oder selbstverleugnende Art), bilden die Grundlagen dafür, wie wir später als Erwachsene nach Bedürfnisbefriedigung streben. Dabei fühlen wir uns immer von einer ähnlichen Dynamik angezogen, was auch immer das Ergebnis sein mag.

Kein Wunder also, dass sich Kinder, die in einem schwierigen, chaotischen Umfeld aufwachsen, als Erwachsene in ähnlichen Verhältnissen wiederfinden. Wenn wir in ständiger Angst vor körperlicher Verletzung, sexuellem Missbrauch oder Verlassenwerden leben, finden im Körper Veränderungen auf molekularer, neurochemischer und physiologischer Ebene statt. Die mit der Ausschüttung von Stresshormonen vermittelten Gefühle sowie die darauffolgende Reaktion unseres Nervensystems können zu Suchtfaktoren werden, wenn wir gelernt haben, diesen Zustand mit der Erfahrung von »Liebe« zu verbinden. Dann wird dieser Mechanismus unser Gleichgewicht, die Homöostase, die wir anstreben, bis hinunter zur Ebene der Neuronen im Gehirn. Wir werden unbewusst immer versuchen, unsere Vergangenheit zu wiederholen, weil wir bequeme Geschöpfe sind, die die Zukunft voraussagen wollen, selbst wenn diese Zukunft mit Sicherheit schmerzlich, elend oder erschreckend ist. Sie scheint uns auf jeden Fall weniger schrecklich als das Unbekannte.

Auch die sexuelle Chemie hat starke physiologische Auswirkungen. Wenn eine Partnerschaft extreme Höhen und Tiefen aufweist, entsprechen ihr auch solche Peak-Erfahrungen im Sexuellen. Und das vermittelt uns ein Gefühl extremer *Leben-*

digkeit. Die Hormone, die während einer sexuellen Begegnung ausgeschüttet werden, haben eine ausgesprochen kraftvolle Wirkung: Oxytocin verstärkt das Gefühl der Verbundenheit und lindert Schmerzen. Dieses Hormon dämpft die Intensität aller vorhandenen emotionalen und körperlichen Verletzungen. Dopamin hebt unsere Stimmung, und Östrogene geben Frauen generell einen Kick. Kein Wunder, dass wir mehr von dem Zeug haben wollen – vor allem, wenn diese Erfahrung mit den Konditionierungen aus unserer Kindheit zusammenfällt. Es kann sich als sehr schwierig herausstellen, den Kopf noch über Wasser zu halten, wenn die Wellen derart hoch schlagen.

Probleme werden daher häufig erst dann sichtbar, wenn die sexuell aufgeladene Honeymoon-Phase zu Anfang einer Beziehung vorbei ist. Nach dem Hoch der Flitterwochen fangen wir an, uns über Langeweile zu beschweren. Oder wir sorgen gleich selbst für den nötigen Stress und legen zu dem Zweck unters Mikroskop, was wir am Partner als Fehler wahrnehmen. Wenn wir darauf konditioniert sind, Liebe mit traumatischen Erfahrungen zu verbinden, dann empfinden wir das Leben ohne diesen Cocktail als glanzlos und öde. Ich selbst kenne diesen Zyklus nur zu gut. Wenn in meinen Beziehungen alles rundlief, wenn keine Krisenwolken am Horizont aufzogen, dann war ich gereizt und ruhelos. Irgendwann sorgte ich dann selbst für Stress. Süchtig nach meiner Vergangenheit machte ich sie zu meiner Zukunft. Danach schämte ich mich, weil ich immer wieder die gleichen Fehler machte.

Die Scham entsteht aus dem Gefühl, dass wir es eigentlich besser wissen sollten – und doch hält uns unser unlogisches, aber mächtiges Unbewusstes davon ab, den »besseren«, rationaleren Weg einzuschlagen. Ich habe mit ungeheuer vielen Klientinnen und Klienten gearbeitet, die in diesem Zyklus aus

Anziehung und Scham feststeckten, der so typisch für Traumabindungen ist. Häufig ist uns klar, dass wir eine solche Geschichte leben und dass wir diese Muster immer wieder suchen. Normalerweise wissen wir über diese Dynamik Bescheid. Die Alarmsignale sind fast immer deutlich sichtbar. Und selbst wenn sie das nicht sind, so haben viele von uns doch Freunde oder Angehörige, die uns freundlicherweise (oder auch nicht so freundlicherweise) darauf aufmerksam zu machen versuchen.

Wenn wir eine Traumabindung leben, reagieren wir aber nicht mit dem Verstand. Wir lassen uns von den unbewussten Wunden unserer Vergangenheit steuern. Wir sind im Autopilot-Modus und leben Muster, die uns vertraut sind. Selbst wenn du den »perfekten« Partner findest (was auch immer das für dich konkret heißen mag), jemanden, der nicht alle Alarmglocken schrillen lässt, wirst du dennoch immer das Gefühl haben, dass der Beziehung etwas fehlt, solange du dir dieser konditionierten Prägungen nicht bewusst bist. Dann kann es keine Verbundenheit geben, weil du immer noch im Traumabindungs-Stadium festsitzt und kein noch so gesunder Menschenverstand dich hier herausholen kann.

Ich erzähle das alles, weil ich möchte, dass du eines begreifst: Traumabindungen sind nichts, wofür du dich schämen musst. Es gibt eine ganze Kaskade physiologischer Reaktionen in deinem Körper, die dich genau dort festhalten, wo du eben hängst. Ratschläge wie »Verlass ihn doch einfach« oder »Du solltest es wirklich besser wissen« sind hier nicht hilfreich, weil ihnen das Verständnis für die Dynamik eines Traumas fehlt. Traumabindungen sind Prozesse, die wir regelrecht verlernen müssen. Das erfordert Zeit und Hingabe. Und viel, viel Arbeit.

Traumabindungs-Archetypen

Wie bei allen anderen Wegen zum Wachstum, die ich in diesem Buch vorstelle, ist auch für das Auflösen von Traumabindungen Gewahrsein die Grundvoraussetzung. Gehen wir nun noch einmal die Archetypen der kindlichen Traumata durch, die ich in Kapitel 3 vorgestellt habe, diesmal aber unter dem Aspekt, wie sie sich auf das Beziehungsleben von Erwachsenen auswirken können. Bitte vergiss nicht, dass dies keine simple Checkliste ist. Viele Menschen erkennen sich in mehreren dieser Archetypen wieder, andere in gar keinem. Unsere individuellen traumatischen Reaktionen passen vielleicht nicht exakt in das hier vorgestellte Schema. Nichts im Leben lässt sich hundertprozentig irgendwo einordnen. Das Ziel dieser Übung ist es, dir die Erlaubnis zu geben, zurückzuschauen und dich zu fragen: *Was passierte damals bei welcher Gelegenheit? Wie hat mich das verletzt? Und wie werde ich heute in meinen Beziehungen damit fertig?*

Eltern, die deine Realität leugnen

Immer wenn ein Kind zu hören bekommt, dass das, was es denkt, fühlt oder erlebt, nicht richtig ist, entsteht eine Leerstelle im Selbst. Wer auf diese Weise verletzt wurde, verleugnet häufig seine Wirklichkeit, nur um die Harmonie zu wahren. So ein Mensch hat Schwierigkeiten, seine Bedürfnisse zu erkennen. Möglicherweise ist er auch nahezu krankhaft unbekümmert. Solche Menschen werden zu Märtyrern, weil sie so selbstlos sind, dass sie sich damit selbst schaden. Normalerweise vermeiden sie Konflikte und leben nach dem Mantra: »Ich bin okay. Du bist okay.« Wer die Wunde der Realitätsverleugnung erlitten hat, den verwirrt seine eigene Wirklichkeit, weil er so lange von seiner Intuition abgeschnitten war und ihr nicht vertraute. Daher lagert er seine Entscheidungen und die Erfüllung seiner Bedürfnisse auf die Menschen in seinem Umfeld aus. Da seine Bedürfnisse aber nicht einfach weg sind und der Groll langsam wächst, macht er mit dieser Art von Verletzung jedermann um sich herum für seine Entscheidungen verantwortlich.

Eltern, die dich nicht sehen oder hören

Wer das Gefühl hat, dass seine Elternfiguren das grundlegende Bedürfnis, beachtet zu werden, ignorieren oder vernachlässigen, lernt schon früh, dass er seine wahre Natur zum Schweigen bringen muss, um geliebt zu werden. Ähnliche Reaktionen sehen wir bei jenen Menschen, deren Familienmitglieder emotional unreif waren. Was bedeutet, dass sie das Kind mit der »kalten Schulter« oder mit Totschweigen strafen. Liebevolles Verhalten ist selten oder Zuwendung wird an Bedingungen geknüpft. Kinder, die in einem solchen Umfeld aufwachsen, blenden ihre Wünsche und Bedürfnisse vollkommen aus, um sicherzustellen, dass sie überhaupt ein bisschen Liebe bekommen. Häufig ahmen sie beim Spielen nach, was sie selbst erlebt haben. Wem die Eltern die kalte Schulter zeigen, der macht das später auch so, wenn er sich selbst bedroht fühlt. Diese Verletzung führt häufig dazu, dass man im Erwachsenenleben Beziehungen zu Menschen mit einer starken Persönlichkeit sucht. Eine Klientin, mit der ich gearbeitet habe, fühlte sich immer von mächtigen, leistungsstarken Männern angezogen, die tatsächlich sofort den Raum beherrschten, wenn sie eintraten. Die grundlegende Verwundung dieses Typus – *Ich werde nicht gesehen oder gehört* – lässt ihn Partner suchen, mit denen er diese Erfahrung wiederholen kann, neben denen er »klein«, ja beinahe »unsichtbar« wird. Aber natürlich aktiviert diese Rolle all die unangenehmen Gefühle, die mit Nichtbeachtung verbunden sind. Immer wenn diese Frau eine Beziehung zu einem dominierenden Mann einging, scheiterte diese nach kurzer Zeit, weil sie ihrem Partner eben jenes Verhalten vorwarf, dessentwegen sie ihn ausgesucht hatte.

Eltern, die durch ihr Kind ein Stellvertreterdasein führen oder es formen wollen

Wenn unsere Bezugspersonen direkt oder indirekt äußern, welche unserer Überzeugungen, Wünsche und Bedürfnisse sie wertschätzen, haben wir keinen Raum mehr für unseren authentischen Selbstausdruck. Das kann sich auf vielfältige Weise bemerkbar machen. Eine häufige Folge ist, dass die Betroffenen Input von außen brauchen – von Partnern, Freunden oder Mentoren, die ihnen bei all den großen und kleinen Entscheidungen im Leben helfen. Dieser Typus will immer alles besprechen, oft mit mehreren Personen, nur um herauszufinden, was er tatsächlich »denkt« und »empfindet«. Da man Menschen von diesem Typus immer gesagt hat, was sie fühlen, denken oder sein sollen, haben sie keinerlei Verbindung zu ihrer Intuition. Daher suchen sie ständig nach Gurus oder Führern oder lassen sich auf die Gehirnwäsche bestimmter Gruppen ein.

Eltern, die keine Grenzen setzen können

Als Kinder haben wir intuitiv verstanden, was Grenzen sind, auch wenn unsere Eltern uns diese nicht vorleben konnten. Manchmal aber übertreten Eltern unsere Grenzen auch, wenn sie uns Dinge befehlen, mit denen wir nicht einverstanden sind, nur damit wir nach außen »lieb« oder »brav« wirken. Solche Erlebnisse überschreiben unsere intuitiven Einsichten und angeborenen Grenzen, was dazu führt, dass wir den Signalen aus unserem Innenleben nicht mehr vertrauen. Als Erwachsene akzeptieren wir dann Beziehungen, bei denen wir unsere Bedürfnisse gar nicht erst anmelden und zulassen, dass unsere Grenzen ständig überschritten werden. Mit der Zeit entwickelt sich deswegen unterschwellige Wut. John Gottman, ein bekannter Paartherapeut, konnte in vielen Studien belegen, dass diese »Missachtung« eines Partners ein echter Beziehungskiller ist.[70] Wir werden wütend und fragen uns: »Warum trampeln immer alle auf mir herum?« Oder: »Warum wissen die Leute mich einfach nicht zu schätzen?« Das ist eine ganz normale Reaktion, wenn unsere Grenzen verletzt werden. Was wir meist nicht wissen, ist, dass diese Reaktion dadurch verursacht wird, dass wir bislang kein Maß gefunden haben für die Zeit, die Energie und die emotionalen Ressourcen, die wir für andere aufwenden.

Eltern, denen Äußerlichkeiten übermäßig wichtig sind

Viele Menschen bekommen von ihren Eltern direkte oder indirekte Rückmeldungen, was ihr Aussehen angeht – zu Gewicht, Haartracht, Kleidung. Meist geht es dabei darum, wie die Familie von Außenstehenden wahrgenommen werden soll. Als Erwachsene vergleichen wir uns dann häufig mit anderen, weil wir auf dieser ausgesprochen oberflächlichen Ebene mithalten wollen. Dabei lassen wir außer Acht, dass emotionales Wohlbefinden wenig mit dem Aussehen zu tun hat. Wenn wir Äußerlichkeiten wichtig nehmen, konzentrieren wir uns zu sehr auf das Bild, das wir von uns vermitteln wollen. Schmerzhafte oder schwierige Erfahrungen verstecken oder verleugnen wir dann, weil wir ja unbedingt den Schein wahren wollen: Wir sind »perfekt«. Die sozialen Medien, in denen wir gefällige Fotos und coole Sprüche posten, verstärken diese Haltung noch, auch wenn die meisten Betroffenen hinter der vollkommenen Fassade ernsthaft leiden.

Eltern, die ihre Gefühle nicht im Griff haben

Wenn unsere Elternfiguren explodieren oder sich in ein Schneckenhaus zurückziehen, um mit ihren Emotionen fertigzuwerden, erleben wir als Kinder unsere Gefühle ebenfalls als etwas, das uns überwältigt. Als Erwachsenen fehlen uns dann die entsprechenden Fähigkeiten, die uns auch emotionale Resilienz ermöglichen würden. Viele von uns zeigen dann die gleiche emotionale Empfindlichkeit oder Kälte, die wir an unseren Eltern gesehen haben. Manchmal machen sich unsere Gefühle in einem wüsten Ausbruch Luft. Wir brüllen herum oder stampfen türenschlagend durchs Haus. Dann wieder ziehen wir uns vollkommen zurück, wenn uns unsere Gefühle zu viel werden. Auf den ersten Blick sieht es dann so aus, als würden wir Kontakt und Konflikte einfach vermeiden wollen. Extremer ist es, wenn jemand in die Dissoziation flüchtet, also bestimmte Bereiche seines Seins abspaltet. Manche Menschen nutzen auch äußere Hilfsmittel, um in diesen Zustand zu gelangen: Sie betäuben sich mit Drogen oder Alkohol, werden süchtig nach den sozialen Medien oder beruhigen sich durch Essen. Gelegentlich ist auch die Bindung selbst das Betäubungsmittel. Dann müssen wir uns nämlich nicht fragen, ob uns irgendein tieferer Beweggrund unglücklich macht, wenn wir uns Sorgen wegen der Beziehung machen.

Behalte diese Archetypen im Hinterkopf, wenn du darauf achtest, was beim Zusammensein mit bestimmten Menschen in deinem Körper passiert. Unsere Beziehungen sind sozusagen das Leitsystem, mit dem wir bestimmen können, wie gut es uns geistig geht. Nimm dir einmal einen Moment Zeit, um die Namen jener Menschen aufzuschreiben, zu denen du die engste Beziehung hast. Schreib unter diese Namen die Gefühle, die bei dir am häufigsten auftreten, wenn du mit ihnen zu tun hast. Bist du dabei angespannt? Verspürst du Angst? Oder fühlst du dich frei und sicher mit ihnen? So stellst du ein Bewusstsein dafür her, welche Beziehungsmuster du durch deine Kindheitserfahrungen gelernt hast.

Die Traumabindungs-Falle

Menschen in Beziehung haben also fast immer mit den Nachwirkungen ihrer spezifischen Kindheitstraumata zu kämpfen, während sie gleichzeitig versuchen, sich zu lieben, miteinander zu leben und sich zu entwickeln. Niemand hat je gesagt, dass Beziehungsangelegenheiten einfach sind.

Eine meiner Klientinnen, eine praktizierende Therapeutin, kam zu mir, weil sie das Hin und Her in der Beziehung zu ihrem Ehemann nicht mehr aushielt. Wie bei allen Traumabindungen gab es auch in dieser Beziehung Aspekte, die absolut einzigartig waren, während andere eher allgemeiner Natur waren. Die Beziehung von Joshua und Shira zeigt, dass das Persönliche häufig das Universelle ist.

Joshua und Shira waren aktive Mitglieder der jüdisch-orthodoxen Gemeinde. Familie, Religion und Tradition waren für beide sehr wichtig. Wenn man von diesen gemeinsamen Werten einmal absieht, hätten die beiden gar nicht verschiedener sein können. Shiras Eltern waren gesundheitlich beeinträchtigt und daher meist nicht in der Lage gewesen, sich um die Bedürfnisse der Tochter zu kümmern. Diese Verantwortung oblag anderen Mitgliedern der Familie – vor allem den Großeltern und Tanten. Man verheimlichte Shira auch nicht, dass ihre Eltern besondere Bedürfnisse hatten. Trotzdem sehnte sich das Mädchen nach einer Bindung, die die beiden ihr einfach nicht bieten konnten. Diese emotionale Vernachlässigung führte bei Shira zu dem Gefühl, einfach nicht geliebt zu werden. Um damit fertigzuwerden, gab sie sich ständig Mühe, anderen Menschen zu gefallen. Dauernd bemühte sie sich um äußere Anerkennung, die ihr die Bestätigung geben sollte, dass sie liebenswert ist.

Joshua hingegen kam aus einer Familie mit acht Geschwistern. Seine Mutter hatte Probleme damit, ihre Emotionen zu regulieren, und war außerdem recht egozentrisch. Ihre Bedürfnisse waren ihr wichtiger als die ihrer Kinder. Da Joshua der Älteste war, hielt er es für seine Aufgabe, seine Mutter zu stabilisieren, um überleben zu können. Er bekam schnell mit, dass er möglichst ruhig sein und sein emotionales Innenleben unterdrücken musste. Du hast es vermutlich schon erraten: Er tauchte in einen Zustand der Dissoziation ein.

Sein familiäres Umfeld und die kulturell bedingte Anforderung, dass Männer keine Emotionen zu zeigen hätten, hielten Joshua dazu an, seine »Liebe« in der Außenwelt zu finden, indem er beruflich sehr erfolgreich wurde. Er studierte Medizin, machte seinen Aufbaustudiengang an einer der renommiertesten medizinischen Fakultäten des Landes und wurde am Ende Chirurg.

Als Shira mich aufsuchte, litt Joshua unter körperlichen Schmerzen, was ihn massiv frustrierte, weil er deswegen seinen Beruf nicht mehr richtig ausüben konnte. Der chronische Schmerz brachte alle Probleme ans Licht, mit denen die Beziehung von Anfang an belastet war. Joshua zog sich emotional zurück und ging in stressigen, konfliktbeladenen Zeiten auf Abstand. Dies war der Stachel, der Shiras Verlassenheits-Wunde aufriss. Sie war verzweifelt, ängstlich und unglaublich bedürftig. Wenn Joshua nach einem harten Tag vollkommen erschöpft nach Hause kam, kapselte er sich vollkommen ab. Da Shira keine Verbundenheit mehr fühlte, brach sie einen Streit vom Zaun.

»Was ist denn los? Bist du sauer auf mich?« So fing die Jagd nach Zuneigung meist an.

Irgendwann wurden daraus Vorwürfe: »Du liebst mich nicht! Du hast eine Affäre!«

Shira verfiel in Panik. Sie fühlte sich alleingelassen und verfolgte Joshua regelrecht. Sie rief ihn fünfzigmal nacheinander an, kam unangemeldet in seine Praxis und sprach sein Verhalten auch gegenüber anderen Mitgliedern seiner Familie an. Sie fühlte sich einfach nur sicher, wenn sie die Distanz zwischen ihm und ihr verringern konnte.

Joshua suchte selbst Sicherheit, indem er seine Emotionen immer mehr zurückhielt. Er erlebte Shiras Suche nach Nähe als bedrohlich. Er fühlte sich genauso wie damals, als die Bedürfnisse seiner Mutter seine eigenen erstickten.

Die Beziehung von Shira und Joshua ist ein klassisches Beispiel für das Nähe-Rückzug-Muster: Er hält seine Liebe zurück, sie fühlt sich verlassen und verständlicherweise tief verletzt und geht immer weiter auf ihn zu, um sich wieder emotionale Sicherheit zu verschaffen. Je näher sie ihm kommt, desto mehr zieht er sich zurück und desto größer wird wiederum ihre Angst. In dieser Beziehung erfährt kein Partner die Erfüllung seiner Bedürfnisse. Aber genau das ist der Kern der Traumabindung. Wenn Bedürfnisse ständig unerfüllt bleiben, führt dies auf Dauer zu Unmut. Dieser aber ist ein echter Beziehungskiller.

Authentische Liebe

Nur weil deine Beziehung eine Traumabeziehung ist, muss das noch nicht heißen, dass sie dem Untergang geweiht ist – ganz im Gegenteil. Traumabindungen sind unsere Lehrer. Sie weisen uns auf die Beziehungsmuster hin, die wir mit uns herumtragen. Aber das sind eben genau die Bereiche, an denen wir arbeiten können, um sie zu verändern. Glücklicherweise lassen sie sich auch ändern. Auch hier gilt, was wir bisher gelernt haben: Sobald du dir dieser Muster bewusst bist, kann der Wandlungsprozess einsetzen.

Ich würde nicht sagen, dass Joshua und Shira ihre Traumabindungen ganz geheilt haben, aber sie haben sich zumindest beide bereiterklärt, ihr *Werk* in Angriff zu nehmen. Sie arbeiten an sich selbst und am Miteinander im vollen Bewusstsein der Tatsache, dass ihre jeweilige Kindheit für ihre Beziehung eine große Rolle spielt. Wenn die Traumabindungs-Falle zuschnappt, beginnt Shira, auf mitfühlende Weise mit ihrer emotionalen Reaktionsbereitschaft umzugehen. Mit Atem- und Meditationsübungen versucht sie, Raum zwischen sich und ihren instinkthaften emotionalen Reaktionen zu schaffen. Joshua hingegen hat gelernt, seiner Frau zu sagen, wenn er anfängt, sich emotional abzukoppeln. Er signalisiert dann: »Ich spüre, wie ich mich zurückziehen möchte.« Und: »Ich fühle mich von dieser Situation überfordert.« Das hört sich erst mal nicht besonders

ders beeindruckend an, für Shira aber heißt es, dass sie ihren Partner besser versteht, weil er sie in sein Innenleben einweiht. Sie spürt eine größere emotionale Verbundenheit mit ihm, und so kann ihr Nervensystem darauf verzichten, aus Verlassensangst in die Übersteuerung zu gehen. Wenn sie hört, wie er sein Selbst ausdrückt, hat sie endlich die Verbundenheit, die sie immer schon gesucht hat. Dann fühlt sie sich sicher genug, um ihm ihrerseits den Raum zuzugestehen, den er braucht.

Lolly und ich fingen auch mit einer Traumabindung an. Wir lernten uns nach meiner Scheidung kennen, als ich beschloss, nun wieder bereit für gelegentliche Dates zu sein. Ihre Selbstsicherheit zog mich sofort an. Sie schien mir voller Selbstvertrauen zu sein, und diese Energie fand ich sehr attraktiv.

Doch sogar die selbstsichersten Menschen tragen Verletzungen mit sich herum. Lolly hat eine eigene Traumageschichte. In ihrer Familie ging es emotional hoch her, ähnlich wie bei Joshua. Ihre Bewältigungsstrategie war, dass sie lernte, sich zurückzuziehen. Das aber lädt Beziehungen mit Angst auf – im Grunde geht es dabei um Folgendes: *Ich habe Angst, dass du mich verlässt. Ich habe Angst, dass du bei mir bleibst.* Den einen Tag war sie leidenschaftlich und zuverlässig, den anderen war sie weg, kaum dass sich Anzeichen eines Konflikts zeigten. Natürlich aktivierte dieses Verhalten all meine wunden Punkte. Es fesselte mich aber auch an sie, denn die anfängliche Achterbahnfahrt in unserer Beziehung spiegelte exakt das wider, was ich an Stress und Chaos aus der Kindheit kannte. Wenn es nicht so gut lief, ließ ich meine Emotionen durch mich hindurchpreschen. Ich ritt die Welle der Angst, bis alles wieder gut war – danach wartete ich auf die nächste Welle, die ich surfen konnte. Uns war das nicht bewusst, aber wir arbeiteten insgeheim beide an der Zerstörung dieser Bindung. Eine Stressreaktion, nach der wir beide süchtig waren. Keine von uns beiden machte sich klar, was da ablief.

Lolly sehnte sich stets nach Veränderung. Stagnation war ihr unerträglich. Sie glaubte, dass sich Beziehungen ständig verändern müssten, damit sie den Partnern etwas brachten. Sie wollte wachsen und sich entwickeln, sich auf keinen Fall mit dem Erreichten zufriedengeben. Ich wollte ebenfalls wachsen und von der neuen Bewusstheit über meine vergangenen Beziehungsmuster lernen.

Als ich Lolly kennenlernte, hatte sich noch etwas verändert: Da ich wieder in meiner Heimatstadt Philadelphia lebte, brachte ich nun mehr Zeit mit meiner Familie zu. Dass ich sie so oft sah, spülte viele alte Muster wieder an die Oberfläche – ob ich mich damit nun aktiv auseinandersetzen wollte oder nicht. Da Lolly mich häufig begleitete, bot sie mir immer wieder ihre Beobachtungen als Rückmeldung an. Ihr fiel auf, dass ich in der Zeit, bevor ich meine Familie sah, immer ziemlich nervös reagierte. Danach war ich dann hochgradig emotional, jederzeit bereit, einen Streit vom Zaun zu brechen. Dieser Zustand hielt sich tagelang und nervte auch Lolly, denn ich lud meine Emotionen ständig auf sie ab.

Anfangs erkannte ich das nicht. Ich reagierte sogar ausgesprochen feindselig auf ihre Beobachtungen. Aber mit der Zeit wuchs mein Gewahrsein. Ich erkannte mich selbst wieder und begann, all die konditionierten Reflexhandlungen zu sehen, die mir heute vollkommen klar sind. Lolly half mir, das Licht zu sehen. Statt mich von sich zu stoßen oder mich zu bestrafen, wurde sie mein Motor des Wandels.

Unser Wunsch nach Wachstum wuchs, je tiefer wir in unser *Werk* eintauchten. Wir trafen eine Vereinbarung: Wir würden jeden Tag an unserem *Werk* arbeiten. Wir gingen früher schlafen. Wir machten Sport. Wir ersannen eigene morgendliche Rituale. Wir schrieben Tagebuch, veränderten unsere Ernährung und machten Detoxkuren. Anfangs lösten das Gewahrsein und die vielen Veränderungen massive Gefühle aus. Manchmal lagen wir zusammen auf dem Boden und heulten uns die Augen aus – es war wirklich überwältigend. Aber wir durchlebten das gemeinsam. Unser Zusammensein ließ unseren Weg der Heilung noch intensiver werden. Selbst an den Tagen, an denen ich echt keine Lust hatte, machte ich mit, einfach weil *sie* es tat. Dann aber ließ ich mich darauf ein, weil ich diese Wandlung auch *für mich selbst* wollte.

Wenn eine Beziehung gedeihen soll, kann man sie nicht als Mittel zum Zweck einsetzen, um damit die Wunden zu verdecken, die unsere Elternfiguren uns geschlagen haben. Eine gesunde Beziehung hat Raum für gegenseitige Entwicklungen. Das ist die Essenz einer authentischen Beziehung, in der zwei Menschen einander die Freiheit lassen, um voll gesehen und gehört zu werden, in der sie sich unterstützen, damit jeder sein Selbst entsprechend ausdrücken kann. Authentische Liebe ist keine Achterbahnfahrt. Sie fühlt sich vielmehr an wie ein Ort des Friedens. Wie ein Ort, an dem sich jeder der beiden Partner ganz bewusst einfindet, weil er den anderen respektiert und bewundert. Authentische Liebe fühlt sich sicher an. Sie wurzelt im Gewahrsein, dass der andere nicht dein Eigentum ist, nichts, was man besitzen könnte. Und dass der Partner nicht deine Elternfigur ist, dass er dich weder in Ordnung bringen noch heilen kann.

Diese Liebe entspricht nicht dem, was Liebesromane und romantische TV-Komödien uns präsentieren. Authentische Liebe muss sich nicht immer »gut« anfühlen oder eben romantisch sein. Die Zyklen emotionaler Sucht, die wir mit Romantik assoziieren, werden dabei nicht aktiviert. Diese Liebe besitzt die Erregungsladung erst gar nicht, die aus der Angst vor dem Verlassenwerden entsteht, vor Liebesentzug und verweigerter Unterstützung. Authentische Liebe ist ein geerdeter Zustand. Du musst dich nicht auf eine bestimmte Weise verhalten oder Teile deiner selbst verstecken, um geliebt zu werden. Du wirst dich immer noch langweilen oder unsicher sein. Du wirst dich von anderen Menschen angezogen fühlen oder den Verlust deines Single-Daseins bedauern. Bewusste Beziehungen sind keine Märchen. Da gibt es kein: »Du bist meine vollkommene Ergänzung.« Kein Lächeln und *puff* – sie waren glücklich und zufrieden bis an ihr Lebensende. Wie alles andere, was du in diesem Buch kennengelernt hast, erfordert die authentische Liebe *Arbeit*. Der Weg dahin führt über das Gewahrwerden der Rolle, die der Selbstverrat in deinen Traumabindungen spielt. Und der Rolle, die du übernimmst, wenn du deine eigenen Bedürfnisse würdigst.

Tu dein Werk: Wo hast du Traumabindungen?

Um Klarheit darüber zu bekommen, wie deine Kindheitsverletzungen und unterdrückten Gefühle dich und deine Beziehungen als Erwachsener beeinflussen, solltest du dir etwas Zeit nehmen und die folgenden Übungen machen. Vergiss auch nicht, noch einmal die Tagebucheintragungen zu Kapitel 3 durchzugehen. Dort hast du dich mit den Verletzungen deiner Kindheit beschäftigt.

Mit Eltern, die deine Wirklichkeit verleugnet haben

Wie reagierst du, wenn jemand deine Gedanken, Gefühle oder Erfahrungen für falsch oder nichtig erklärt? Nimm dir Zeit, das genau aufzuschreiben. Beobachte dich selbst und forsche nach, welche Erfahrungen diese Gefühle bei dir hervorrufen. Wie reagierst du darauf? Vervollständige den folgenden Satz:

Heute, als … (füge hier eine Erfahrung ein, bei der deine Wirklichkeit verleugnet wurde) habe ich mich … gefühlt. Und ich habe … reagiert.

Mit Eltern, die dich nicht sahen oder hörten

Bei welchen Erfahrungen fühlst du dich nicht beachtet? Wie versuchst du als Erwachsene oder Erwachsener, gesehen und gehört zu werden? Versuchst du verzweifelt, dich bemerkbar zu machen? Oder hast du das Gefühl, dass das ohnehin nichts nützen würde, weil dich ohnehin niemand sehen oder hören will? Spielst du in deinen Beziehungen eine bestimmte Rolle, um Anerkennung zu finden? Versteckst du Gedanken, Gefühle oder gar Teile deiner selbst, weil du denkst, dass andere Menschen sie missbilligen würden? Wie reagierst du, wenn du dich heute nicht beachtet fühlst? Vervollständige den folgenden Satz:

Heute, als … (füge hier eine Erfahrung ein, bei der du dich nicht beachtet gefühlt hast) habe ich mich … gefühlt. Und ich habe … reagiert.

Mit Eltern, die durch dich ein Stellvertreterdasein führen oder dich formen wollten

In welchen Augenblicken, Beziehungen oder Erfahrungen reagierst du nur mechanisch, ohne dass dahinter wahre Leidenschaft oder persönliche Ziele stehen? Leidest du unter Gefühlen der Scham, Verwirrung oder mangelnden Erfüllung? Das sind wertvolle Hinweise, wenn du deine wahre Natur nicht lebst. Achte darauf, wo und wie du Entscheidungen triffst, die auf äußeren Faktoren beruhen, wie fremden Wünschen, Lob, das du erhalten hast, oder eingebildeten Ängsten. Ein Beispiel wäre: *Man wird mich nicht mehr lieben, wenn ich mich verändere.*

Achte darauf, wie du dich auf Einschätzungen durch andere verlässt und dementsprechend handelst, wenn man dir erklärt, wer oder was du angeblich bist (oder nicht bist). Auf welche Weise drückst du nur jene Anteile deiner selbst aus, die du für akzeptabel hältst, während du andere, angeblich inakzeptable, unterdrückst? Mach dir keine Gedanken, wenn du noch nicht weißt, wer du bist. Viele von uns wissen das nicht, weil man uns von Kindesbeinen an erzählt hat, wer wir angeblich sind.
Vervollständige die folgenden Sätze:

Heute habe ich in folgenden Situationen meine Entscheidungen auf äußere Einflüsse gegründet oder für andere Menschen gelebt: …

Heute habe ich folgende Signale erhalten und mein aktuelles Verhalten davon prägen lassen: …

Mit Eltern, die keine Grenzen setzen konnten

Schau dir ruhig mal einige Zeit zu, wie du mit anderen Menschen (Freunden, Angehörigen, Partnern) in Beziehung trittst – ohne dich zu verurteilen oder zu kritisieren. Die folgenden Fragen werden dir helfen, dir über deine Grenzen in diesen Beziehungen klar zu werden. Es kann sogar sein, dass du gar keine Grenzen gesetzt hast. Mir ging das jedenfalls mal eine bestimmte Zeit lang so. Je mehr Gewahrsein wir entwickeln, desto besser können wir über unsere Grenzen entscheiden. Und klären, wie wir auf die Grenzen anderer reagieren. Vergiss nicht: Hierbei handelt es sich um eine Übung. Es wird einige Zeit dauern, bis du dich mit deinen Grenzen wohlfühlst und sie anderen deutlich machen kannst.

Hast du das Gefühl, Nein sagen zu können? Oder hast du Schuldgefühle oder Ängste, wenn du es tust?

...

Hast du das Gefühl, deine Grenzen unmissverständlich zeigen und damit auch deutlich machen zu können, wie du wirklich zu bestimmten Dingen stehst?

...

Versuchst du unbewusst, andere Menschen dazu zu bringen, deine Ansichten und Meinungen zu vertreten?

...

Mit Eltern, denen Äußerlichkeiten übermäßig wichtig waren

Nimm dir Zeit, um deine Einstellung zu deinem Aussehen zu beobachten, ohne zu verurteilen oder zu kritisieren. Wie du zu deinem Äußeren stehst, beeinflusst sowohl deine Beziehung zu dir selbst als auch die zu anderen Menschen. Viele der Geschichten, die wir uns über unser Aussehen erzählen, liegen unterhalb der Bewusstseinsschwelle. Wenn du dir ihrer bewusst wirst, kannst du sie besser verstehen oder sogar verändern. Vergiss nicht, dich bei der Beantwortung der folgenden Fragen mit Mitgefühl und Güte zu behandeln. Es geht hier nicht ums Verurteilen. Dein Ziel ist es, objektiv und neugierig zu bleiben.

Was sagst du dir selbst über deinen Körper?

..

Was sagst du zu deinen Freunden über deinen Körper?

...

Wie oft vergleichst du dich körperlich mit anderen?

...

Was sagst du über das Aussehen anderer?

...

Mit Eltern, die ihre Gefühle nicht im Griff hatten

Nimm dir Zeit, um zu beobachten, wie du mit deinen Gefühlen umgehst. Schau dir live zu, wie du Gefühle erlebst und verarbeitest. Auf welche Weise verleugnest du bestimmte Emotionen im Alltag? In welchen Lebensbereichen? Versuchst du, immer gut drauf zu sein, die Stimmungskanone schlechthin? Hast du das Gefühl, deinen Freunden und Partnern deine Gefühle nicht mitteilen zu können? Drückst du nur bestimmte Gefühle voll aus, während du andere verbirgst? Beantworte die folgenden Fragen:

Wenn starke Gefühle in dir auftreten, wie reagierst du darauf?

...

Hast du eine bestimmte Bewältigungsstrategie, wenn du dich von deinen Gefühlen gestresst fühlst? Wenn ja, welche?

...

Wenn sich bei dir intensive Gefühle bemerkbar machen, wie kommunizierst du dann mit deiner Umwelt?

...

Wenn du diese starken Gefühle in den Griff bekommen hast, kannst du dich dann um dich selbst kümmern? Oder tadelst du dich selbst für deine Reaktionen?

...

Heute habe ich meine Gefühle auf folgende Weise verleugnet:

...

10
Grenzen setzen

Meine Klientin Susan wuchs in einer typischen Mittelklassefamilie auf, deren Mantra lautete: »Die Familie ist alles.« Ähnlich wie bei mir. Zu Beginn ihrer Reise zur Heilung idealisierte Susan ihre Familie. Sie überkompensierte ihr Erleben, indem sie nur über die umfangreiche Unterstützung und die Liebe sprach, die sie von ihren Eltern bekommen hatte. Was ihre Kämpfe anging, ihr Gefühl der Verlorenheit und der fehlenden Erfüllung, meinte sie: »Ich weiß gar nicht, wieso ich so bin. Ich hatte doch alles, was ich mir je gewünscht habe.« Ihre Eltern führten eine stabile Ehe. Sie kamen zu jeder Schulveranstaltung ihrer Tochter. Und sie zeigten ihr deutlich ihre Zuneigung.

Susan idealisierte vor allem ihre Mutter. Das grenzte schon fast an Heldenverehrung. Als sie zum ersten Mal von der Arbeit mit dem inneren Kind hörte, lehnte sie das Ganze rundweg ab. Für sie war das nur »Eso-Kram«. Ihre Angst vor der Beschäftigung mit ihren eigenen Traumata hatte bei Susan zu einem Zustand überkompensierter Bewunderung geführt, in dem nicht einmal Raum für winzige Andeutungen von Unbehagen war, wenn wir die Vergangenheit ansprachen. Aber sie übte sich weiter im Gewahrsein, und mit der Zeit zeichnete sich ein kritischeres Bild ab. Ihre Mutter konnte nämlich recht herrisch und kontrollierend sein. Unbewusst formte und prägte sie ihre Tochter, weil sie wollte, dass Susan jenes Leben führte, das ihr verwehrt geblieben war. Dieser Wunsch schien sich noch zu verstärken, als Susan das co-abhängige Nest verließ. Ihre Mutter rief sie mehrmals am Tag an und war schnell unzufrieden und mit Schuldzuweisungen bei der Hand, wenn Susan nicht sofort abhob oder ihre Anrufe nicht schnell genug erwiderte.

Was Susan aber wirklich nervte, war die Tatsache, dass ihre Mutter immer wieder unangemeldet bei ihr hereinschneite. Sie stand einfach vor der Tür und erwartete, dass Susan ihretwegen alles stehen und liegen ließ. Das machte Susan wahnsinnig wütend, weil es sie an ihre Kindheit erinnerte, als ihre Mutter einfach in ihr Zimmer kam und ihre Tagebücher las. Und doch beklagte sich Susan nie – nicht einmal, als es zu dieser ganz offensichtlichen Grenzüberschreitung kam. Susan, deren inneres Kind dem Archetyp der Fürsorglichen entsprach, versuchte stets, ihre Mutter milde zu stimmen. Sie übernahm gern die Mutterrolle und schenkte anderen Menschen die Geduld und Liebe, die in ihrer eigenen Mutter-Kind-Beziehung gefehlt hatten.

Interessanterweise begann Susan ihren Heilungsweg nach Jahren, in denen sie verzweifelt und vergeblich versucht hatte, mit anderen Menschen eine innige Verbindung einzugehen. Sie hatte das Gefühl, für ihre Freunde immer so eine Art »Fußabstreifer« zu sein. Sie war zur Echokammer für deren Probleme und Sorgen geworden. Ich nenne das auch eine »emotionale Müllkippe«, aber dazu später mehr. Besonders eine Freundin nutzte Susans Bereitwilligkeit und Geduld aus, indem sie sie bei jedem noch so kleinen Drama in ihrer Beziehung, die tatsächlich besonders chaotisch war, anrief. Diese Freundin dachte sich auch nichts dabei, mitten in der Nacht bei Susan anzuklingeln, um ihrem Ärger Luft zu machen. Und Susan ging ran, obwohl sie dieses Verhalten für unangemessen hielt. Doch allein der Gedanke, künftig einfach nicht mehr bereitzustehen, verursachte ihr ein Gefühl der Übelkeit und erfüllte sie mit Scham und Schuldgefühlen. *Ihre Freundin brauchte sie doch.*

Susan war immer die »gute Freundin«, die »Sympathische«, die Frau, die »immer für andere da ist«. Das war ihre Ego-Geschichte, und sie hielt sich ans Drehbuch. Sie nahm jedes Mal ab, wenn jemand anrief. Sie schenkte anderen ihre Zeit und ihre emotionalen Ressourcen, ohne etwas zurückzuverlangen. Sie stand zu diesen Beziehungen, die sie Unmengen an Kraft kosteten, und hatte gleichzeitig das Gefühl, dass ihre Freundschaften einseitig, unfair, ja sogar seicht blieben. *Gab es denn auch nur einen Freund, der sich tatsächlich für sie interessierte?* Sie fühlte sich unsichtbar. Während unserer Sitzungen weinte sie häufig. »Werde ich jemals einen Menschen finden, dem ich etwas wert bin?«, fragte sie.

Mit der Zeit merkte sie, dass ihr der Kontakt mit ihrer Mutter tatsächlich Stress verursachte. Sie fühlte sich mit ihr nicht sicher und hatte Angst, ihre wahren Gefühle zu schildern. Gleichzeitig missachtete sie weiter ihre Wünsche, um die Bedürfnisse der Mutter erfüllen zu können. Sie *wollte* ihre Mutter eigentlich nicht so oft besuchen, wie sie es dann doch tat – aus Scham, Angst und Schuldgefühlen. Genauso wie sie immer ans Telefon ging, wenn Freunde anriefen, die dringend ihrer bedurften. Susan sah ihre Identität darin, anderen zu Gefallen zu sein. Da sie keine Grenzen setzte, die sie hätten schützen können, wurde sie so sehr der *dienstbare Geist* anderer Menschen, dass sie jeden Zugang zu ihrem authentischen Selbst verlor.

Vermaschung

Die Vorstellung, man könnte Grenzen setzen, ist für viele Menschen eine Offenbarung. Klare Grenzen, mit denen du dich (deine Gedanken, Überzeugungen, Bedürfnisse, Emotionen sowie deinen physischen und emotionalen Raum) gegen andere absetzt, sind nötig, damit du authentische Beziehungen eingehen und aufrechterhalten kannst. Die Fähigkeit, klare Grenzen zu setzen und beizubehalten, ist für das Wohlbefinden ganz wesentlich.

Haben wir diese Fähigkeit in der Kindheit nicht erlernt, bleibt uns dieses Unvermögen meist auch im Erwachsenendasein erhalten. Hatten wir keinen Raum, unsere Eigenart (unsere Emotionen, Ansichten und Vorstellungen von der Welt) auszudrücken, blieben wir in das Gruppendenken unserer Familie verstrickt. *Wir tun dies – und das nicht. Wir mögen solche Leute nicht. Wir sind diese Art Familie.* Wir hatten somit keine Möglichkeit, unser authentisches Selbst auszudrücken. Manche Elternfiguren sehen ihr Kind als Mittel zur Erfüllung eigener Bedürfnisse. Dieses Verhalten hat seine Wurzeln in den Erfahrungen der Eltern und deren Verletzungen. Solche Eltern missbrauchen ihr Kind manchmal auch als Vertrauten oder »beste Freundin«.

In einem Umfeld wie eben bei Susan geschildert verschwimmen die Grenzen, weil niemand in der Familie genügend Raum hat, um seine Autonomie zu entwickeln oder sein authentisches Selbst voll auszudrücken. Die Psychologie nennt dies »Vermaschung«. Dieser Zustand lässt uns das Gefühl für das verlieren, was uns von anderen trennt. Die Elternfiguren sind hier sehr eng mit dem Leben des Kindes verwoben. Die emotionale Aktiviertheit erfasst die ganze Familie. Zeit außerhalb der

Familie zu verbringen wird kritisiert, möglicherweise sogar bestraft. Obwohl die Eltern quasi in ständigem Kontakt mit dem Kind sind (hauptsächlich, weil das Abreißen des Kontakts bei den Beteiligten Angst und emotionale Reaktivität auslöst), fürchten sie, das Kind nicht ausreichend unter Kontrolle zu haben. Das Kind wiederum fürchtet, aus der Familie ausgestoßen zu werden. In diesen Familien gibt es keine echte Verbundenheit, keine Seelengemeinschaft, einfach weil keiner je ganz er selbst ist. Andererseits empfinden jene, die Opfer einer solchen Vermaschung werden, oft ein falsches Gefühl der Nähe zur Familie. Die Bande werden von extremen Gefühlen gestiftet, die die Gruppe zusammenschweißen. Das Fehlen von Grenzen vermittelt den Eindruck einer miteinander geteilten Wirklichkeit. Doch das ist keine authentische Beziehung, denn wie wir noch sehen werden, setzt echte Nähe eine gemeinsame Realität mit klaren Grenzen voraus und eine Freiheit, in der unterschiedliche Wirklichkeiten nebeneinander existieren können.

Wie wir bei Susan gesehen haben, prägen Verletzungen, die in einem vermaschten Umfeld entstehen, unser Bindungsverhalten im Erwachsenenleben – das heißt, wir leben Traumabindungen. Wir folgen äußeren, nicht inneren Leitsystemen. Weil wir keine sichere Bindung mit uns selbst haben und unsere Bedürfnisse verleugnen, wissen wir gar nicht, wie diese aussehen, und können sie daher auch nicht klar kommunizieren. Stattdessen verlassen wir uns darauf, dass andere für uns Grenzen setzen. Susan ist ein klassisches Beispiel für ein Kind aus einem vermaschten Umfeld: Sie versucht stets, anderen zu gefallen, manchmal wird sie gar zur Märtyrerin, die ihr emotionales, psychisches und spirituelles Wohlbefinden opfert, ohne irgendeine Gegenleistung zu erwarten. Und all das nur, weil sie dies als Kind tun musste, um geliebt zu werden. Bei solchen Menschen stellen sich früher oder später Gefühle von Wertlosigkeit, Freudlosigkeit und Depression ein. Wenn unsere Grundbedürfnisse stets unerfüllt bleiben, entwickeln wir Ressentiments und Wut. Dazu gesellen sich Schuldgefühle und Verlassensängste. Wir werden süchtig nach diesem emotionalen Teufelskreis, aus dem wir nicht freikommen.

Echte Nähe setzt – wie wir noch sehen werden – voraus, dass wir vor dem Hintergrund klarer Grenzen bereit sind zu teilen. Haben wir gelernt, Grenzen zu setzen, dann ist da genug Raum, dass wir so sein können, wie wir sind, und anderen Menschen begegnen können, so wie sie wirklich sind.

Grenzen. Eine Einführung

Grenzen stehen in Bezug zu allen Aspekten des *Werks*, die wir bislang kennengelernt haben. Es widerstrebt mir, bestimmte Ideen als »die wichtigsten« zu beschreiben, doch sollte es etwas geben, das du aus diesem Buch mitnimmst, dann hoffe ich, dass es der Inhalt dieses Kapitels ist. Grenzen schützen dich. Sie sorgen dafür, dass du physisch ausgeglichen bist. Und sie verbinden dich mit deinem intuitiven Selbst, weshalb sie zu den Grundvoraussetzungen einer authentischen Liebe gehören.

Grenzen sind die notwendige Grundlage für jede deiner Beziehungen – vor allem aber für die zu dir selbst. Sie sind die Mauern, die dich vor unangemessenem, nicht akzeptablem, unauthentischem oder unerwünschtem Verhalten schützen. Mit klaren Grenzen fühlen wir uns sicher genug, um unsere authentischen Bedürfnisse und Wünsche auszudrücken. Wir können die Reaktionen unseres Nervensystems besser regulieren und im Modus des sozialen Engagements leben, weil die Grenzen uns Sicherheit schenken. Und wir befreien uns von den Ressentiments, die sich unweigerlich einstellen, wenn wir unsere Grundbedürfnisse vernachlässigen. Grenzen sind wesentlich – aber auch erschreckend, vor allem, wenn wir in einem vermaschten Umfeld aufgewachsen sind, in dem es keinerlei Grenzen gab oder diese ständig übertreten wurden.

Viele von uns haben nie gelernt, Nein zu sagen. Mit dem Ergebnis, dass wir viel zu oft Ja sagen und zu viele Anforderungen erfüllen, bis wir an einem Punkt ankommen, an dem wir ein Machtwort sprechen. Danach aber fühlen wir uns oft schuldig und beschämt über diese plötzliche Hundertachtziggradwende. Und so entschuldigen wir uns, tun unsere Bedürfnisse ab oder versuchen, sie überschwänglich zu erklären. Wenn du dich in diesen Worten wiedererkennst, dann besteht durchaus die Wahrscheinlichkeit, dass du davon profitieren würdest, Grenzen aufzuzeigen.

Das erste große Hindernis auf dem Weg zu gesunden Grenzen ist die Vorstellung, »nett« sein zu müssen – eine Eigenschaft, die wir neu definieren sollten. In seinem Buch *Not Nice: Stop People Pleasing, Staying Silent and Feeling Guilty ... and Start Speaking Up, Saying No, Asking Boldly, and Unapologetically Being Yourself* erklärt Dr. Aziz Gazipura, dass nett sein zu wollen auf folgender unzutreffender Einschätzung beruht: »Wenn ich anderen einen Gefallen tue ... dann mögen sie mich. Sie lieben mich und überschütten mich mit Anerkennung und allem, was ich mir wünsche.«[71] Er nennt dieses Phänomen den »Nettigkeitskäfig« – da uns das zwanghafte Suchen nach Wertschätzung in einen Käfig sperrt, den wir uns selbst gezimmert haben. In Wirklichkeit ist es das »Nicht-nett-Sein«, die Treue zu unserem authentischen Selbst, die uns in die Lage versetzt, unseren eigenen Wert deutlich zu machen. Dabei geht es nicht darum, dass du dich besonders fies, arrogant oder rücksichtslos aufführst, sondern dass du einfach weißt, was du willst, wo deine Grenzen sind und wie du sie anderen signalisieren kannst. Zu lernen, Nein zu sagen und nicht ständig jemandem »gefällig« zu sein, ist ein wichtiger Schritt, wenn du dein Selbst zurückfordern willst. Daher ist das Nein-Sagen häufig das Netteste, was du für dich selbst und deine Lieben tun kannst.

Obwohl viele Menschen mit nicht existierenden oder zu durchlässigen Grenzen leben müssen, verfallen nicht wenige auch ins andere Extrem: Sie setzen zu starre Grenzen. Sie lassen keine Verbundenheit zu und bunkern sich hinter hohen Mauern emotionalen Rückzugs ein, nur um keinen Kontakt zu anderen zu riskieren. Und jene Menschen, für die sie die Zugbrücke herunterlassen, müssen strenge Verhaltensregeln befolgen. Wenn unsere Grenzen in der Kindheit von einer primären Bezugsperson immer wieder verletzt wurden, fühlen wir uns auch in anderen Beziehungen nie ganz sicher. Für manche Menschen ist die Mauer das Einzige, was sie nach einer vermaschten Kindheit schützt. Wenn wir uns aus Selbstschutzgründen zurückziehen, machen wir freie, spontane Beziehungen mit anderen unmöglich. So haben wir zwar mehr Kontrolle über uns und andere, und das – so glauben wir zumindest – gibt uns mehr Sicherheit. Doch tatsächlich unterdrücken wir nur die Stimme unserer Intuition und leben schließlich ein ebenso einsames und unauthentisches Leben wie all jene Menschen, die keine Grenzen kennen.

Nimm dir also ein wenig Zeit, um die verschiedenen Bereiche deines Lebens zu durchleuchten. Die folgenden Kategorien helfen dir herauszufinden, ob deine Grenzen eher starr, unbestimmt oder flexibel sind.

Starre Grenzen

- Du hast wenige enge oder nahe Beziehungen.
- Du hast chronische Angst vor Zurückweisung.
- Du hast allgemein Probleme, um Hilfe zu bitten.
- Du bestehst strengstens auf deiner Privatsphäre.

Lockere Grenzen

- Du willst fast zwanghaft anderen gefallen.
- Du definierst deinen Selbstwert über die Meinung anderer.
- Du kannst generell nicht Nein sagen.
- Du gibst anderen ständig ganz private Informationen.
- Du willst ständig anderen helfen, sie retten oder für sie Probleme lösen.

Flexible Grenzen

- Du bist dir deiner Werte bewusst und weißt deine Gedanken, Meinungen und Überzeugungen zu schätzen.
- Du weißt, wie du anderen deine Bedürfnisse kommunizieren kannst.
- Du teilst persönliche Informationen angemessen mit.
- Du kannst Nein sagen, wenn nötig, und akzeptierst auch ein Nein bei anderen.
- Du bist fähig, deine Emotionen zu regulieren, und erlaubst anderen, die ihren auszudrücken.

Wichtig bei allen Grenzen, die du setzt: Sie dienen nicht den anderen, sondern *dir* selbst. Du stellst damit anderen Menschen kein Ultimatum, dass sie sich so oder so benehmen müssen. Ein Ultimatum ist der Versuch, das Verhalten eines anderen mit dem Androhen von Konsequenzen zu ändern. Eine Grenze hingegen ist eine persönliche Ansage, mit der du für die Erfüllung deiner Bedürfnisse sorgst. Diese Handlung vollziehen wir für uns selbst, ganz egal, wie die andere Seite darauf reagiert. Dass sich der andere in der Folge möglicherweise verändert, ist eine sekundäre Wirkung. Ein wichtiger Aspekt beim Grenzensetzen ist es, dass wir auch unserem Gegenüber das Recht auf Grenzen zugestehen und sie respektieren, während wir unsere eigenen aufrechterhalten.

Wenn unsere Bedürfnisse nicht erfüllt oder unsere Grenzen von anderen bewusst übertreten werden, können wir nicht mit dem Finger auf den »Täter« zeigen und sagen: »*Du* musst dich ändern.« Stattdessen sollten wir uns die Frage stellen: Was muss ich tun, damit meine Bedürfnisse erfüllt werden?

Welche Arten von Grenzen gibt es?

Da Grenzen zum weiten Feld menschlicher Erfahrung auf körperlicher, geistiger und seelischer Ebene gehören, gibt es dementsprechend natürlich auch unterschiedliche Formen von Grenzen.

Die ersten sind Grenzen, die den *Körper* betreffen. Unbestimmte körperliche Grenzen führen möglicherweise dazu, dass wir zu viel Wert auf unser Aussehen legen – darauf, was unser Körper leisten kann und wie andere uns sexuell sehen. Am anderen Ende des Spektrums betrachten wir uns fast als körperlos – ein schwebender Geist, der keine Verbindung zum Körper hat und daher auch körperliche Bedürfnisse nicht erkennt. Sind unsere körperlichen Grenzen zu starr, werden uns die Bedürfnisse unseres Körpers schnell zu viel. Wir wollen unsere körperlichen Empfindungen zurückdrängen und unterdrücken sie ebenso wie unsere sexuellen Wünsche.

Die Wünsche und Bedürfnisse unseres Körpers zu erfüllen kann heißen, dass wir unseren persönlichen Raum klarmachen und bestimmen, wie viel Körperkontakt wir haben wollen. Dazu gehört auch, dass wir Grenzen setzen im Hinblick auf Dinge, die wir nicht diskutieren wollen – zum Beispiel, wenn wir keine Kommentare zu unserem Aussehen oder unserer Sexualität hören möchten. Auch das Gespür für unsere Selbstfürsorge ist Teil der körperlichen Grenzsetzung, zum Beispiel, wenn wir eine bestimmte Menge Schlaf brauchen, bestimmte Dinge essen wollen oder unserem Körper ein bestimmtes Quantum Bewegung gönnen möchten.

Die zweite Art von Grenzen betrifft unsere *Ressourcen.* Wenn wir hier zu freigebig sind, sind wir immer »auf Abruf«, wie Susan es für ihre Freunde war. Wer im Hinblick auf seine Ressourcen keine Grenzen setzt, gibt und gibt, bis er nicht mehr kann. In solchen Fällen kosten Beziehungen zu Freunden, Partnern oder Angehörigen immer unendliche Mengen Kraft. Wenn wir uns beim Geben erschöpfen, hat das meist damit zu tun, dass wir glauben, umso mehr geliebt zu werden, je selbstloser wir sind. Und dass wir denken, wir müssten unsere Zeit ständig anderen zur Verfügung stellen. Doch die Wirklichkeit ist nicht so. Zeit ist sogar eine der kostbarsten Ressourcen, die wir haben. Doch Menschen, die anderen im Hinblick auf ihre Ressourcen keine Grenzen auferlegen, können einfach nicht Nein sagen, wenn man sie bittet, Zeit und Energie für etwas aufzuwenden, was sie nicht wirklich interessiert.

Die Kehrseite sind Menschen, die ihre Ressourcen zu rigoros begrenzen. Was die Zeit angeht, sind dies zum Beispiel Menschen, die Tag für Tag einen rigiden Stundenplan befolgen und beispielsweise immer zur selben Zeit ins Fitnessstudio gehen, egal, wie es ihnen geht und was um sie herum passieren mag. Selbst bei einem Notfall in der Familie halten sie an ihrem Stundenplan fest, auch wenn es noch so schwierig sein mag. Mein Tag war immer auf die Minute durchgeplant: Ich plante sogar gewissenhaft meine Zeit vor dem Fernseher. Doch die mangelnde Flexibilität im Umgang mit unseren Ressourcen legt uns selbst Beschränkungen auf, die den unterschiedlichen Bedürfnissen unseres authentischen Selbst nicht dienlich sind.

Und dann sind da noch die *mentalen/emotionalen* Grenzen, die in vermaschten Familien häufig überschritten werden. Ist diese Art von Grenzen zu unbestimmt, dann haben wir das Gefühl, dass wir für den mentalen oder emotionalen Zustand der Menschen um uns herum verantwortlich sind. Wir haben das Bedürfnis verinnerlicht, andere zu »retten« oder alle Menschen glücklich zu machen. Aber es ist gar nicht möglich, einen anderen Menschen ständig glücklich zu machen. Fehlende Grenzen führen hier dazu, dass wir unsere eigenen Ressourcen überstrapazieren und erschöpft zurückbleiben. Die Bedürfnisse anderer immer zu erfüllen ist ein unerreichbares Ziel und lässt uns letztlich nur unsere eigenen Bedürfnisse übersehen.

In einer vermaschten Familie können wir auch unbestimmte mentale und emotionale Grenzen entwickeln, die sich in Gruppendenken äußern. Dies ist der Fall, wenn wir unsere eigenen Gedanken und Meinungen denen der Gruppe unterordnen, wie es häufig in religiösen Haushalten geschieht, wo man es für »selbstverständlich« hält, dass jeder denselben Überzeugungen folgt. Direkt und indirekt ergeht an alle Familienmitglieder die

Botschaft, dass sie sich einander anpassen müssen. Begleitet wird dies von der heftigen Angst, im Falle einer Verweigerung ausgestoßen zu werden.

Werden mentale und emotionale Grenzen zu starr gehandhabt, dann interessieren wir uns kein bisschen dafür, wie andere die Welt sehen. Wenn wir stur unsere eigenen Überzeugungen und Emotionen über alles stellen, bleibt der Graben zu den Menschen in unserer Umgebung unüberbrückbar. Wir können keine echte Beziehung zu ihnen herstellen. Da wir ständig die Zugbrücke oben halten, gibt es keinen Raum für eine Begegnung mit anderen Ideen oder Emotionen. Wir werden zur Insel. Zu diesem Extremzustand kommt es zwar relativ selten, sehr wohl aber zu einzelnen rigiden Verhaltensweisen, zum Beispiel indem wir darauf bestehen, von etwas die Hälfte zu bekommen, obwohl wir es eigentlich gar nicht wollen.

Mentale und emotionale Grenzen versetzen uns in die Lage, zwischen uns und unserer emotionalen Welt und der unseres Gegenübers eine klare Trennlinie zu ziehen und ihm gleichzeitig seine eigene Gefühlswelt zu lassen. Eine bewusste Grenzziehung heißt, dass wir einen besseren Zugang zur Stimme unserer Intuition haben und mehr Kontrolle über unseren emotionalen Zustand. Wir empfinden ein Gefühl der Sicherheit, das uns wiederum erlaubt, unsere Gedanken, Meinungen und Überzeugungen mit anderen zu teilen. Wir fühlen uns nicht gezwungen, anderen zu gefallen oder mit ihnen stets einer Meinung zu sein.

Die emotionale Müllkippe oder Über-Intimität

Emotionale Über-Intimität ist ein Thema, das in meiner SelfHealer Community häufig auftaucht. Vielen Menschen wurde als Kind so etwas wie eine Privatsphäre nicht zugestanden. Vor allem dann nicht, wenn übergriffige und vermaschte Elternfiguren in puncto Über-Intimität stets mit gutem Beispiel vorangingen, immer über alles informiert sein wollten oder ihren Kindern Dinge überstülpten, die für ihr Entwicklungsstadium viel zu belastend waren. Ich höre immer wieder Geschichten von Müttern, deren Tochter ihre »beste Freundin« war, der sie viel zu früh Dinge erzählten, die sie altersmäßig überforderten. Olivia, eine SelfHealerin, die geradezu zwanghaft die intimsten Dinge öffentlich ausbreitet, meint, diese Dynamik habe in der Beziehung zu ihrer Mutter begonnen. Die hatte ihr, als Olivia gerade einmal sechs Jahre alt war, anvertraut, sie habe einen Freund losgeschickt, um den Vater aus einem Strip-Club zu holen. Zu viel Information und das viel zu früh. Dass ihre Mutter keine Grenzen kannte, führte dazu, dass Olivia im Umgang mit anderen ebenfalls distanzlos ist. Wenn sie sich unter Druck fühlt oder aus anderen Gründen gestresst ist, gibt sie zu viel von sich preis. Sie beschreibt sich selbst als »Dampfplaudermaschine«, die immer noch mehr redet, wenn sie spürt, dass ihr Gegenüber sich unwohl fühlt. Das ist ein fast reflexhafter Automatismus, der sie manchmal Dinge sagen lässt, die sie später bereut.

Es ist gut für uns, wenn wir rund um unser Innenleben Grenzen aufziehen. Dann können wir auch zulassen, dass es zu Gesprächspausen kommt, ohne dass wir die Stille sofort mit dem füllen müssen, was uns gerade durch den Kopf geht. Es gibt Dinge, die wir für uns behalten. Können wir Grenzen setzen, dann ist es unsere Sache, wann und wem wir unsere emotionale Energie schenken wollen. Der entscheidende Punkt ist dabei die eigene Entscheidung. Wir begreifen, dass unsere Gedanken, Gefühle und Überzeugungen uns gehören. Wir entscheiden, ob wir sie mit allen oder mit niemandem teilen wollen.

Ein anderes Problem, das im Zusammenhang mit fehlenden mentalen, emotionalen oder ressourcenmäßigen Grenzen auftreten kann, ist die emotionale Müllentsorgung. Dabei überschütten wir andere Menschen mit unseren emotionalen Problemen, ohne im Geringsten darauf zu achten, wie es *ihnen* damit geht. Ich bin sicher, du kennst mindestens eine Person, die das macht. Und vielleicht bist es ja du selbst. Manche Menschen nennen so etwas auch »Dampf ablassen«, aber das ist nicht zutreffend. Dampf ablassen hat nämlich durchaus etwas Positives. Wenn wir Dampf ablassen, geht es um ein ganz konkretes Thema, und unserem Herzen so Luft zu machen hilft uns, Stress besser zu bewältigen. Das Resultat ist daher meist positiv. Bei der emotionalen Müllentsorgung aber kippen wir dem anderen wild unsere negativen, zwanghaft kreisenden Gedanken über. Leute, die andere auf diese Weise zumüllen, haben häufig mit emotionalen Süchten zu kämpfen. Ihre überschießende Emotionalität verstärkt dieses Verhalten noch, selbst wenn die Menschen in ihrem Umfeld es nicht unterstützen. Es ist ein urmenschlicher Instinkt und daher emotional oft heilsam, andere um Rat und Hilfe zu bitten. Doch dem emotionalen Müllentsorger geht es nicht um Hilfe. Er bedient sich vielmehr einer zwanghaft wiederholten Bewältigungsstrategie, die für die Bedürfnisse des anderen oder gar seine Ratschläge keinen Raum lässt. Emotionale Müllkippen entstehen, weil es auf beiden Seiten keine Grenzen gibt: Der »Müllentsorger« hat unbestimmte mentale und emotionale Grenzen, die »Müllkippe« (wenn sie des Öfteren in diese Situation gerät) kann ebenfalls keine klaren Grenzen setzen, um dieses Verhalten zu unterbinden.

Manchmal laden Menschen ihre Emotionen auch bei anderen ab, weil sie Angst haben, damit allein nicht fertigzuwerden. Aber es kann uns selbst schaden, wenn wir unsere negative Energie jemand anderem aufbürden. Manchmal gleicht eine solche emotionale Müllentsorgung einer Strafaktion, zum Beispiel, wenn jemand ständig Trübsal bläst, selbst wenn sein Gegenüber ihm tolle Neuigkeiten berichtet. Stell dir vor, du erzählst einem Freund von deiner Beförderung oder vom letzten Urlaub. Er aber lenkt das Gespräch sofort wieder auf seine Probleme oder sogar auf deine Schwierigkeiten mit deinem Ehepartner. Das kann sich dann schon fast aggressiv anfühlen, so, als würde er seinen emotionalen Müll als Waffe gegen dich einsetzen. Aber das ist nicht unbedingt Absicht. Emotionale Müllentsorger fühlen sich nur dann wohl und im Gleichgewicht, wenn sie über Dinge reden, die sie deprimieren. Positives ist für sie unvertrautes Terrain, auf dem sie sich unbehaglich fühlen. Also lenken sie das Gespräch zurück in jene stressigen Gefilde, mit denen ihr System bestens bekannt ist.

Die emotionale Müllentsorgung ist kein Einwegsystem. In manchen Beziehungen stellt sie sogar das zentrale Bindeglied dar. Ein klassisches Beispiel dafür ist, wenn sich die Beziehung um einen Konflikt formiert, den beide erlebt haben. Dies könnten die Nachwehen schlimmer Scheidungen sein. Dann teilen die Partner jedes noch so grässliche Detail des oder der Ex, selbst wenn diese früheren Ehen schon vor Jahren endeten.

Beide sitzen dann in einem emotionalen Suchtverhältnis fest, das ständig ihr autonomes Nervensystem aktiviert.

Wie du Grenzen setzt

Um von Grenzen sinnvoll Gebrauch zu machen, ist der erste Schritt, sie erst einmal zu definieren. Verschaffe dir Klarheit, wo es in deinem Leben an Grenzen fehlt. Wenn du bislang noch nie bewusst Grenzen gesetzt hast, kann es schwierig sein herauszufinden, wo sie dir nützlich sein könnten. Das ist absolut normal. Wirf einfach mal einen Blick auf die Menschen und Situationen, die dir in deinem Leben begegnen. Du hast dich zum Brunch mit einer alten Studienfreundin verabredet. Wie fühlst du dich damit? Spürst du eine gewisse Enge in der Brust? Oder melden sich gewisse Ressentiments, bevor du dich zu eurem Treffen aufmachst? Wie hast du dich während der Begegnung gefühlt? Mitteilungsbedürftig, erfüllt, voller Freude? Oder erschöpft, eingeengt und ausgepowert? Und danach? Möchtest du sie wieder treffen, oder überlegst du schon, wie du einem zweiten Treffen entgehen kannst?

Grenzen verbinden uns mit der Stimme unserer Intuition. Ein Engegefühl in der Brust ist beispielsweise ein wichtiger Hinweis. Es ist wichtig, deine Gefühle und Körperempfindungen genau zu kennen, wenn du Grenzen setzen möchtest. Und vergiss nicht: Im Beobachtungsmodus denken wir uns nicht aus, wie wir uns fühlen. Wir registrieren einfach, wie unser Körper auf bestimmte Dinge reagiert.

Sobald du angefangen hast, deinen körperlichen Empfindungen nachzugehen, überprüfst du, wo es dir im Moment an klaren Grenzen fehlt. Was brauchst du? Was muss sich ändern, damit du dich in deinen Beziehungen sicher fühlst? Du machst diese Übung nämlich ausschließlich für *dich selbst*. Wenn du aus einer vermaschten Familie kommst, dann neigst du vermutlich dazu, die Auswirkungen, die dein Verhalten auf andere hat, gleich mitzudenken. (*Was wird Janet nur denken, wenn ich jetzt unser Treffen absage?*) Dein Ziel ist es nun, dir deinen Wert zurückzuerobern. Frag dich, womit *du* dich glücklicher, sicherer und wohler fühlst. Nimm dir ruhig ein paar Tage Zeit, um deine Beziehungen abzuklopfen und herauszufinden, welche Grenzen am häufigsten übertreten werden. Das ist ein perfekter Wegweiser für deine künftige Grenzsetzung.

Hier ein paar Beispiele für solche Grenzübertretungen:

Körperlich: Deine Mutter macht abfällige Bemerkungen über Frauen mit Übergewicht.

Nötige Veränderung: Du willst, dass sie damit aufhört.

Mental/Emotional: Eine Freundin heult sich ständig bei dir über ihren Ex aus.

Nötige Veränderung: Du möchtest, dass eure Beziehung mehr ins Gleichgewicht kommt.

Ressourcen: Ein Kollege will jeden Tag mit dir zu Mittag essen.

Nötige Veränderung: Du willst auch mal für dich sein.

Nun, wo du herausgearbeitet hast, in welchen Bereichen dir Grenzen guttun und wie sie dir helfen würden, ist es an der Zeit, dich darin zu üben, die notwendigen Grenzen auch zu ziehen. Wie du dabei vorgehst, hängt letztlich davon ab, was du erreichen willst. Der erste Schritt ist auf jeden Fall, deine Grenze zu kommunizieren. Wenn du sie klar kommunizierst, darfst du dich (auch im Rahmen deiner Beziehung) auf einen Wandel zum Besseren freuen.

Dabei ist es sehr hilfreich, dir deine Absicht bewusst zu machen. So kannst du herausfinden, warum du hier Grenzen setzen willst: *Ich tue das, weil ich x oder y* möchte. Ein Beispiel: *Ich tue das, weil ich möchte, dass die Beziehung nicht zerbricht, denn unsere Freundschaft ist mir wichtig.* Du musst das vor deinem Gegenüber nicht ansprechen. Wichtig ist nur, dass du dir dieser Tatsache bewusst bist. Willst du dem anderen deine Gründe erläutern, könnte sich das so anhören: »Du bist mir wirklich wichtig. Daher möchte ich in unserer Kommunikation das eine oder andere ändern.«

Bei der Kommunikation deiner Grenzen ist es hilfreich, dich so sachlich wie möglich auszudrücken. Du willst dich schließlich auf die *Tatsachen* konzentrieren. »Wenn mitten in der Nacht das Telefon klingelt, während ich schlafe, bleibt der Anruf unbeantwortet.« Am besten sprichst du den anderen überhaupt nicht direkt auf das unerwünschte Verhalten an, dann zieht sein Ego nämlich nicht gleich die Zugbrücke hoch. Versuch, so selbstsicher und respektvoll wie möglich zu sein, auch wenn es dir schwerfällt. Denk daran: Du tust nichts Unrechtes. Du achtest dich selbst und die Beziehung. Damit du siehst, wie das gehen kann, hier ein Muster, das du an deine Bedürfnisse anpassen kannst. Du könntest sagen:

> »Ich ändere zurzeit ein paar Dinge, damit … (*Was soll dir die neue Grenze bringen?*) Ich hoffe, du verstehst, wie wichtig das für mich ist. Ich nehme an, dass … (*Hier fügst du ein, wie du das Verhalten des anderen siehst.*) Wenn du … (*Nenne hier das problematische Verhalten*), dann fühle ich mich … (*Füg hier ein, wie*

> *es dir damit geht.*) Mir ist klar, dass dir das vielleicht nicht bewusst ist. In Zukunft … (*Hier fügst du ein, was deiner Ansicht nach geschehen oder nicht passieren sollte.*) Wenn … (*Füge hier wieder das problematische Verhalten ein.*) wieder passiert, dann werde ich … (*Hier sagst du, wie du künftig reagieren wirst, um deine eigenen Bedürfnisse zu wahren.*)«

Vergiss nicht, dass beim Setzen von Grenzen das Timing wichtig ist. Mach deine Grenzen klar, wenn beide Seiten emotional möglichst ausgeglichen sind. Wenn unser Nervensystem im Aktivierungsmodus ist, dann werden wir mit schwierigen Situationen nicht gut fertig. Wenn der Vagusnerv überreagiert, verschließen sich sogar die Muskeln im Mittelohr. Tu also dein Bestes, um eine Zeit zu finden, in der beide Beteiligten emotional im Gleichgewicht sind, sodass du deine Grenzen klarmachen kannst.

Wenn du darüber nachdenkst, wo du in Zukunft Grenzen setzen willst, dann konzentriere dich darauf, wie du künftig anders reagieren wirst, statt ständig zu grübeln, wie es dem anderen damit wohl gehen wird. Viele Grenzen werden nämlich schon zurückgenommen, bevor sie überhaupt laut proklamiert wurden – weil wir uns vorstellen, wie unsere vorher nicht existenten Grenzen andere verletzen könnten. Oder dass unser Gegenüber zurückschlagen und uns wehtun könnte. Wir machen uns selbst fertig. Wir machen uns Vorwürfe, dass wir undankbar und selbstsüchtig sind – und was es da sonst noch an Gemeinheiten gibt, die wir uns entgegenschleudern können. Wenn du dein ganzheitlich heilsames *Werk* nicht getan hast, das der Grenzsetzung vorangeht – dein fehlreguliertes Nervensystem ins Gleichgewicht bringen, die Verletzungen deines inneren Kinds erkennen und deine Traumabindungsmuster verstehen –, dann verhindert diese fiese Selbstsabotage, dass du aktiv werden und deine Grenzen wahren kannst.

Manchmal braucht es auch gar keine klärenden Gespräche, wenn du Grenzen neu ziehen möchtest. Du kannst deine Grenzen nämlich auch ohne ein solches Gespräch errichten. Vor allem in weniger persönlichen Beziehungen, zum Beispiel wenn du nicht immer mit einem Kollegen essen gehen möchtest. Hier ein paar Sätze, mit denen du eine klare Grenze ziehst:

> »Ich würde ja gern, aber momentan ist keine gute Zeit.«
> »Damit fühle ich mich nicht wohl.«
> »Das ist für mich nicht machbar.«
> »Wow. Vielen Dank für die Einladung/Aufforderung, aber im Moment geht es nicht.«
> »Ich melde mich bei dir, wenn wieder Licht am Ende des Tunnels ist.«

Ich habe mit dem Grenzziehen erst mal im Berufsleben angefangen. Für mich fühlte es sich sicherer an, einem Fremden per E-Mail abzusagen als einem Freund oder einer Partnerin. Ich begrenzte zuerst die emotionale Energie, die ich für bestimmte Aktivitäten, wie den Konsum der sozialen Medien, oder bestimmte Menschen aufzuwenden bereit war.

Wenn dir das Setzen von Grenzen nicht in die Wiege gelegt wurde, würde ich vorschlagen, dass du erst mal klein anfängst. Üb in den »Außenbereichen« deines Lebens, bei emotional nicht so überfrachteten Fragen – eben zum Beispiel bei der Frage, ob du mit einem Kollegen essen gehen möchtest. Solche Situationen eignen sich wunderbar, um das Setzen von Grenzen zu üben. Diese zwanglosen Beziehungen sind ein gutes Übungsfeld, um dich daran zu gewöhnen, auch einmal Nein zu sagen. Je mehr du übst, desto besser wirst du. Mit der Zeit stellst du fest, dass solche Dinge immer auf eine von zwei Arten enden: Entweder ist dein Gegenüber beleidigt – oder eben nicht. Spiel ruhig mal ein paar Worst-Case-Szenarien durch. Was würde passieren? Und wäre das wirklich so schlimm? Du kannst mir zudem glauben: Es kommt selten so schlimm wie befürchtet.

Das Unbehagen, das sich vielleicht damit verbindet, wenn wir für andere Grenzen setzen, erspart uns im Gegenzug Jahre des Ärgers und der Frustration. Die Beziehung, die sich herauskristallisiert, nachdem du klare Grenzen gesetzt hast, sieht vielleicht ganz anders aus als die, die ihr zuvor hattet. Sie wird stärker, ehrlicher und letztlich auch nachhaltiger sein. Grenzen sind für jede gesunde Beziehung wichtig. Betrachte sie als Dienst, den du dir und dem anderen erweist.

Der dritte Schritt hört sich erst mal einfach an, stellt sich aber häufig als der schwierigste heraus: Du stellst sicher, dass deine neu gesetzten Grenzen auch gewahrt bleiben. Sobald du eine Grenze gezogen hast, kommt es darauf an, dass du ruhig und präsent bleibst. Widersteh der Versuchung, dich zu verteidigen oder übermäßig viel zu erklären, ganz egal, wie die anderen Beteiligten reagieren. Vielleicht löst die Reaktion des anderen oder der betroffenen Gruppe bei dir eine Stressantwort aus. Nichtsdestotrotz ist es von entscheidender Bedeutung, dass du fest bleibst und deine Grenze nicht gleich wieder aufweichst.

Wenn wir unser Auftreten in Beziehungen verändern, sollten wir nicht vergessen, dass sich in Beziehungen mit der Zeit immer mehr Erwartungen einschleichen und verfestigen. Daher ist es hilfreich, sich klarzumachen, dass durch deine Grenzen bestimmte Erwartungen der anderen Seite wirklich enttäuscht werden, und das mitunter recht unvermittelt, zumindest aus deren Perspektive. Im Übrigen kannst du damit rechnen, dass sich dein Gegenüber, wenn es mit alten Verlassensängsten kämpft, schützen oder dich sogar angreifen wird.

Doch unsere Grenzen zu wahren ist meist ein Kampf gegen unsere inneren Stimmen, die sich hinterrücks erheben und uns Dinge ins Ohr flüstern wie: *Ich habe kein Recht, Grenzen zu setzen. Ich bin selbstsüchtig oder gemein oder böse.* Wenn du Grenzen setzt und wahrst, wirst du bei den anderen auf Verwirrung stoßen, auf Widerstand und auf bissige Bemerkungen. »Du hast dich ja ganz schön verändert« ist eine der häufigsten. Mitunter löst dein neuartiges Verhalten bei anderen sogar Wut aus. Gleichzeitig hast du mit Ängsten und Zweifeln zu kämpfen. Du würdest am liebsten selbst vor den Punkt null zurückkehren. (Da ist er wieder, der altbekannte Drang zum Rückzug ins Vertraute.) Doch sobald du angefangen hast, dein Selbst zu würdigen und zu wahren, sobald du dich damit etwas sicherer fühlst, hat es keinen Sinn mehr zurückzublicken. Wenn du den Wandel willst und brauchst, darfst du dich nicht mehr in alte Muster zurückfallen lassen. Setzt du Grenzen, nur um sie gleich wieder aufzuweichen, weil jemand empört reagiert, dann bestärkst du dein Gegenüber nur in seinem Verhalten, deine Wünsche gnadenlos in Grund und Boden zu trampeln. Das wäre eine klassische negative Verstärkung: Der andere wird dieses Verhalten jedes Mal wiederholen, wenn du versuchst, die Beziehung zu verändern. *Wenn ich nur lange genug schreie und herumbrülle, wird alles wieder so, wie ich es gewohnt war.*

Erwartungen und Mitgefühl

Die Mutter, die von dir erwartet, dass du dir ihren Klatsch anhörst; die Kollegin, die ständig mit dir in die Mittagspause gehen will; die Freundin, die von dir erwartet, dass du jederzeit ans Telefon gehst, wenn sie ihren Emotionsmüll abladen möchte – all diese Menschen werden vermutlich enttäuscht oder wütend reagieren, wenn ihre Erwartungen (und das, was sie als ihre Bedürfnisse betrachten) nicht erfüllt werden. Das ist in Ordnung.

Du erfüllst vielleicht nicht ihre Erwartungen, aber du lässt ihnen die Wahl. Sie können weitermachen wie gehabt und bei dir an eine Grenze stoßen, zum Beispiel, wenn du ihnen deine Gegenwart oder Unterstützung vorenthältst. Oder sie können sich dafür entscheiden, diese Grenze zu respektieren und die Beziehung zu dir unter neuen Vorzeichen fortzusetzen. Das ist der Befähigungsaspekt der Grenzen: Dein Gegenüber hat die Wahl.

Denk daran: Erwartungen gibt es auf beiden Seiten. Häufig hat die innere Arbeit an unseren Grenzen damit zu tun, unsere eigenen Erwartungen zu überprüfen und zu erkennen, wozu manche Menschen in der Lage sind und wozu nicht. Für dich ist es wichtig zu akzeptieren, dass sich die meisten Menschen wohl nicht ändern werden, zumindest nicht sofort. Manche ändern sich vielleicht auch gar nicht. Du kannst dabei ruhig auf deine bisherigen Erfahrungen zurückgreifen, um einzuschätzen, wie dein Gegenüber wohl reagieren könnte, wenn du ihm plötzlich eine Grenze aufzeigst. Wenn deine Mutter schon seit jeher die Neigung hatte, sich ohne Bedenken in dein Leben zu mischen, kannst du vielleicht Kompromisse erzielen. Vermutlich wird Mami weitermachen wie gewohnt. In diesem Fall bestimmst du, was für dich absolut nicht geht. Das sind die Bereiche, in denen du keinen Kompromiss eingehen wirst. Es kann auch nicht schaden, bei deinen Erwartungen an den Wandel bei anderen eine gewisse Flexibilität zu wahren und sie auf die Grenzen, Fähigkeiten und die Bewusstheit der anderen abzustimmen. Wo das nicht möglich ist, solltest du dich ganz herausnehmen. Das wäre die extremste Grenze überhaupt: Du brichst den Kontakt ab.

Wenn wir die Arbeit mit den Instrumenten der Selbstheilung aufnehmen, bekommen wir nicht nur Einsicht in unsere eigenen Denk- und Verhaltensmuster, sondern auch in die der anderen. Das lässt in uns Mitgefühl selbst mit den Menschen entstehen, zu denen wir den Kontakt abgebrochen haben. Das zeigt auch das Beispiel der Mutter, die ständig bissige Bemerkungen über das Gewicht anderer Frauen machte. Zoe, eine Frau aus der SelfHealer Community, glaubte lange Zeit, ihre Mutter tue das, um sie selbst kleinzumachen, denn Zoe hatte Probleme, ihr Gewicht zu halten. Nachdem Zoe sich auf den Weg der Heilung gemacht hatte, veränderte sich ihre Haltung ihrer Mutter gegenüber, als ich sie fragte: »Warum reagiert deine Mutter so heftig auf Gewichtsprobleme?«

Da ging Zoe ein Licht auf. »Die Frau, deretwegen mein Vater sie verlassen hat, ist recht rundlich.« Ein paar Augenblicke vergingen. Dann: »Meine Mutter hatte ohnehin eine tiefe Kindheitswunde, die mit dem Verlassenwerden zu tun hatte. Die Untreue meines Vaters hat diesen Schmerz aktiviert. In Wirklichkeit aber geht es um den Verlust ihres Vaters, der starb, als sie noch ein Kind war.«

Aha! Bei diesen hämischen Bemerkungen ging es also nicht darum, die Tochter ins Visier zu nehmen. Aus ihnen sprach das tief verletzte Kind, das mit dem Verlust eines Elternteils zurechtkommen musste. Zoe hatte eine Grenze gesetzt: Wann immer ihre Mutter mit dem Gewichtsthema anfing, beendete sie das Gespräch. Zugleich empfand sie nun Mitgefühl für ihre Mutter. Und Liebe für deren inneres Kind, das sich so ungeliebt und wertlos vorkam, dass es andere verachten musste, um sich besser zu fühlen. Wenn wir die Beschränkungen anderer Menschen verstehen, wenn wir den Schmerz und die Angst erkennen, wo wir vorher Grausamkeit vermuteten, findet Heilung tatsächlich statt.

Die letztendliche Grenze

Die Arbeit an den Grenzen erwuchs ganz selbstverständlich aus meinen Bedürfnissen. Es war nicht so, als hätte ich plötzlich beschlossen: *Jetzt, wo ich mit Körper und Geist arbeite, ist es an der Zeit, auch mein Verhältnis zu anderen Menschen zu überprüfen.* Als ich anfing, mich mit meinem alten und meinem neuen Selbst zu beschäftigen, wurde mir klar, dass ich mich selbst schützen musste.

Ich fing damit in den Randbezirken meiner Beziehungen an. Ich beobachtete mein Inneres, wenn ich im Kontakt mit Freunden und Kollegen war. Ich merkte zum Beispiel: *Ich bin nicht gerade begeistert, wenn diese Person mir Textnachrichten schickt.* Oder: *Wenn ich mit diesem Menschen zu Mittag esse, komme ich total ausgelaugt zurück in die Praxis.* Ich verwendete immer weniger Zeit auf solche Beziehungen. Und ich bemerkte, wie sich meine bislang fehlenden Grenzen auf andere auswirkten. Bei einer Freundin wurde mir bewusst, dass ich sie als emotionale Müllkippe missbrauchte. Ich jammerte ihr ständig die Ohren voll mit dem neuesten Drama aus meinem Leben.

Diese unangenehme Erkenntnis traf mich wie der Blitz: Ich wusste sehr viel weniger über sie als sie über mich. Es war keine besonders tolle Erfahrung, mich so zu sehen, wie ich wirklich war. Und doch war es der entscheidende Schritt zur Rettung dieser Freundschaft. Heute verstehen wir uns gut, denn ich habe aktiv daran gearbeitet, die Dynamik innerhalb dieser zwischenmenschlichen Beziehung zu verändern.

Da ich weiter das Thema »Grenzen« für mich erkundete, stieß ich irgendwann auf die Vermaschung in meiner Familie. Es dauerte eine ganze Weile, aber schließlich stellte ich mich der Frage: *Kann ich innerhalb meiner Familie eine gesunde Beziehungsstruktur schaffen?*

Ich setzte bei den Essensgewohnheiten an. In einer großen italienischen Familie sind die gemeinsamen Mahlzeiten wichtige Momente des Zusammenseins und Ausdruck der Liebe füreinander. Nimmt man sich keine zweite Portion, reagiert man gleich mit Schuldgefühlen. Wenn jemand eine bestimmte Art von Mahlzeit ausschlägt, weil er seinen Körper nun mal gesünder ernähren möchte, gibt es durchaus böse Blicke. Als Lolly und ich anfingen, unsere Ernährung drastisch umzustellen, setzte ich eine neue Grenze, was Essen und meine Familie anging: Ich würde nichts essen, was ich nicht wirklich essen wollte. Wann immer ich auf Widerstand stieß, blieb ich eisern. Ich erwartete nicht, dass andere sich meinen Ernährungsgewohnheiten anpassten oder dass man für mich extra kochte. Aber ich würde bei meiner Entscheidung bleiben.

Als Nächstes kontingentierte ich meine Zeit mithilfe von Techniken, die ich mir im Beruf angeeignet hatte. Zum Beispiel, was Feiertage anging: *An Heiligabend verbrachte ich zwei Stunden mit meiner Familie, nahm aber am Weihnachtsessen am nächsten Tag nicht teil.* Als meine Eltern anriefen und mich einluden, rief ich ganz bewusst erst ein paar Minuten später zurück.

Natürlich bekam ich nach meiner Absage reihenweise SMS und Anrufe: »Geht es dir gut? Fehlt dir etwas?«

»Mir geht es gut«, antwortete ich. »Ich brauche nur ein wenig Zeit für mich.«

Ein paar Tage später hörte das Telefon wieder nicht mehr auf zu schrillen. Also setzte ich eine neue Grenze: Ich würde nur dann zurückrufen, wenn ich Lust dazu hatte. So fing ich an, mich aus der Verstrickung mit meiner Familie zu lösen und meine eigene Wirklichkeit mehr zu würdigen. Ich durfte eigene Wünsche, Bedürfnisse und Sehnsüchte haben, und diese mussten nicht mit denen meiner Familie übereinstimmen.

Dann handelte ich auch mit meiner Schwester eine neue Grenze aus. Das war etwas schwieriger, denn sie steht mir besonders nahe. Konkret ging es darum, dass wir immer nur über unsere Mutter redeten, wenn wir uns trafen: über ihre Medikamente, ihre Arztbesuche, ihre geistige Gesundheit. Zunächst einmal machte ich klar, dass ich nicht mehr jedes Mal mitgehen würde, wenn sie zum Doktor musste. Nächster Punkt: Telefonate. Ich würde nicht länger stundenlange Gespräche über meine Mutter führen. Keiner dieser Schritte fiel mir leicht. Diese neue (und unerwartete) Botschaft des Nein auszudrücken setzte meinem inneren Kind, dessen mit familiärer Vermaschung verbundene Konditionierungen Teil meiner Grundüberzeugungen sind, ordentlich zu. Die Stimmen in meinem Kopf zählten einen Grund nach dem anderen auf, weshalb ich diese Grenze nicht wahren sollte: *Du bist eine schlechte Tochter/Schwester/Tante*. Doch ich wusste, dass ich daran arbeitete, unsere Beziehung lebendig zu erhalten. Ohne mein Eingreifen würde alles so bleiben, wie es war.

Zu jener Zeit sah meine Familie überhaupt nicht ein, dass sich etwas ändern musste. Man sagte mir, ich sei einfach nur selbstsüchtig. Meine Schwester schrie mich an: »Das kannst du mir doch nicht antun!« Meine Mutter redete mir Schuldgefühle ein, mein Vater machte mir Vorwürfe. Als ich meiner Schwester anvertraute, dass ich mich meiner Mutter gegenüber immer emotional entfremdet gefühlt hatte, gab sie das brühwarm an den Rest der Familie weiter und brach damit das Band des Vertrauens zwischen uns. Von da an erzählte ich ihr nichts mehr.

Es wurde immer schwieriger, hinter meiner Familie zu stehen und weiter mit der gleichen Intensität an meiner Selbstheilung zu arbeiten. Ich fing an, mich zu fragen: *Was nimmt es mir an Heilung, wenn ich diese Beziehungen in der bisherigen Form weiterführe*? Schließlich kam ich zu dem Schluss, dass mir die Beziehung zur Familie einfach zu viel abverlangte. Ich war ständig total erschöpft, fühlte mich unerfüllt und war deshalb wütend. Also beschloss ich, die letztendliche Grenze zu setzen: Ich brach den Kontakt ab. Ich traf diese Entscheidung für mein inneres Kind. Ich wollte ihm zeigen, dass ich mir tatsächlich Zeit und Raum für mich nehmen und Entscheidungen treffen konnte, die gut für mich waren, selbst wenn sie anderen etwas »wegnahmen«. Zum ersten Mal in meinem Leben trat ich für mich ein und lernte dabei auch, wie ich mich authentisch für andere einsetzen konnte.

Diese Grenze – der sehr schmerzliche Überlegungen vorausgingen – hat mein Leben vom Kopf auf die Füße gestellt. Ich fand eine neue Gemeinschaft und in gewisser Weise eine neue Familie. Auf diese Weise fand ich den Pfad zu meiner wahren Berufung, meinen spirituellen Weg im Leben.

Tu dein Werk: Grenzen neu setzen

Schritt 1: Welche Grenze brauchst du?

Geh die folgende Liste durch, in der die verschiedensten Formen von Grenzen aufgeführt sind. Du kannst sie in jeder Form von Beziehung setzen. Überlege, wie es dir mit deinen verschiedenen Beziehungen geht. Die meisten Menschen haben ja Freunde, Angehörige, Kollegen und/oder Partner, mit denen sie regelmäßig Kontakt haben.

Erforsche, welchen Mustern deine Beziehungen gehorchen. So erkennst du schnell, welche Grenzen du gesetzt hast oder auch nicht.

Auf körperlicher Ebene

- Wie viel körperlichen Kontakt willst du? Wie viel Raum brauchst du? Wie viel Zeit willst du aufwenden? Und wann?
- Wie fühlst du dich angesichts von Kommentaren über dein Aussehen, deine Sexualität und so weiter?
- Wie geht es dir, wenn du deinen persönlichen Raum (Wohnung, Zimmer im Studentenwohnheim, Büro und so weiter) mit anderen Menschen teilen musst (auch wenn es sich um Freundin, Partner oder Kollegen handelt.) Der digitale Raum: Informierst du andere über deine Passwörter?

Auf mentaler/emotionaler Ebene

- Wie geht es dir, wenn du deine Gedanken, Meinungen und Überzeugungen mit anderen Menschen teilst, ohne sie zur

Änderung ihrer eigenen Meinung oder zur Annahme bestimmter Grundsätze drängen zu wollen?

- Kannst du Gedanken, Meinungen und Überzeugungen mit anderen Menschen teilen, ohne den Drang zu verspüren, mehr zu sagen als nötig? Und ohne das Bedürfnis, ihnen auch selbst mehr Informationen entlocken zu wollen als nötig?

Auf der Ebene deiner Ressourcen

- Kannst du eine bewusste Entscheidung treffen, für was und wie du deine Zeit verwendest? Kannst du darauf verzichten, allen gefallen zu wollen? Kannst du zulassen, dass dein Gegenüber eine ähnliche Entscheidung trifft?
- Kannst du zulassen, keine Verantwortung für die Emotionen anderer zu übernehmen? Kannst du darauf verzichten, alles für sie »in Ordnung« zu bringen oder sie für deine Gefühle verantwortlich zu machen?
- Bist du in der Lage, dir ein zeitliches Limit zu setzen, wie lange du andere mit deinen Problemen konfrontierst? Oder die Zeit zu begrenzen, die du dir nimmst, um anderen zuzuhören, wenn sie Dampf ablassen?

Nimm dir ausreichend Zeit, um in diesen Bereichen jene Grenzen auszumachen, die am häufigsten übertreten werden. Du bist dir nicht sicher? Das ist in Ordnung. Viele Menschen haben sich noch nie mit der Frage von Grenzen und ihrer Rolle für unser Leben beschäftigt. Meist wissen wir gar nicht, welche Grenzen wir setzen und welche nicht. Wenn das auf dich zutrifft, dann brauchst du einige Zeit, um deine Grenzen (oder deren Fehlen) zu erkennen. Vielleicht entdeckst du ja, dass der Großteil der oben genannten Grenzen in deinen Beziehungen eine Rolle spielt. Oder du stellst fest, dass bestimmte Grenzen völlig inexistent sind. Im Allgemeinen spielen diese Grenzen in der ein oder anderen Form in jeder Beziehung eine Rolle. Vielleicht kannst du ja beruflich und im Umgang mit Freunden ganz gut Grenzen setzen, was deine Zeit angeht, aber bei deinem Partner gelingt dir das nicht. Oder du schaffst es einfach nicht, zu einem bestimmten Familienmitglied Nein zu sagen, wenn es von dir verlangt, dass du ihm Zeit widmest oder einen Gefallen tust.

Natürlich ist es auch hilfreich, wenn du herausfindest, was du in diesen Beziehungen gern ändern möchtest. Vervollständige einfach die folgenden Sätze, die dich dabei unterstützen sollen:

Mein *körperliches Selbst* fühlt sich unwohl/unsicher, wenn …

Um meinem körperlichen Selbst die Möglichkeit zu geben, sich wohler/sicherer zu fühlen, werde ich …

Beispiel:
Mein körperliches Selbst fühlt sich unwohl, wenn mein Kollege (Onkel, Freund und so weiter) ständig Witze über mein Aussehen macht.

Um meinem körperlichen Selbst die Möglichkeit zu geben, sich wohler zu fühlen, werde ich aufhören, mit Menschen zu verkehren, die solche Witze machen.

Mein *mentales/emotionales Selbst* fühlt sich unwohl/unsicher, wenn …

Um meinem mentalen/emotionalen Selbst die Möglichkeit zu geben, sich wohler/sicherer zu fühlen, werde ich …

Beispiel:
Mein mentales/emotionales Selbst fühlt sich unsicher, wenn ein Familienmitglied (Freund, Partner und so weiter) ständig meine neuen gesundheitlichen Entscheidungen infrage stellt.

Um meinem mentalen/emotionalen Selbst die Möglichkeit zu geben, sich sicherer zu fühlen, höre ich mir das nicht mehr an. Ich diskutiere nicht mehr über meine Entscheidungen oder verteidige sie gegenüber anderen.

Ich fühle mich in meinen *Ressourcen* unsicher oder bedroht, wenn ...

Um meinen Ressourcen mehr Raum zu verschaffen, werde ich ...

Beispiel:
Ich fühle mich in meinen Ressourcen bedroht, wenn Freunde mich zu jeder Tages- und Nachtzeit anrufen, um mit mir ihre Beziehungsprobleme zu erörtern.

Um meine Ressourcen zu schonen, werde ich nicht mehr zu jeder Zeit ans Telefon gehen. Ich werde selbst entscheiden, wann ich mir solche Dinge künftig anhöre.

Schritt 2: Setz deine Grenze

Eine neue Grenze zu kommunizieren erfordert ein wenig Übung. Je klarer du deine neue Grenze machst, desto höher ist die Wahrscheinlichkeit, dass sich tatsächlich etwas ändert. Hier ein paar

Tipps, wie du anderen verdeutlichen kannst, wo deine neuen Grenzen liegen. Du könntest sagen:

> »Ich nehme jetzt einige Veränderungen vor, damit … (*setz hier ein, welche Absicht du mit deiner neuen Grenzen verfolgst*). Ich hoffe, du verstehst, wie wichtig das für mich ist. Ich nehme an, dass … (*hier fügst du ein, wie du das Verhalten des anderen siehst*). Wenn du … (*nenne hier das problematische Verhalten*), dann fühle ich mich … (*mach hier klar, wie es dir damit geht*). Ich weiß, dass dir das vielleicht nicht bewusst ist. In Zukunft … (*hier fügst du ein, was deiner Ansicht nach geschehen muss oder nicht passieren sollte*). Wenn … (*füge hier wieder das problematische Verhalten ein*) wieder passiert, dann werde ich … (*hier unterstreichst du, wie du künftig reagieren wirst, um deine eigenen Bedürfnisse sicherzustellen*).«

> Zwei Beispiele:
> »Ich nehme im Moment einige Veränderungen vor, damit wir unsere Beziehung aufrechterhalten können, denn du bist mir wichtig. Ich hoffe, du verstehst, dass das für mich eine enorme Bedeutung hat. Vermutlich fühlst du dich nicht ganz wohl mit dem, was ich künftig essen möchte. Aber wenn du ständig kommentierst, was ich esse oder nicht, fühle ich mich unwohl, wenn ich mit dir esse. Mir ist klar, dass du dir dessen vermutlich nicht bewusst bist. In Zukunft würde ich es gern vermeiden, über das Thema Essen und speziell meine Art zu essen zu sprechen. Wenn du weiterhin ständig Kommentare über meine Art der Ernährung machst, werde ich das Gespräch abbrechen oder die Dinge, die ich mit dir

immer unternommen habe, nicht mehr mit dir gemeinsam tun.«

»Ich nehme im Moment einige Veränderungen vor, damit wir unsere Beziehung bewahren können, denn du bist mir wichtig. Ich hoffe, du verstehst, dass mir die Veränderung viel bedeutet. Ich nehme an, dass du dich in der Beziehung zu deinem Partner unglücklich fühlst und möchtest, dass ich dir zuhöre. Aber wenn du mich ständig anrufst, um Dampf abzulassen, bin ich danach immer total erschöpft. Mir ist klar, dass du das nicht wissen kannst. In Zukunft werde ich nicht immer verfügbar sein, wenn du deinem Ärger Luft machen willst. Wenn du mich weiterhin bei jedem Beziehungsproblem anrufst, dann werde ich dich nicht immer unterstützen können, wenn du das möchtest.«

Du kannst diese Sätze für deine Zwecke verwenden, indem du die Lücken mit den Punkten füllst, die deine neue Grenze beschreiben. Vermutlich fühlst du dich anfangs ein bisschen komisch, weil dir diese Ausdrucksweise nicht vertraut ist. Das ist absolut normal. Vergiss nicht, wie unser Unbewusstes funktioniert. Die meisten Menschen empfinden Dinge, die ihnen nicht vertraut sind, erst mal als merkwürdig. Aber mit etwas Übung wirst du diese neue Art der Kommunikation bald beherrschen. Dazu gehört auch, dass du diese Sätze erst einmal für dich allein ausprobierst. So gewinnst du mehr Selbstvertrauen, bevor du sie anderen gegenüber äußerst.

»Ich nehme jetzt einige Veränderungen vor, damit (...). Ich hoffe, du verstehst, wie wichtig das für mich ist. Ich nehme an, dass (...). Wenn du (...), dann fühle ich mich (...). Ich weiß, dass dir das vielleicht nicht bewusst ist. In Zukunft (...). Wenn (...) wieder passiert, dann werde ich (...).

Noch ein paar weitere Tipps

- Das Timing ist in diesen Dingen ganz entscheidend! Am besten führst du ein solches Gespräch, wenn sichergestellt ist, dass keiner der Beteiligten in irgendeiner Weise emotional reaktiv wird. Eine neue Grenze einführen zu wollen, wenn man sich gerade streitet, ist nicht erfolgversprechend. Besser ist es zu warten, bis sich ein neutraler Raum auftut. Und vergiss die Atemübungen aus Kapitel 2 nicht. Atme tief in den Bauch hinein. Das hilft dir, die Reaktionen deines Nervensystems zu beruhigen, wenn du spürst, dass sich ein Unwetter anbahnt. Mit dem Atem kannst du deinen Körper beruhigen.
- Wenn du deine neue Grenze bekannt gibst, konzentriere dich darauf, wie du dich künftig verhalten wirst, statt darüber nachzudenken, wie dein Gegenüber reagieren wird oder was sich bei ihm ändern müsste.
- Drück dich so selbstsicher, bestimmt und respektvoll wie nur möglich aus. Das mag zu Anfang noch schwerfallen, weil das Ganze so neu (und für die meisten Menschen angstbesetzt) ist. Aber mit der Zeit wird es einfacher.
- Gute Planung ist hier ebenso wichtig wie Übung. Fang mit der Kommunikation neuer Grenzen dort an, wo nicht viel auf dem Spiel steht. So kannst du Erfahrung für schwierige Situationen sammeln.
- Wo es möglich ist, zeig dich offen für Kompromisse. Du willst ja schließlich auch die Grenzen deines Gegenübers

entsprechend würdigen, also achte darauf, deine ursprüngliche Bitte möglichst offenzuhalten. Dabei musst du dir allerdings im Klaren darüber sein, was für dich verhandelbar ist und was nicht. Möglicherweise kannst du deine emotionalen Grenzen flexibler handhaben, während dir die körperlichen ausgesprochen wichtig sind. Auch das ist ganz in Ordnung.

Schritt 3: Wahre deine Grenzen

Sobald du deine neue Grenze klar kommuniziert hast, ist es ganz wichtig, sie auch zu wahren. Das heißt: *Du verfällst nicht wieder in die alten Muster.* Für viele Menschen ist dies der schwierigste Punkt – vor allem, weil wir uns häufig nicht sicher sind, ob wir ein Recht dazu haben, Grenzen zu setzen. Wir fühlen uns selbstsüchtig, grob, gemein, und jede Reaktion unseres Gegenübers macht uns Schuldgefühle. Gehört dein Gegenüber zu den Leuten, die aufgrund tiefer Verletzungen Verlassensängste haben (und das trifft auf viele Menschen zu), dann werden diese Wunden vielleicht aufgerissen, wenn du deine neue Grenze bekannt gibst. Dann fühlt sich diese Person verletzt und geht vielleicht sogar auf dich los. Wenn du Grenzen setzt, wirst du möglicherweise mit emotionaler Reaktivität, Verwirrung, Widerstand und/oder boshaften Bemerkungen konfrontiert. (»Du hast dich ja ganz schön verändert. Bist du neuerdings päpstlicher als der Papst?«) Du empfindest vielleicht Scham und/oder Schuldgefühle mit dem Effekt, dass du wieder in deine alten Verhaltensmuster zurückfällst. Denk daran, dass solche »Nebenwirkungen« zu Veränderungen dazugehören.

Grenzen zu setzen gehört zu den schwierigsten Aufgaben, die du auf deinem Weg zur Heilung meistern musst. Aber es ist auch einer der wichtigsten Schritte, wenn du Zugang zu deinen authentischen Wünschen und Bedürfnissen finden und gleichzeitig jene Menschen würdigen möchtest, die du liebst. Genau darum aber geht es bei deinem heilerischen Werk: Raum zu schaffen, damit jede und jeder von uns gesehen und gehört werden kann. Es geht darum, dass jeder Mensch sein authentisches Selbst ausdrücken darf.

11
Reparenting

Entgegen landläufigen Vorstellungen geschieht das Erwachen meist nicht in einem Augenblick. Obwohl es durchaus einmal urplötzlich zu tiefgründigen Einsichten kommen mag (jedenfalls wenn man Hollywood glaubt), ist das im normalen Leben für gewöhnlich nicht der Fall. Es gibt Aha-Momente, die uns treffen wie der Blitz aus heiterem Himmel, aber das Erwachen ist in den meisten Fällen die Frucht stetigen Ansammelns von Einsicht.

Der Psychologe Steve Taylor studiert das Phänomen des »Erwachens« schon seit längerer Zeit.[72] Man kann es auch Geistesblitz, Erleuchtung, Verwirklichung oder sonst wie nennen. Nachdem seine eigene Erleuchtungserfahrung sein Interesse als Forscher geweckt hat, fand er heraus, dass solche Erlebnisse üblicherweise drei Dinge gemeinsam haben: Sie entstehen oft aus einem Gefühl inneren Aufruhrs heraus. Häufig treten sie auf, wenn wir uns in der freien Natur aufhalten. Und sie verbinden uns mit einer spirituellen Praxis, im weitesten Sinne des Wortes. Solche Erfahrungen des Erwachens öffnen uns die Augen für die Tatsache, dass wir mehr sind als nur Geschöpfe aus Fleisch und Blut, dass wir eine Seele beziehungsweise einen Geist haben und dass wir uns nach der Verbindung zu etwas sehnen, das größer ist als unser individuelles Selbst. Solche Erleuchtungserlebnisse zeigen uns, dass wir nicht unbedingt sind, was wir zu sein *denken*.

Oft auch sind solche Einsichten die Folge eines Leidensdrucks, von Verwirrung und Sorge, die uns auf dem Weg zur Bewusstheit begleiten. Ein solches Erwachen ist die Wiedergeburt des Selbst. Dabei müssen wir uns von Persönlichkeitsanteilen trennen, mit denen wir uns im unbewussten Zustand der Existenz, also auf Autopilot, fälschlich identifiziert haben, weil wir sie für unser wahres Selbst hielten. Doch sogar wenn wir unseren Körper richtig vorbereitet haben, ist der Schock, wenn unsere Augen sich für eine neue Welt öffnen, immer schmerzhaft. In einer unbewussten Welt bewusst zu leben ist schrecklich ungemütlich. Es ist höchst aufschlussreich, was Aufzeichnungen, die mittels bildgebender Verfahren während und nach einer solchen Erleuchtungserfahrung gemacht wurden, ergeben haben: dass dabei nämlich im Gehirn die gleichen neuronalen Pfade aktiv sind wie bei der Depression. Es sind laut dieser Wissenschaftler »zwei Seiten derselben Medaille«.[73] Der entscheidende Unterschied ist: Bei Menschen, die dauerhaft einer spirituellen Praxis folgen, vergrößert sich der präfrontale Kortex – der Sitz unseres Bewusstseins –, während er bei Menschen mit Depression und zwanghaft negativem Denken schrumpft.

Mein Erwachen jedenfalls vollzog sich in mehreren Etappen. Zunächst einmal geschah es in einer Zeit, in der ich körperlich und emotional enorm unter Stress stand, sodass Körper, Geist und Seele aus dem Gleichgewicht geraten waren. Es handelte sich um eine Krise des Selbst. Das Leben fühlte sich unerträglich an. Rund um mich eröffneten sich alte und neue

Kampfplätze. Ich hatte keine Wahl mehr: Ich musste mich mit jenen Themenbereichen auseinandersetzen, die derart aus dem Gleichgewicht geraten waren, dass dieser Zustand zu meiner neuen Normalität wurde. Hätte ich damals Hilfe in der Außenwelt gesucht, hätte man mir vermutlich die Diagnose »Depression« oder »Angststörung« gestellt, wie das ja zuvor schon einmal der Fall gewesen war. Stattdessen begann ich, mich auf mein Innenleben zu konzentrieren. Die Arbeit an mir selbst verdeutlichte mir, wie abgekoppelt ich seit jeher gelebt hatte. Zum ersten Mal in meinem Leben begann ich, meine Symptome als Signale zu verstehen, nicht als Dinge, die ich unbedingt abstellen musste.

Ich erinnere mich noch gut an eine Szene, als ich etwa Ende zwanzig war, also Jahre bevor ich mich auf den Weg der Selbstheilung begab. Ich erzählte einer Freundin, dass ich mich immer hin- und hergerissen fühlte – damals zwischen meiner Frau und meiner Familie, als es um den Urlaub ging. Meine Freundin guckte mich an und fragte dann ganz unschuldig: »Ja, was willst *du* denn eigentlich?«

Ich wäre fast vom Stuhl gefallen. *Ich hatte keine Ahnung, was ich mir wünschte.*

Jahre später hatte ich jeden Kontakt zu meiner Familie abgebrochen und mich selbst in die Isolation begeben. Ich brach hinter mir alle Brücken zu Menschen und Orten ab, die mir meiner Ansicht nach nichts mehr zu geben hatten. Das hieß, dass ich anderen nicht mehr zur Verfügung stand – doch schon quälten mich Gefühle des Alleinseins. Dieses Mal aber handelte es sich nicht um die übliche Dissoziationserfahrung, die ich schon seit Kindesbeinen kannte. Ich hatte den Eindruck, mich von allen Leuten aus meiner Vergangenheit getrennt zu haben, und stellte mir vor, dass diese Menschen mich nun vermutlich hassten. Ich war schrecklich einsam. Und ich fragte mich: *Werde ich je Leute finden, die zu mir passen?*

Ich wusste nicht, dass ich mitten in einer spirituellen Erneuerung steckte. Einem *spirituellen Erwachen*! Solche Worte aus dem Mund einer datenversessenen Psychologin, die sich mindestens für eine eingefleischte Agnostikerin hielt. Mein Gott war die Wissenschaft. Spiritualität war mir nicht geheuer. So weit war mein Gewahrsein noch nicht gediehen.

Bevor ich eine authentische Beziehung zu anderen eingehen konnte, musste ich erst einmal meine emotionalen, körperlichen und spirituellen Bedürfnisse begreifen und zum ersten Mal in meinem Leben daran arbeiten, sie zu erfüllen. Das ist ein sehr schmerzhafter Prozess – du streifst deine alte Haut ab und wirst dir deiner selbst auf eine Weise bewusst, die du bislang nicht kanntest. Du musst dich selbst sehen, um dich lieben zu können – und du musst dich lieben, um dir zu geben, was andere dir nicht geben können.

Einführung ins Reparenting

Ob sich ein Kind gesund entwickelt, hängt davon ab, ob seine Grundbedürfnisse erfüllt werden. Solange wir uns in einem Zustand der Abhängigkeit befinden, verlassen wir uns auf unsere Bezugspersonen und die Familie als Ganzes, die uns körperlich, emotional und spirituell versorgt. Wir wünschen uns inniglich, gesehen und gehört zu werden. Wir sehnen uns nach authentischem Selbstausdruck und wollen ganz einfach wir selbst sein. Wenn unsere Eltern uns unterstützen, lernen wir, dass es sicher ist, die eigenen Bedürfnisse anzumelden und von anderen Hilfe zu erwarten. Doch die meisten Eltern haben nie gelernt, wie sie ihre eigenen Bedürfnisse erfüllen können, geschweige denn die anderer. So geben sie ihre unerlösten Traumata und ihre konditionierten Bewältigungsmechanismen an ihre Kinder weiter. Selbst wenn unsere Eltern die besten Absichten hegen, können sie uns nicht immer geben, was wir brauchen. Die ebenso vielfältigen wie einzigartigen Bedürfnisse eines anderen Menschen zu erfüllen ist für einen Einzelnen ohnehin fast unmöglich.

Haben wir es darüber hinaus noch mit einer emotional unreifen Elternpersönlichkeit zu tun, bleiben unsere Bedürfnisse dauerhaft unerfüllt. Emotionale Unreife äußert sich in fehlender emotionaler Resilienz. Solche Menschen können ihre Emotionen nicht richtig verarbeiten. Sie können ihre Grenzen nicht klar kommunizieren und verstehen es nicht, ihr Nervensystem wieder ins Gleichgewicht zu bringen. Emotional unreife Eltern haben beispielsweise Wutanfälle, bemühen sich nur um sich selbst oder sind zurückgezogen und unnahbar. In solchen Familien dreht sich alles nur um die Stimmungen dieser Person. Die Psychotherapeutin Lindsay Gibson schreibt in einem meiner liebsten Bücher zum Thema: »Wenn wir erst einmal begriffen haben, dass diese Unfähigkeit allein in ihrer emotionalen Unreife wurzelt, können wir unsere Einsamkeit hinter uns lassen.«[74]

Ich hatte häufig Gelegenheit zu beobachten, was Kinder erleben, die mit emotional unreifen Eltern konfrontiert sind – Eltern, die ihre eigenen Bedürfnisse nicht kennen; die ihr Selbst verraten, um Liebe und Anerkennung zu erhalten; die in ständigem Groll leben, weil sie denken, andere Menschen müssten »einfach wissen«, was in ihnen vorgeht. Wenn Kinder aus solchen Familien erwachsen sind, agieren sie häufig aus diesem abgeschotteten und vertrauten Bereich ihres Egos (und seiner Geschichten) heraus. Sie müssen einfach »recht haben« und lehnen die Meinung anderer Menschen ab. Das ist letztlich der Versuch, den anderen genauso klein und unbedeutend zu machen, wie sie sich selbst als Kinder fühlten. Andere wiederum schaffen Avatare von sich selbst – sie tragen immer eine Maske, weil sie Angst haben, ihr Umfeld würde sie ablehnen, wenn sie ihr wahres Gesicht zeigen. Häufig gehen sie jeder Form von Nähe aus dem Weg oder sie kleben verzweifelt an einer Person. Diese Konstellation hat ein breites Spektrum von Nachwirkungen, der Weg zur Heilung aber ist eindeutig und klar: Wir müssen uns all das geben, was wir als Kinder nicht hatten. Diesen Prozess nennt man Reparenting. Wir besetzen also selbst die Elternstelle gegenüber unserem inneren Kind und erfüllen Tag für Tag ganz bewusst und voller Hingabe dessen Bedürfnisse.

Ansätze wie das Reparenting gibt es in psychodynamischen Modellen schon seit Jahrzehnten. Sie sind aus dem allseits gebräuchlichen Therapiemodell hervorgegangen, das auf folgender Grundlage aufsetzt: Eine sichere Beziehung zum Therapeuten ist die Basis für gesündere Beziehungen im Leben. Die Psychoanalyse hat im Rahmen dieses Modells das Konzept der »Übertragung« entwickelt: Wir übertragen Gefühle von unserer Kindheit auf den Therapeuten. Das ist das Ziel des therapeutischen Prozesses. Solch eine Unterstützung ist natürlich sehr hilfreich, wenn wir die Mittel, das Privileg und den Zugang haben. Allerdings gilt auch hier: Niemand weiß besser als du, was du willst und brauchst und wie sich diese Bedürfnisse am besten erfüllen lassen. Niemand außer dir kann und muss sich jeden Tag darum kümmern, diese sich ständig wandelnden Bedürfnisse zu erfüllen. Diese Anstrengung muss von dir kommen. So erschließt du dir deine Stärken und schaffst eine tiefere und authentische Verbindung zu deinem Selbst.

Du bist dafür verantwortlich, jene Dinge zu lernen, die es dir ermöglichen, deine Bedürfnisse zu erfüllen. Der erste Schritt im Reparenting ist es, die eigenen Bedürfnisse auf körperlicher, emotionaler und spiritueller Ebene zu erkennen. Dann werfen wir einen Blick auf die Konditionierungen, über die wir versuchen, diese Bedürfnisse erfüllt zu bekommen. Viele Menschen haben als Erwachsene mit einem *kritischen* inneren Elternteil zu kämpfen, der unsere Realität leugnet, unsere Bedürfnisse nicht akzeptiert und fremde Bedürfnisse über unsere eigenen stellt. Schuldgefühle und Scham überlagern die Stimme unserer Intuition.

Das Reparenting sieht für jeden Menschen anders aus. Im Allgemeinen wollen wir unseren inneren Kritiker zum Schweigen bringen und uns stattdessen mit Selbstachtung und Mitgefühl begegnen. Der *weise* innere Elternteil hilft uns, unsere Wirklichkeit entsprechend zu würdigen. Wir sehen uns diese Realität an, statt sie automatisch zu verurteilen oder zu verleugnen. Unser weiser innerer Elternteil übt sich in Akzeptanz und schenkt den Bedürfnissen des inneren Kindes die nötige Beachtung – die authentischen Anteile unseres Selbst wollen gesehen, gehört und geschätzt werden. *Wir* haben jetzt oberste Priorität.

Um diesen weisen inneren Elternteil zu entwickeln, müssen wir lernen, wie wir uns selbst vertrauen können (vielleicht zum ersten Mal im Leben). Das gelingt zum Beispiel, indem wir uns täglich kleine Dinge versprechen – tägliche kleine Akte der Selbstfürsorge – und diese Versprechen auch wirklich halten. Außerdem ist es hilfreich, stets gütig mit dir selbst zu reden, eben so, als würdest du ein verletztes Kind trösten. Du kannst dir jeden Tag die Frage stellen: *Was kann ich in diesem Moment für mich tun*? Je öfter du das praktizierst, desto eher wird daraus deine instinktive Reaktion auf deine Umwelt, die dich mit deiner Intuition verbindet.

Die vier Pfeiler des Reparenting

Nachfolgend findest du Beschreibungen der vier Grundpfeiler des Reparenting. Trotzdem möchte ich zuvor nochmals ausdrücklich betonen: Dieser Prozess gestaltet sich von Mensch zu Mensch anders. Es gibt hier kein festes Stufenmodell, dem man folgen könnte. Wir sind Geschöpfe, die sich ständig wandeln. Unsere Bedürfnisse verändern sich täglich. Daher müssen sich auch die Mittel und Wege ändern, mit denen wir diese Bedürfnisse zu erfüllen suchen.

Der *erste Grundpfeiler* des Reparenting ist die emotionale Regulierung, also die Fähigkeit, mit unseren emotionalen Zuständen umzugehen. Emotionale Regulierung heißt, dass wir bei Stress flexibel, verständnisvoll und der Situation angemessen reagieren können. Um diesen Punkt dreht sich letztlich die Arbeit, um die es in diesem Buch die ganze Zeit über geht und die mit den bereits geschilderten Reaktionen unseres Nervensystems zu tun hat. Wie wir da wieder ins Gleichgewicht kommen, weißt du ja mittlerweile: Wir atmen tief in den Bauch hinein, um unsere Stressreaktion zu steuern. Wir registrieren unsere körperlichen Empfindungen, ohne sie zu verurteilen. Wir stellen wiederkehrende Muster in den Geschichten fest, die sich unser Ego rund um die emotionale Aktivierung ausdenkt. Das sind die Grundlagen, auf deren Basis wir den nächsten Schritt in diesem Prozess wagen können. Viele Menschen auf dem Weg zur Selbstheilung stellen in dieser Phase fest, dass sie sich intensiver oder beharrlicher mit diesen vorbereitenden

Übungen auseinandersetzen müssen. Wenn du dich hier wiedererkennst, gib dir jetzt die Erlaubnis, das Buch aus der Hand zu legen, durchzuatmen und dich dann nochmals mit den einführenden Kapiteln zu beschäftigen.

Der *zweite Grundpfeiler* ist liebevolle Disziplin. Dabei geht es unter anderem darum, für uns selbst Grenzen zu setzen und diese zu wahren. Dazu gilt es, uns kleine Versprechen zu geben und uns tägliche Übungen zur Gewohnheit zu machen. Disziplin ist ein ganz entscheidender Punkt in unserem Heilungsprozess. Uns in Disziplin zu üben kann uns helfen, für uns selbst einzutreten. Leider haben viele von uns ein negatives, schamverzerrtes Bild von der Tugend der Disziplin. Wurden wir als Kinder gescholten, weil wir »undiszipliniert« und damit »böse« waren, haben wir uns abgelehnt und zurückgewiesen gefühlt und dann langsam, aber sicher unser Selbst verleugnet. Doch die viel geschmähte Disziplin ist das Gegenteil von Verrat am Selbst. Wir haben beschlossen, eine neue Gewohnheit einzuüben. Wenn wir uns jetzt selbst beweisen, dass wir es wert sind, für uns einzutreten, kultivieren wir ein Gefühl von Verlässlichkeit und Resilienz. Daraus entsteht ein tiefes Selbstvertrauen, das auch auf andere Bereiche unseres Lebens übergreift. Liebevolle Disziplin heißt, dass wir unsere neue Routine voller Mitgefühl und Flexibilität einüben.

Ein solches Versprechen kann ganz klein und bescheiden ausfallen – wie bei Ally, die regelmäßig ein Glas Wasser trank. Oder es ist ein größeres Versprechen, zum Beispiel, dass du konsequent Nein zu Dingen sagst, die dir auf deinem Weg nicht dienlich sind. Und natürlich finden sich aus meiner Self-Healer Community noch viele andere nützliche Beispiele: jeden Abend die Zähne mit Zahnseide reinigen, sich jeden Abend das Gesicht zu waschen, jeden Tag ein Kreuzworträtsel zu lösen.

Der Knackpunkt dabei ist, dass du *jeden Tag* etwas Bestimmtes tust. Bleib beharrlich dabei, damit du das Vertrauen aufbauen kannst, das dir sagt, dass du dich konsequent für dich einsetzt.

Viele Eltern, mit denen ich gesprochen habe, haben mir erzählt, dass sie sich Tag für Tag den Wecker eine Stunde früher stellen, als die Kinder aufwachen, damit sie wenigstens noch ein bisschen was für sich tun können. Sie schalten ihr Handy in den Flugmodus, und bevor sie sich um andere kümmern, machen sie diese eine Kleinigkeit für sich. Zum Beispiel in aller Ruhe frühstücken, kurz spazieren gehen, ein paar Seiten in einem Buch lesen, ein wenig Sport oder schlicht nur morgendliche Entspannung. Wie ein SelfHealer schrieb: »Diese eine Stunde kann mir niemand nehmen.«

Trotzdem möchte ich noch einmal unterstreichen: Dieser tägliche Akt der Disziplin sollte aus einer Haltung der liebevollen Zuwendung heraus erfolgen. Viele Menschen sind recht streng mit sich im Hinblick auf das, was sie sich selbst erlauben. Eine fast schon militärische Disziplin lässt keinen Raum für Flexibilität oder für Versuch und Irrtum. Das aber kann zu schädlichen Verhaltensmustern führen, in denen die wahren Wünsche und Bedürfnisse unseres authentischen Selbst keinen Platz mehr finden. Es gibt einfach Tage, an denen wir lieber im Bett bleiben, Wein trinken, uns das Bäuchlein mit Kuchen füllen oder unser Gesicht halt auch mal nicht waschen mögen. Das ist okay. Wenn wir mit der Zeit Selbstvertrauen entwickelt haben, wissen wir, dass wir auch mal eine Pause einlegen können. Danach können wir unser Ritual immer noch wiederaufnehmen. Es bricht nicht gleich alles zusammen, wenn wir uns mal einen Tag freinehmen.

Der *dritte Grundpfeiler* ist mit der liebevollen Disziplin eng verknüpft: Selbstfürsorge. Der Begriff hatte jüngst eine schlechte

Presse, weil man ihn als hemmungslose Selbstverhätschelung diskreditierte. Doch echte Selbstfürsorge heißt, sich um die Erfüllung der eigenen Bedürfnisse zu kümmern und den eigenen Wert zu kennen. Und das hat nichts mit Verhätscheln zu tun. Für unsere ganzheitliche Gesundheit ist Selbstfürsorge sogar unentbehrlich. Selbstfürsorge heißt, dass du deine körperlichen und emotionalen Bedürfnisse erkennst und sie erfüllst. Vor allem dann, wenn sie sich in der Kindheit nicht erfüllen ließen.

Dabei gibt es viele Mittel und Wege, sich jeden Tag selbst ein bisschen Fürsorge angedeihen zu lassen: fünf Minuten (oder länger) meditieren, ein wenig Zeit in der freien Natur zu verbringen, sich Zeit für sich selbst zu gönnen, die Sonne auf der Haut zu spüren oder die Begegnung mit einem Menschen zu genießen, den wir lieben. Meiner Ansicht nach ist einer der wichtigsten Aspekte der Selbstfürsorge eine gute Schlafhygiene: Guter Schlaf macht uns glücklich und stärkt unsere kognitiven Fähigkeiten, ja er verlängert sogar unser Leben. Geh also ruhig eine halbe Stunde früher zu Bett. Schalte zwei Stunden vor deiner Schlafenszeit das Handy aus und trink nach ein Uhr mittags keinen Kaffee mehr. Probiere einen oder alle dieser Vorschläge aus und schau, wie sehr sich dein geistiges und körperliches Wohlbefinden dadurch verbessert.

Der *vierte Grundpfeiler* und eines der letztendlichen Ziele deines heilerischen Werks ist es, dir dein kindliches Staunen zurückzuerobern. Einen Zustand der Kreativität, der Fantasie, der Freude und Spontaneität und natürlich der Freude am Spiel.

Der Psychiater Stuart Brown hat dazu das Buch *Play* geschrieben, das den Untertitel trägt: *How it shapes the brain, opens the imagination, and invigorates the soul.* Darin nennt er das Spiel eine »allgemeine Notwendigkeit«, nachdem er die Lebensläufe von jungen Männern untersuchte, die als Kinder nicht spielen durften und später zu Mördern wurden. Seitdem hat Brown die Rolle des Spiels anhand mehrerer Tausend Lebensläufe untersucht und kam zu dem Schluss, dass ein Leben ohne Spiel den Weg bereitet für Depressionen, chronische stressbedingte Erkrankungen und sogar kriminelles Verhalten. »Fehlende Möglichkeiten zu spielen sollten behandelt werden wie eine gravierende Fehlernährung«, schreibt er. »Sie stellen ein Gesundheitsrisiko für Körper und Geist dar.«[75]

Die ernüchternde Realität ist, dass die meisten Menschen in einem Umfeld aufwuchsen, in dem das kindliche Staunen nicht geschätzt oder auch nur akzeptiert wurde. Man hat unsere Kreativität nicht eben gefördert und uns stattdessen gesagt, wir sollten den Pinsel aus der Hand legen, weil »Künstler kein Geld verdienen«. Wie viele Menschen hatten Bezugspersonen, die ihre eigenen kreativen Anteile verleugneten und sich für pragmatische Lebensformen entschieden? Wie viele von uns wurden bestraft, wenn sie spielten, obwohl sie eigentlich »lernen« sollten? Ich kann mich nicht erinnern, dass meine Mutter auch nur einmal mit mir gespielt hätte. Nicht ein einziges Mal. Das ist traurig für mich, klar – aber auch für sie.

Daher ist es für uns als Erwachsene so wichtig, dass wir jenen Dingen in unserem Leben Beachtung schenken, die uns Freude machen. Und zwar nicht, weil sie uns letztlich vielleicht doch etwas »einbringen« können (Geld, Erfolg, Bewunderung). Wir finden zurück zu unserer kindlichen Freude, wenn wir unsere Lieblingsmusik auflegen und einfach drauflostanzen oder -singen. Seien wir doch einfach mal spontan, lassen wir unserer Impulsivität freien Lauf und folgen unserer Leidenschaft. Probier ruhig mal etwas Neues aus, etwas, was du immer schon mal machen wolltest, einfach nur, weil es Spaß macht, und ohne um jeden Preis perfekt sein zu wollen: nähen, eine neue Sprache lernen oder surfen. Mach dir ruhig im Garten die Hände schmutzig, wenn du in der Erde herumwühlst. Oder du machst einer wildfremden Frau in der U-Bahn ein Kompliment über ihr schickes Outfit. Vielleicht rufst du auch alte Freunde an. All diesen Dingen ist eines gemeinsam: Du machst etwas nur aus Jux und Tollerei, nicht um irgendwie belohnt zu werden.

Wie du mit Einsamkeit, Enttäuschung und Ärger umgehst

Reparenting ist harte Arbeit, die einiges an Beharrlichkeit erfordert. Und es gehört zu den Faktoren, die mit am meisten zum Wandel beitragen. Daher verlangt es Zeit und viel Feinabstimmung, da sich unsere Bedürfnisse mitunter von Tag zu Tag verändern – ja, eigentlich in jedem Augenblick. Das Reparenting könnte man als Praxis bezeichnen – eine höchst individuelle Art der Arbeit, die von uns verlangt, dass wir ständig unsere Bedürfnisse und Bewältigungsstrategien einschätzen können. An dieser Stelle möchte ich eine Warnung aussprechen: Es kann dabei durchaus zu negativen Nebenwirkungen kommen. Ich habe von Mitgliedern unserer SelfHealer Community mehrfach E-Mails erhalten, in denen sie von Auseinandersetzungen und massivem Widerstand von Elternfiguren, Familienmitgliedern und selbst Freunden berichteten, als sie mit dem Reparenting anfingen. Eine der intensivsten Mails kam von der Mutter einer SelfHealerin, die mir vorwarf, ich hätte ihr Kind einer Gehirnwäsche unterzogen. Die Tochter hätte nämlich damit gedroht, den Kontakt zur Mutter abzubrechen, nachdem sie mit dem Reparenting angefangen hatte. Und ich kann dieser Frau nicht mal einen Vorwurf machen, dass sie ihren Ärger auf einen Menschen richtete, der nicht zur Familie gehört. Sie hatte ihr Leben lang jene konditionierten Muster gelebt, die ihre Tochter nun aktiv verändern wollte. Es war nicht nur ganz normal, sondern fühlte sich für diese Frau bestimmt auch noch sicherer an, einem Außenstehenden die Schuld zu geben, statt sich zu fragen, ob nicht vielleicht die von Generation zu Generation weitergegebenen Muster ihre Tochter zu dieser Entscheidung bewogen hatten.

Doch wir bekommen es nicht nur mit Ablehnung aus der Außenwelt zu tun. Meist verurteilen wir uns nämlich selbst. Einsamkeit ist ein Thema, mit dem man auf dem Weg zur Heilung immer wieder konfrontiert wird, ganz besonders beim Reparenting. Diese Arbeit zwingt uns, mit unserem authentischen Selbst in Kontakt zu treten. War es uns bisher eher fremd, reagieren wir nun vielleicht irritiert. Du fühlst dich möglicherweise unsicher oder einsamer, als du je warst. Unter Umständen kommt es dir auch kontraproduktiv vor, wenn du dich so offen mit dir selbst beschäftigst. Doch du kannst dich nicht voll und ganz aufs Reparenting einlassen, wenn du dir deiner selbst nicht wahrhaft bewusst bist.

Viele SelfHealer bemerken beim Reparenting auch ihren unterdrückten Ärger. Wenn wir die Augen öffnen für all die Male, in denen wir im Stich gelassen, zurückgewiesen oder traumatisiert wurden, weckt das latenten Ärger und verdrängte Wut in uns. Dann ist die Versuchung groß, mit dem Finger auf andere zu zeigen, vor allem auf unsere Eltern, und sie für unser Leiden verantwortlich zu machen. Vielleicht wünschen wir uns auch, dass unsere Bezugspersonen plötzlich auf der Bildfläche erscheinen und »heile, heile Segen« für uns machen. So, wie wir uns das als Kinder gewünscht hätten. Zumindest erhoffen sich die meisten, dass man ihnen sagt, ihr Schmerz sei berechtigt, und die Problemlöser unter uns fordern konkrete Maßnahmen. Tatsächlich verlangen viele Menschen aus der SelfHealer Community von ihren Eltern eine Entschuldigung oder wollen zumindest angehört werden.

Und manche Eltern lassen sich auch tatsächlich auf diese Art Dialog ein. Ich habe mit vielen SelfHealern gesprochen, deren Beziehung zu den Eltern sich nach einem schmerzlichen, aber ehrlichen Gespräch verbessert beziehungsweise vertieft hat. Wenn du den Eindruck hast, dass dir solch ein Schritt bei deinem Reparenting helfen könnte, dann bemüh dich darum. Dabei ist das wichtigste Ziel dieses Gespräches mit den Elternfiguren nicht, dein Gegenüber zu ändern, sondern deine Wirklichkeit sichtbar zu machen. Es ist zutiefst heilend, wenn wir ausdrücken können, wie wir uns fühlen und wie wir die Vergangenheit sehen. Wenn du diesen heilenden Ansatz findest und in der Lage bist, Raum zu schaffen für jede Reaktion, die von deinem Gesprächspartner kommen mag, dann bist du bereit für den Dialog. Wenn du hingegen mit der Erwartung antrittst, dass deine Bezugsperson sich bei dir entschuldigt, deine Gefühle akzeptiert oder dir deine Erfahrung bestätigt, dann würde ich vorschlagen, dass du die Unterhaltung verschiebst, bis du mit der Ungewissheit über den Ausgang dieses Gesprächs besser zurechtkommst. Deine innere Heilung steht hier an oberster Stelle. Denn häufig sind die Elternfiguren keineswegs so offen für solche Gespräche, wie viele von uns hoffen. Und das ist kein Wunder, denn sie haben ja ihr ganzes Leben in diesem konditionierten Zustand verbracht. Jahrzehntelang erlerntes Verhalten löst sich nicht einfach in Luft auf, wenn du den Finger in die Wunde legst. Da ist Verwirrung vorprogrammiert. Manchmal fallen diese Gespräche auch eher schmerzhaft als produktiv aus. Dann kann es sein, dass du zur Zielscheibe des Ärgers wirst.

Was ich damit sagen möchte, ist: Es ist ganz natürlich, dass sich bei solchen Gesprächen Ärger einstellt, beim Gegenüber ebenso wie bei uns. Es kann ein Ärger sein, der uns nur allzu leicht auffrisst. An diesem Punkt ist es wichtig, den Ärger zuzulassen, ihn zu erleben und ihn auch zu kommunizieren, wenn du das möchtest. Aber es ist hilfreich, auch in dem Fall nicht zu erwarten, dass dein Gegenüber deine Erfahrungen und deine Wirklichkeit akzeptiert. Der einzige Mensch, der das für dich tun kann, bist du selbst. Deine Sicht der Wirklichkeit ist berechtigt, einfach weil du sie so erlebst, und nicht, weil jemand anderer dir dieses Recht zugesteht.

An dieser Stelle möchte ich meine Leserinnen und Leser, die selbst Kinder haben, bitten, einmal tief durchzuatmen. Eltern beginnen den Reparenting-Prozess oft mit einer ordentlichen Portion Angst und Schuldgefühlen, weil sie sich ständig Sorgen darüber machen, dass sie ihre Kinder bestimmt auf jede erdenkliche Weise im Stich lassen werden (oder bereits im Stich gelassen haben).

»Wie können wir verhindern, dass wir unseren Kindern Ähnliches antun, was uns passiert ist?«, ist eine Frage, die ich fast jeden Tag zu hören oder zu lesen bekomme.

Hierauf ist in aller Deutlichkeit zu erwidern: überhaupt nicht.

Die Elternschaft ist schwierig und wird dich ständig emotional aktivieren. So klar und sich seiner selbst sicher zu sein, dass du für jemand anderen stets präsent sein und all seine Bedürfnisse erfüllen kannst, ist ein bisschen viel verlangt. In Wirklichkeit läuft es so: Du wirst Fehler machen. Du wirst deine Kinder im Stich lassen. Du wirst sie auf die ein oder andere Weise negativ beeinflussen. Das ist nicht nur in Ordnung, sondern auf lange Sicht sogar positiv. Wenn Kinder wenigstens ansatzweise Stress erleben, bauen sie Resilienz auf. Und das ist ein wesentlicher Bestandteil emotionaler Reife. Doch dazu später mehr.

Höret die Signale

Obwohl die Anfänge meines Erwachsens alles andere als leicht waren, bekam ich doch auch die Chance, mein gesamtes Dasein vom Kopf auf die Füße zu stellen. Als ich mich endlich von meiner Familie abgenabelt und mir so den nötigen Raum verschafft hatte, nicht ständig *in Beziehung zu* meiner Familie stehen zu müssen, sah ich allmählich, welche Bedürfnisse ich all die Jahre verleugnet oder unterdrückt hatte. Ich war co-abhängig, was bedeutet, dass meine Bedürfnisse immer von anderen Menschen definiert wurden (und häufig glaubte ich auch, gar keine eigenen Bedürfnisse zu haben). Ich musste mir Raum verschaffen, um in mein eigenes Reich eintreten zu können und mich als unabhängig von der Familie erfahren zu können. Im Nachhall all meiner Ängste und leidhaften Erfahrungen lernte ich mich selbst kennen. Und ich entdeckte zum ersten Mal, was ich wirklich brauchte.

Nur bei drei Gelegenheiten in meinem Leben hatte ich meine Bedürfnisse wirklich akzeptiert, obwohl ich wusste, dass andere durch meine Entscheidung verletzt würden. Das erste Mal war im College, als ich beschloss, nicht weiter Softball zu spielen, weil es mir keinen Spaß mehr machte. Und das, obwohl ich wusste, dass meine Eltern, vor allem meine Mutter, enttäuscht sein würden. Und dass ich mein Team im Stich ließ. Doch ich tat es für *mich*. Das zweite Mal war, als ich meine Ehe beendete, nachdem wir Jahre ohne wirkliche innere Verbindung miteinander verlebt hatten. Ein Teil von mir hätte vermutlich noch ewig so weitergemacht, aber ein anderer meinte: *Das ist nicht das Richtige für mich. Daran muss ich etwas ändern.*

Das dritte Mal war, als Lolly und ich beschlossen, nach Kalifornien zu gehen. In den Westen der USA zu ziehen war etwas, was ich mir immer schon gewünscht hatte. Ich hatte nicht den Mut dazu gehabt, weil ich wusste, dass meine Familie sich darüber aufregen würde. Doch nachdem ich die Brücken zu meinen Angehörigen abgebrochen hatte, hielt mich nichts mehr an der Ostküste. Irgendwie wusste ich intuitiv, dass dort nicht mehr der richtige Ort für mich war. Zehn Jahre zuvor hätte ich dich ausgelacht, hättest du mir gesagt, dass ich Philadelphia oder New York je verlassen würde. Ich war süchtig nach der emotionalen Aktivierung meines urbanen Umfelds. Das Chaos, der Lärm, die hellen Lichter und die Menschenmassen mit den abwesenden Blicken – all das spiegelte meine innere Welt nur allzu genau wider. Frühere Freunde ordneten meinen Umzug als Auftakt zur Midlife-Crisis ein. Schließlich ließ ich mein ganzes bisheriges Leben hinter mir – meine Privatpraxis, meine Familie, meine Freunde, meine Vergangenheit. Ich zog in die andere Hälfte der USA, um ein neues Leben anzufangen. Als ich meinen engsten Freunden meine neue Wahrheit erzählte, reagierten sie mit gerunzelten Augenbrauen, neugierigen Fragen, manchmal sogar mit Feindseligkeit.

Als Lolly und ich gemeinsam nach Kalifornien fuhren, wussten wir auf der Stelle, dass das der richtige Ort für uns war. Mein inneres Gleichgewicht zurückzuerlangen sorgte auch dafür, dass ich mich immer stärker von der Natur angezogen fühlte, die wiederum das Gleichgewicht in mir verstärkt: die Wärme der Sonne und ein Ort, an dem ich frei atmen und meinen Körper bewegen kann. Als wir beschlossen, das Kalifornien-Projekt durchzuziehen, war das für uns eine natürliche Fortsetzung des Reparentings. Ich erkannte meine Bedürfnisse. Ich hörte auf meine Sehnsüchte. Ich akzeptierte sie. Ich spürte das intuitive Ping meines Leitsystems – und dieses Mal hörte ich darauf.

Der Umzug war nicht einfach. Alle Übergänge sind schwer. Ganz egal, wie vollkommen die neue Situation sein mag, man verlässt dennoch den Zustand der Homöostase, und das fühlt sich zumindest ungemütlich an. Der Mensch ist ein Gewohnheitstier, und wenn wir unseren Gewohnheiten nicht folgen können, geraten wir aus dem Tritt und fühlen uns verwundbar. Häufig setzen wir dem Wandel dann auch Widerstand entgegen. Wann immer wir ein allostatisches Erlebnis haben – den Job wechseln, umziehen, einen Todesfall, eine Geburt, eine Scheidung mitmachen –, holt uns das aus unserer Komfortzone heraus und katapultiert uns mitten hinein ins Ungewisse, das per se schon beunruhigend ist.

Als für mich feststand, dass ich nach Kalifornien wollte, hieß das auch, dass ich meine Privatpraxis schließen musste, die ich mit einigem Kraftaufwand aufgebaut hatte. Ich musste mich von meinen Klientinnen und Klienten verabschieden, an denen ich hing. Ich musste neue, virtuelle Möglichkeiten der Kontaktaufnahme finden für all jene Menschen, die ich künftig nicht mehr sehen würde. Und mein Entschluss, den Kontakt zu meiner Familie abzubrechen, war nun eine *Tatsache*. Ich trennte mich physisch von meinen Traumabindungen, und das fühlte sich gleichzeitig befreiend und bedrohlich an. Aber mittlerweile hatte ich mir die Fähigkeit erobert, mit Ungewissheit und Unbehagen umzugehen. Ich konnte mich auf mein intuitives Vertrauen zu mir selbst verlassen – und das fühlte sich fantastisch an. Ich hatte zwar immer noch Angst vor der Einsamkeit und Zweifel, was meine Zukunft anging, aber insgesamt fühlte ich mich mehr im Gleichgewicht als je zuvor. Ich schlief besser. Meine Verdauung funktionierte wieder, die Stagnation im Darm löste sich. Selbst meine Lunge schien in der frischen Luft ihr Volumen auszuweiten. Und ich fühlte mich beschwingter. Meine Stimmung war besser denn je. Je mehr meine Seele durch meinen Körper sprach, desto klarer wurde mir, wie sehr ich mich nach Freude sehnte. Und ich wusste, dass ich sie verdiente.

Eines Tages, als ich an diesem Buch arbeitete, machte ich einen Spaziergang durch meine neue Umgebung, um einen klaren Kopf zu bekommen. Ich schlenderte am Strand entlang und nahm die Welt um mich herum auf. Dabei übte ich mich im freundlichen Umgang mit meinem Selbst. *Was kann ich in diesem Augenblick für mich tun*? Gerade als mir diese Frage durch den Kopf ging, hörte ich den Song von Mumford & Sons »There Will Be Time«. Ich stellte lauter und ließ mich ganz auf den Rhythmus ein. Das Keyboard swingte mit, und die Worte hallten in meinem Geist wider:

So open up my eyes to a new light …
And indeed there would be time
»Also öffne ich die Augen für das neue Licht …
Und ja, es wird eine Zeit geben …«

Diese Worte waren prophetisch für mich. Ich stand da und sah mit den Augen des Bewusstseins. Ich erkannte, wie ich meine innersten Wünsche und Bedürfnisse unter einen Hut bringen konnte. Und zum ersten Mal verließ ich mich ganz auf die grenzenlosen Möglichkeiten, die wir in jedem Augenblick haben.

Ich drehte den Song noch lauter, bewegte die Hüften und wippte mit dem Kopf hin und her. Das tat ich sonst nie. Ich konnte das Tanzen noch nie leiden. Aber mittlerweile habe ich gemerkt, dass meine Abneigung mit meinem früheren Ballettunterricht zusammenhing. Damals hatte ich im Spiegel gesehen, dass mein Bauch viel runder war als der der anderen Mädchen. Von diesem Moment an fühlte ich mich in meiner Haut immer unwohler, immer eingeschränkter in meinem Körper. Schon bald darauf tanzte ich nie wieder in der Öffentlichkeit und sah den anderen immer nur zu. Voll der Verachtung für all jene, die sich diese Freiheit einfach nahmen. Und jetzt, drei Jahrzehnte später, in einer neuen, mir fremden Welt wackelte ich plötzlich zum Takt der Musik herum. Es dauerte nicht lange, und ich reckte meine Hände in den Himmel und sprang munter herum. Ich tanzte. So richtig. Und jeder konnte es sehen.

Keine Angst mehr davor zu haben, was andere vielleicht denken, den konditionierten Zustand des Verurteilens aufzugeben und den Schmerz des inneren Kindes zu heilen – das sind die schönen Seiten des Reparentings. Hier am Strand zu tanzen war mein Akt radikaler Selbstakzeptanz. Ein wichtiger Schritt vorwärts auf meinem Weg zur Heilung.

Tu dein Werk: Stell dein Reparenting-Menü zusammen

Überleg dir ein paar Minuten, an welchem der vier Pfeiler des Reparenting du zuerst arbeiten möchtest. Am besten machst du das mit folgender Frage: »Was brauche ich im Moment am ehesten?«

Emotionale Regulierung

Wir haben für gewöhnlich als Kinder nicht gelernt, wie gut es ist, uns unserer Gefühlswelt bewusst zu sein, und schon gar nicht, wie man sich ihrer bewusst ist. Daher ist es so wichtig, dass wir das als Erwachsene lernen. Dazu gibt es verschiedene Mittel und Wege:

- Atme tief in den Bauch hinein.
- Entdecke die Gefühle, bei denen dein Körper quasi »anspringt«.
- Achte darauf, was dich emotional auf die Palme treibt.
- Lass emotionale Reaktionen zu, *ohne sie zu verurteilen*; lass alle Gefühle einfach durch dich hindurchgehen und bleib in der Rolle des gelassenen Beobachters.

Arbeite mit diesen Tipps (soweit nötig) und schreib dann auf, was du dir selbst im Moment geben oder für dich tun kannst, um deine emotionale Regulierung zu verbessern. Mit der Zeit wirst du eigene Instrumente finden, um diese neue tägliche Gewohnheit zu verankern.

Liebevolle Disziplin

Da wir als Kinder nicht gelernt haben, wie wir für uns hilfreiche und einfache Rituale oder Gewohnheiten entwickeln können, müssen wir uns diese Fertigkeit im Erwachsenenleben aneignen. Zum Beispiel auf folgende Weise:

- Gib dir selbst ein kleines Versprechen, das du jeden Tag halten kannst.
- Entwickle für dich tägliche Rituale und Übungen.
- Sag Nein zu Dingen, die dir nicht dienlich sind.
- Wahre deine Grenzen, auch wenn du deshalb ein schlechtes Gewissen hast.
- Zieh dich zurück und nimm dir Zeit, um über dich nachzudenken.
- Äußere deine Bedürfnisse in einer objektiven (nicht verurteilenden) Ausdrucksweise.

Mit diesen Beispielen an der Hand kannst du aufschreiben, was du in puncto liebevolle Disziplin heute für dich tun kannst. Mit der Zeit findest du eigene Mittel, um diesen Grundpfeiler des Reparenting weiter zu stabilisieren.

Selbstfürsorge

Auch auf diesem Gebiet bringt man Kindern meistens nicht bei, wie wertvoll guter Schlaf, regelmäßige Bewegung, eine gute Ernährung und die Verbindung zur Natur sind. Als Erwachsene können wir es aber immer noch lernen:

- Geh ein bisschen früher zu Bett als üblich.
- Koch und/oder iss öfter zu Hause.
- Meditiere täglich fünf Minuten (oder länger).
- Beweg dich täglich fünf Minuten (oder länger).
- Führ ein Tagebuch.
- Gönn dir Zeit in der Natur und spür deine Verbindung zu ihr.
- Erlaube der Sonne, deine Haut zu berühren.
- Melde dich bei jemandem, den du gernhast.

Mit diesen Tipps kannst du deine ersten Schritte zum Reparenting tun. Schreib auf, was du dir auf diesem Gebiet im Moment geben kannst. Mit der Zeit entdeckst du sicher neue Wege, um für dich selbst zu sorgen.

Kindliches Staunen und eine spielerische Einstellung

Spontaneität, Kreativität, Spielen und die schiere Präsenz, die sich dabei einstellt, gelten den meisten Erwachsenen nicht so viel, dass sie ihre Kinder in dieser Hinsicht bestärken würden. Daher müssen wir uns als Erwachsene immer wieder daran erinnern, wie wichtig das spielerische Element ist, zum Beispiel, indem wir für uns ein Hobby finden, das uns Spaß macht. Andere Mittel und Wege sind:

- Tanz oder sing einfach drauflos.
- Unternimm etwas total Ungeplantes.
- Pfleg ein neues Hobby oder neue Interessen.
- Hör deine Lieblingsmusik.
- Mach einem Fremden spontan ein Kompliment.
- Tu etwas, was dir als Kind Freude bereitet hat.
- Ruf Freunde oder Verwandte an, die du magst.

Diese Tipps sollen dir helfen, deine spielerische Seite zu erwecken. Halte in deinem Tagebuch fest, was du in puncto Freude hier und jetzt für dich tun kannst. Später findest du sicher eigene Dinge, die das staunende Kind in dir wachküssen.

12
Emotionale Reife

Unsere emotionale Reife hat wenig damit zu tun, wie alt wir nach Jahren sind. Manche Menschen erreichen noch vor der Pubertät eine Reife, die die ihrer Bezugspersonen übersteigt. Manchmal sind Kinder sogar schon reifer als ihre Eltern, wenn sie aus dem Mutterleib schlüpfen. (Gut, das ist ein Scherz, aber nur zum Teil!)

Emotionale Unreife ist weit verbreitet. Sie hat damit zu tun, dass wir unfähig zur *Toleranz* sind. Wer emotional unreif ist, hat sogar Schwierigkeiten, seine eigenen Gefühle zu tolerieren. Solche Menschen schlagen mit den Türen, wenn sie wütend sind. Fühlen sie sich von jemandem enttäuscht, strafen sie ihn mit Schweigen. Emotional unreife Menschen kommen mit ihren Gefühlen so wenig zurecht, dass sie üblicherweise einfach austeilen, sich abkapseln oder auf Abwehr gehen, sobald Emotionen ins Spiel kommen.

Zum Beispiel, wenn ein Vater sein Kind anschreit: »Jetzt dramatisier doch nicht alles!«, nur weil seine Gefühle und die des Kindes auseinandergehen. Oder wenn ein Freund den Kontakt abbricht, weil du nicht seiner Meinung bist. Solch ein Verhalten ist häufig Folge der Unfähigkeit, unangenehme Gefühle bei anderen zu erkennen. Oder der mangelnden Bereitschaft, bei anderen auch nur die Existenz von Gefühlen zu akzeptieren. Die Perspektive anderer fühlt sich für diese Menschen bedrohlich an. Angst vor fremden Gefühlen macht unfähig, sie zu erkennen.

Die Psychotherapeutin Lindsay Gibson definiert emotionale Unreife (vor allem bei Eltern) als Unfähigkeit, »die seelischen Bedürfnisse ihres Nachwuchses zu erfüllen«.[76] Kinder emotional unreifer Eltern sind vor allem eines: einsam. Lindsay Gibson beschreibt dies so: »Emotionale Vereinsamung ist ein vages Gefühl tief im Innern, kaum zu erkennen oder zu beschreiben. Man könnte es vielleicht als Gefühl der Leere bezeichnen, des Alleinseins.«[77]

Ich kann diese Leere absolut nachvollziehen. Ich hatte nie das Gefühl, dass ich meine Erfahrungen wertschätzen kann, geschweige denn sie genießen. Von ganzem Herzen zu lachen und die Lebensfreude tief im Körper zu fühlen war etwas, was mir die meiste Zeit meines Lebens fehlte. *Wie hätte ich auch wissen sollen, was mich glücklich macht, wo ich doch nicht mal wusste, was ich tatsächlich brauchte*?

Dieses Gefühl der Leere kommt meiner Ansicht nach von der dauerhaften Abspaltung von unserem authentischen Selbst. Jahre des konditionierten Daseins, das uns unsere körperlichen, emotionalen und spirituellen Bedürfnisse vernachlässigen lässt, gehen häufig mit der Angst einher, nicht verstanden zu werden. Wer in einem Umfeld aufwuchs, in dem freier Selbstausdruck nicht möglich war, konzentriert sich viel zu sehr darauf, was andere von ihm denken oder glauben könnten. Für viele von uns war dies eine absolut alltägliche Erfahrung. Meiner Ansicht nach ist dies einer der Hauptgründe, warum soziale Ängste heutzutage so überhandnehmen. Diese

Ängste und die Fokussierung darauf, wie wir wahrgenommen werden, machen sich vor allem in den sozialen Medien bemerkbar. Und gerade damit verbringen wir jeden Tag viel Zeit. Wie wir wirken, wie viele Likes wir einsammeln – allein der Gedanke daran wird zum Zwang, der letztlich darin wurzelt, dass unser Bedürfnis, gesehen und beachtet zu werden, nie richtig erfüllt wurde. Viele Menschen investieren unglaublich viel Energie, um *verstanden* zu werden. Die Angst, dass man uns missverstehen könnte, löst körperlich eine Stressreaktion aus, unsere zyklischen Gedankenkreisläufe und Ego-Geschichten übernehmen das Ruder und steuern unser Verhalten. Die Angst bindet unser Identitätsgefühl an die (fehlende) Anerkennung seitens anderer. Für soziale Lebewesen, deren Entwicklung vor allem in früheren Zeiten auf Gedeih und Verderb von der Zugehörigkeit zu einer Gemeinschaft abhing, hatte es schreckliche, mitunter sogar tödliche Folgen, von der Gruppe verstoßen zu werden. Diese Angst, nicht zur Gruppe zu gehören, ist auch heute noch vorhanden, selbst wenn unser Leben nicht mehr auf dem Spiel steht. Der entwicklungsgeschichtliche Drang zur sozialen Akzeptanz macht es uns unmöglich, Kontakt zu Menschen in unserem Umfeld aufzunehmen, wenn wir im Zustand der Angst verharren. Daher werden wir reaktionsgesteuert und irrational. Wir haben Angst, etwas vollkommen Dummes anzustellen, zum Beispiel in aller Öffentlichkeit zu unserem Lieblingssong abzutanzen.

Für viele SelfHealer ist weniger das Verständnis der eigenen Person problematisch, sondern die zunehmende Einsicht in das, was in anderen Menschen abläuft. Mit zunehmendem Gewahrsein dafür, wie sehr wir selbst in unseren Konditionierungen feststecken, sehen wir auch, wie sehr die Menschen um uns herum von ihren Konditionierungen beherrscht werden.

Daher fallen uns Familienbesuche oft so schwer, weil wir da in aller Deutlichkeit sehen, woher unsere Denk- und Verhaltensmuster stammen. Wir erkennen nicht nur unsere tieferen seelischen Wunden, sie werden auch noch zusätzlich aktiviert. Mitunter treten dann emotionale Reaktionen auf, die als das »Schuldgefühl Überlebender« beschrieben werden. Man fühlt sich als »der einzige Mensch, der davongekommen ist«. Daher zögern viele Menschen, den »Zurückgebliebenen« von ihrer Entwicklung zu erzählen. Manchmal haben wir auch ein schlechtes Gewissen, weil wir uns aus diesen alten Mustern gelöst haben. Wir möchten, dass unsere Lieben uns auf dem Weg zum Wandel folgen, damit unsere Beziehung zu ihnen weiterhin lebendig bleiben kann. Schließlich lieben wir diese Menschen ja meistens. Und so wünschen wir uns, dass sie einsehen, dass sich »etwas ändern muss«, damit sie heil werden können. Das ist zwar ein ganz wunderbarer Gedanke, aber in Wirklichkeit kann nicht jeder demselben Pfad folgen. Heilung ist, wie du mittlerweile weißt, ein Pfad, der täglichen Einsatz erfordert. Für diesen Pfad muss man sich *bewusst entscheiden*. Wenn unsere Lieben nicht denselben Weg gehen wollen wie wir, ist es sinnvoll, nicht gegen diese Tatsache anzurennen. So bleibt uns mehr Kraft, die wir darauf verwenden können, die Gefühle zu akzeptieren, die diese Tatsache in uns auslöst.

Eine der größten Gaben, die emotionale Reife mit sich bringt, ist es, dass wir endlich lernen, wie wir mit solchen Problemen umgehen können und auch mit der Angst, nicht verstanden zu werden. Das macht es dir leichter, ganz aus deinem authentischen Selbst heraus zu leben – ganz egal, wie andere dies sehen mögen. Du erkennst, dass deine Meinungen, Überzeugungen und deine Sicht auf die Wirklichkeit *berechtigt* sind, nicht weil jemand anderer sie gutheißt, sondern einfach deswegen, weil du sie hast. Vielleicht mögen wir nicht alle Anteile unseres Selbst, aber es gibt sie nun mal, und sie müssen anerkannt werden. Wenn unser innerstes Selbst so beeinflussbar und abhängig ist, so offen für Einflüsse von außen, dann prägt schon die *bloße Idee* davon, was andere von uns denken könnten, unsere Selbstwahrnehmung. Fehlt es uns innerseelisch an Grenzen, so gibt es keinen Raum für Reife.

Viele Menschen haben nie gelernt, wie sie mit ihrer Gefühlswelt zurechtkommen. Daher haben sie eine schwach ausgeprägte emotionale Resilienz. Wenn etwas nicht so läuft, wie sie sich das vorstellen, haben sie Schwierigkeiten, wieder auf die Beine zu kommen. Bist du jedoch authentisch und du selbst, dann wirft dich auch Kritik oder das negative Urteil anderer nicht um. Du enttäuschst andere. Aber das gehört zum Leben – es ist Teil deines Daseins als wandelbares, individuelles menschliches Wesen. Das heißt nicht, dass mit dir grundsätzlich alles oder nichts stimmt. Wenn du emotionale Reife entwickelst, wirst du mehr und mehr Raum haben für Menschen, die nicht aussehen wie du, sich anders anhören oder verhalten und nicht denken wie du. Dass und wie du mit solchen Unterschieden, ja Gegensätzen zurechtkommst, ist eines der Gütesiegel emotionaler Reife.

Die Neunzig-Sekunden-Regel

Emotionale Reife ermöglicht uns, *all unsere Gefühle* zu akzeptieren, selbst die weniger schönen, die wir uns nicht so gern eingestehen. Der Grundstein emotionaler Reife ist die Fähigkeit, uns unserer Emotionen gewahr zu werden und sie zu regulieren, damit andere sich selbst ausdrücken können. Einfacher gesagt: die Fähigkeit, all unsere Gefühle anzuerkennen, ohne die Kontrolle zu verlieren. Das ist letztlich das Herzstück unseres ganzen *Werks*.

Ob du es glaubst oder nicht, es gibt da so etwas wie die »Neunzig-Sekunden-Regel«[78] der Emotionen: Gefühle als physiologischer Vorgang dauern nicht länger als eineinhalb Minuten. Dann ist Schluss. Unser Körper will nämlich zurück ins Gleichgewicht der Homöostase. Wenn wir Stress erleben, schießt der Cortisolspiegel im Körper nach oben. Unser innerer Angstzyklus wird aktiviert. Wenn wir das auslösende Ereignis als erledigt wahrnehmen, wird ein anderes System aktiv, das unseren Körper wieder ins Gleichgewicht bringt. In das wir allerdings nur zurückfinden, wenn uns unser Geist nicht im Weg steht.

Doch die wenigsten können Gefühle als rein physiologischen Vorgang sehen. Meistens verschieben wir sie sofort ins Reich des Mentalen und fangen an, sie in Geschichten zu kleiden. Wir überlegen hin und her, und unsere kreisenden Gedanken binden uns schnell an die Rückkopplungsschleife emotionaler Sucht. Und schon werden aus neunzig Sekunden Emotion ganze Tage voll Reizbarkeit und Zorn, ja sogar Jahre voll Ressentiment und Groll. Wenn wir zur Dissoziation und zum Abkoppeln neigen, erlauben wir uns nicht zu *empfinden*, was wir fühlen. Dann aber können diese emotionalen Wellen auch nicht durch uns hindurchgehen und wieder verebben. Sie werden festgehalten, während wir uns in sichere Entfernung zurückziehen.

Wenn wir dauernd auf stressbesetzten Gedanken herumkauen, aktivieren wir ständig unser Nervensystem, so als würden wir diese Stresssituation immer wieder neu erleben. Dein Körper kann nicht unterscheiden zwischen dem, was Vergangenheit ist, und dem, was jetzt passiert – er empfindet beides als gleich bedrohlich. Zu allem Unglück fühlen sich stressige Emotionen auch noch so an, als wären sie von größerer Intensität als positive und auch von längerer Dauer. Wissenschaftliche Studien zeigen, dass unser Zeitgefühl aussetzt, wenn wir emotional intensive Momente erleben. Die Zeit scheint dann entweder zu verfliegen oder im Schneckentempo dahinzuschleichen.

Doch dieses Phänomen hat auch sein Gutes: Wir können die Kraft unseres Bewusstseins nutzen, um eine andere, positivere »Realität« zu schaffen. Als ich begann, mich mehr und mehr auf meinen Körper einzulassen, lernte ich, wie unterschiedlich sich die einzelnen Emotionen anfühlen. Zum Beispiel entdeckte ich den Unterschied zwischen Stress und Aufregung. Wann immer ich mich aktiviert fühlte, dachte ich, das müsse mit Stress zusammenhängen. Dann verschloss ich mich entweder vollkommen oder verlor die Kontrolle. Aber als ich anfing, mich zu beobachten, stellte ich fest, dass ich Erregung häufig mit Stress verwechselte. Wenn ich jetzt den Drang verspüre, meine Gefühle als »Anspannung« einzustufen, trete ich einen Schritt zurück, schau mir das Ganze aus einem anderen Blickwinkel an und verpasse meinen Gefühlen ein Etikett, das hilfreicher ist, zum Beispiel »Erregung«. Natürlich nur, wenn das auch stimmt. Die Schmetterlinge, die mir im Bauch flattern, wenn ich auf Instagram etwas zu einem Thema poste, das ich hochinteressant finde, haben nichts mit Stress zu tun. Sie stellen vielmehr den körperlichen Ausdruck meiner Begeisterung dar. Wenn wir uns von unseren instinktiven Einschätzungen lösen können, dann können wir die Aktivierungsschleife zwischen Körper und Geist unterbrechen und einfach mit unseren körperlichen Empfindungen sein. Widerstehen wir der

Gewohnheit, Geschichten darüber zu erfinden, woher unsere Gefühle kommen, kürzen wir die künstlich verlängerten Reaktionszeiten unseres Körpers ab. Und wir erleben, dass Gefühlszustände vorübergehen.

Wenn wir zu Zeugen unserer sich stets wandelnden Emotionen werden, können wir sie auch besser unterscheiden. Und wir verstehen die Sprache unseres Körpers besser. Wir beobachten ganz bewusst die sich ständig verändernden körperlichen Empfindungen – die Muskelspannung, die hormonellen Schübe, die Aktivierung unseres Nervensystems – und finden so Zugang zur Weisheit des Körpers. Dann können wir anfangen, auch andere an unserem voll verwirklichten inneren Zustand teilhaben zu lassen.

Der Umgang mit emotionaler Reife

Natürlich wollen wir unseren Gefühlen nicht nur andere Etiketten verpassen. Unser Ziel ist es, so schnell wie möglich in die homöostatische Balance zurückzukehren. Stress gehört unweigerlich zum Leben. Emotionale Reife aber versetzt uns in die Lage zu entscheiden: Wie wollen wir auf die Außenwelt reagieren? Auf diese Weise können wir die polyvagale Leiter wieder hinunterklettern und in den sicheren Grundzustand sozialen Engagements zurückkehren, wo wir uns mit uns selbst und mit anderen wohlfühlen. Und doch bleiben wir oft weiterhin den älteren, konditionierten Mechanismen verhaftet, die wir in der Kindheit gelernt haben und die unserem authentischen Selbst häufig nicht mehr dienlich sind. Wie also können wir auf emotional gereifte Weise unsere Bedürfnisse identifizieren und erfüllen?

Wenn wir uns unwohl fühlen, wollen wir beruhigt werden. Die Methoden, die wir als Kinder zu diesem Zweck entwickelt haben, waren zwar sinnvoll, aber nur vor dem Hintergrund unseres damaligen Umfelds. Einfach ausgedrückt: Wir haben uns auf die damals bestmögliche Weise mit unserem Umfeld und unseren Erfahrungen auseinandergesetzt. Doch als Erwachsene profitieren wir davon, wenn wir der Art und Weise, wie wir unsere emotionalen Bedürfnisse befriedigen, ein Update spendieren, das auf unserem heutigen Informationsstand aufsetzt. Statt instinktiv auf die Bewältigungsstrategien der Kindheit zurückzugreifen, sollten wir uns dafür entscheiden, unser System mit unseren aktuellen Mitteln herunterzufahren. Der emotionale Aufruhr legt sich, wenn wir von uns aus die Initiative ergreifen und uns unserem Problem stellen, was an sich schon eine tiefe Befriedigung mit sich bringt. Nachdem du also deine Emotionen erkannt hast und ihnen, ohne sie zu verurteilen, einen Namen gibst, brauchst du einen Weg, um deine Reaktionen darauf zu neutralisieren.

Dieser Weg erschließt sich uns nicht unbedingt intuitiv, vor allem, wenn wir keine angemessenen Mittel kennen, um mit Problemen umzugehen. Als ich anfing, an meiner emotionalen Reife zu arbeiten, hatte ich keine Ahnung, wie ich es bewerkstelligen konnte, mich wieder besser zu fühlen, wenn ich wütend oder angespannt war. Zu Hause hatte ich ja nur zwei Methoden kennengelernt: eisiges Schweigen oder Gebrüll. Als ich erkannte, dass ich diese Strategien auch als Erwachsene noch einsetzte, probierte ich andere Mittel und Wege. Manche funktionierten, mit anderen fühlte ich mich noch schlechter. Dann merkte ich, dass mir körperliche Bewegung guttat, wenn ich zornig oder angespannt war – auch dies übrigens ein Gefühl, das ich verwechselte, in diesem Fall mit Angst. Wenn ich das Gefühl habe, vor einer zu großen Herausforderung zu stehen, gehe ich spazieren. Oder ich mache den Abwasch. Ich aktiviere meinen Körper, um die physiologische Energie abzubauen, die meine Gefühle produzieren. Versuche ich in einer solchen Situation, mich zu entspannen – ein Buch zu lesen (mein liebstes Hobby) oder ein Bad zu nehmen –, werde ich noch zappeliger. Aber auf dich kann das genaue Gegenteil zutreffen. Du merkst das erst, wenn du es ausprobierst, sobald du diese Energie durch deine Adern fließen fühlst.

Eine weitere, weniger attraktiv erscheinende, aber dennoch wichtige Bewältigungsstrategie ist es, sich darin zu üben, unangenehme Gefühle einfach auszuhalten. Wir wollen uns ja nicht von einem einzigen, ganz bestimmten Hilfsmittel abhängig machen, dem erwachsenen Gegenstück zum Schnuller. Vielmehr wünschen wir uns die Fähigkeit, flexibel auf Probleme reagieren zu können, denn wir haben vermutlich nicht immer die Gelegenheit, ein Bad zu nehmen oder einen Spaziergang zu machen. Manchmal müssen wir unangenehme Gefühle einfach ertragen. Als wir noch klein waren, haben wir uns auf andere verlassen, die uns trösten und beruhigen sollten. Je älter wir werden, desto mehr profitieren wir davon, wenn wir lernen, die ganze Bandbreite unserer emotionalen Erfahrung zu tolerieren.

Für die meisten Menschen aber besteht die Herausforderung vor allem darin, die Emotionen zu würdigen, die sich in ihrem Körper zu Wort melden. Dazu ist es manchmal ganz sinnvoll, die Geschichten zu registrieren, die unser Geist uns über sie erzählt: Mach dir klar, was passiert. Sei präsent. Und versuche, sie nicht zu verurteilen. Unangenehme Gefühle bewusst auszuhalten setzt ein Selbstvertrauen voraus, das wir bei den Methoden zur Beruhigung nicht brauchen. Wir müssen uns zutrauen, dass wir da schon durchkommen. Die Zuversicht, die wir so entwickeln, ermöglicht uns wiederum, uns ohne irgendeine äußere Unterstützung unseren Problemen zu stellen.

Wenn du anfängst, diese emotionale Toleranz zu entwickeln, mach dir klar, dass auch deine inneren Ressourcen nicht unerschöpflich sind. Wenn du total ausgelaugt bist und dich trotzdem durch den Aufruhr deiner Gefühle peitschen willst, wirst du vermutlich in alte Muster zurückfallen – du rastest aus, ziehst dich zurück oder flüchtest dich in die sozialen Medien. Machst du dir aber bewusst, welche Ressourcen dir zu Verfügung stehen, dann ist dein Erfolg vorprogrammiert. Wenn dir der Aufruhr der Gefühle zu viel wird, nimm dich aus der Situation heraus, bevor du emotional aktiviert wirst. Bist du müde und gestresst, dann bleib zu Hause, statt die Grenzen deiner Ressourcen auszutesten. Gib dir die Erlaubnis, Nein zu sagen, wenn dir das hilft. Zur emotionalen Reife gehört auch, dass du deine emotionalen Grenzen kennst und sie anderen ohne Furcht oder Scham mitteilst.

Auf diesem Weg lernen wir, dass wir durch Beruhigung oder Durchstehen auch mit unangenehmen Gefühlen fertigwerden können. Vorher haben wir uns auf alle möglichen Ablenkungen eingelassen, weil wir glaubten, wir könnten stressige Situationen nicht meistern. Jedes Mal, wenn du dein Toleranzfenster weiter öffnest, lernst du: *Ja, ich schaffe das.*

Nun hört man immer wieder, man solle in Bezug auf intensive Gefühle einfach ins kalte Wasser springen. Das halte ich im Hinblick auf unser Nervensystem für eine problematische Einstellung. Ich möchte dich vielmehr dazu ermuntern, dieses Fenster immer nur einen kleinen Spalt weiter aufzumachen, bis es zuletzt ganz geöffnet ist. Dann wirst du dich auf deine emotionale Toleranz in jeder Hinsicht verlassen können – und zwar hinsichtlich der Gesamtheit deines Erlebens im Innen und Außen.

Eine Anmerkung für Eltern

So wie du dich selbst in emotionaler Reife üben kannst, kannst du auch deine Kinder zu emotionaler Reife anleiten. Das Beste, was du als Bezugsperson für deine Kinder tun kannst, ist sicherzustellen, dass *du* selbst richtig versorgt bist. Wenn du dich um deinen Körper kümmerst, wenn du lernst, die Reaktionen deines Nervensystems richtig zu lenken und Zugang zu deinem authentischen Selbst zu finden, wenn du deinem Kind Selbstkontrolle und Flexibilität vorlebst, verinnerlicht es diese Fähigkeiten auf dem Weg der Co-Regulation. Wenn dein Kind sieht, wie du im Gleichgewicht bleibst und dich trotzdem voll selbst ausdrücken kannst, dann hilfst du ihm, eigene Momente der Fehlregulierung zu bewältigen. Es hat immerhin dich als sichere Basis, über die es in die Balance zurückkehrt.

Hast du selbst zu emotionaler Reife gefunden, kannst du deinem Kind deine Ressourcen zur Verfügung stellen, damit es nun seinerseits lernt, mit seinen Gefühlen umzugehen. Stärke seine Selbstfürsorge und seine liebevolle Disziplin, indem du sicherstellst, dass es sich regelmäßig bewegt, Zeit für sich selbst hat, genug Schlaf bekommt und so weiter. Gerät es trotzdem einmal unter Stress, zeigst du ihm, wie es mit dieser Situation umgehen kann – indem es die Empfindungen seines Körpers registriert. Frag es, was in seinem Körper in diesem Moment vorgeht. *Mein Gesicht wird ganz heiß, wenn Samantha mich auslacht. Mein Herz schlägt wie wild, wenn ich meine Spielsa-*

chen mit Tim teilen soll. Hilf ihm, den Gefühlen einen Namen zu geben, der zu den körperlichen Empfindungen passt – Scham, Wut, Eifersucht. Erlaube ihm, verschiedene Formen auszuprobieren, diese Gefühle aktiv zu besänftigen. Vergiss dabei aber nicht, dass seine Strategien ganz anders aussehen können als die deinen. Bei diesem Prozess lernst du deinen Nachwuchs als einzigartiges Menschenkind kennen.

Natürlich wird dein Kind auch manchmal von etwas gestresst sein, was nicht zu Hause passiert. Dann bist du nicht da, um ihm zu helfen. Aber es ist auch für Kinder ein wichtiger Schritt, dass sie lernen, diese Gefühle dann auszuhalten. Du weißt schließlich nicht, was dein Kind in Zukunft erleben wird. Kein Mensch möchte, dass seinen Lieben Schlimmes widerfährt, aber wir können das einfach nicht hundertprozentig verhindern. Wenn wir Kindern Stresstoleranz vorleben, dann werden sie die innere Stärke entwickeln, die sie in ihrer Welt brauchen und die sie bis ins Erwachsenendasein begleiten kann. Dazu gehört auch, dass man lernt, schwierige Gefühle atmend auszuhalten.

Für den Fall, dass diese Botschaft noch nicht ganz angekommen ist, wiederhole ich sie jetzt noch einmal: Der entscheidende Punkt im Elterndasein ist, dass wir uns damit abfinden, nicht vollkommen zu sein. Mir ist schon klar, dass das nicht einfach ist, vor allem, wenn du mit Kindheitstraumata belastet bist, die dich zum Jasager oder zum Hochleister machen. Ich kann es kaum ertragen, wenn Lolly oder jemand, den ich mag, von mir enttäuscht ist. Ich hasse es, wenn mich jemand nicht als das strahlende Geschöpf sieht, das ich gern wäre. Oder als unfähig, ihm die Unterstützung zu gewähren, die er aus irgendwelchen Gründen braucht. Da Enttäuschungen aber Teil des Menschseins sind, kann ich Eltern eines versichern: Eine traumatische Kindheitserfahrung schwächt ein Kind nicht dauerhaft, wenn es authentische Liebe erfahren und verinnerlicht hat. Wenn Eltern die Fähigkeit entwickeln, für die andersgeartete Realität ihrer Kinder offen zu sein und diese zu akzeptieren, dann geben sie ihnen auf diese Weise die Erlaubnis, die Ansichten und Erfahrungen ihres authentischen Selbst in der Welt auszudrücken beziehungsweise infrage zu stellen. Angesicht dieses sicheren Raumes wird das Kind die Ehrlichkeit und Sicherheit zurückreflektieren, und es entsteht eine Beziehung, in der sich das authentische Selbst in einem Raum ausdrücken kann, den Eltern und Kind gemeinsam schaffen und erfahren. Dieser wechselseitige authentische Selbstausdruck ist das Herzstück des sicheren Bindungsstils, von dem wir schon gehört haben. Wenn du in diesem Raum der Sicherheit aufgewachsen bist, fühlst du dich frei, die Welt um dich herum zu erkunden, Fehler zu machen und wieder aufzustehen, wenn du hinfällst. In so einem Raum bauen wir unsere inneren Ressourcen auf und entwickeln die nötige Resilienz, um uns den unvermeidlichen Härten des Lebens zu stellen.

Während du lernst, deinen Unvollkommenheiten liebevoll und tolerant zu begegnen, überträgst du dieses Mitgefühl langsam auch auf deine Eltern und andere geliebte Menschen. Ja, es ist schwer zu akzeptieren, dass sie fehlbar sind. Mitunter macht uns das auch wütend. Aber je tiefer wir gehen, um ihre Konditionierung und ihre Lebensumstände zu verstehen, desto mehr Sympathie empfinden wir auch für sie, ohne dass wir deshalb die vorhandenen Probleme gleich wegrationalisieren müssten. Du kannst ihre Verletzungen akzeptieren und mit ihrem Leid mitfühlen – und trotzdem die Grenzen aufrechterhalten, die für *dein* mentales, körperliches und emotionales Wohlbefinden nötig sind. Emotionale Reife hat auch damit zu tun, Sanftheit und Festigkeit zu verbinden – nicht nur, soweit es die Menschen in deinem Umfeld angeht (Eltern, Kinder, Freunde), sondern auch in Bezug auf dich selbst.

Meditation und Reife

Um John zu beschreiben, einen emotional eher unreifen Self-Healer (und das ist nicht geringschätzig gemeint, John stimmt mir da vollkommen zu), könnte man ein klassisches Bild bemühen: Irgendwie ist er eine überlebensgroße Persönlichkeit. Wenn er anwesend ist, nimmt er sofort den ganzen Raum ein. Bei einer Videokonferenz ist er es, der das Gespräch leitet. Ein »Alphamännchen«, das sofort in die Luft geht, wenn es denkt, jemand stelle seine Autorität infrage. Vor allem, wenn dieser Jemand eine Frau ist. Gleichzeitig ist er »emotional verkrüppelt«. Alles dreht sich immer nur um ihn. Sein egozentrisches Weltbild ähnelt dem eines Dreijährigen. Wenn die Dinge nicht so laufen, wie er sich das vorstellt, dann fängt er an herumzubrüllen. Wenn er wirklich sauer ist, verfinstert sich seine Miene, und er verfällt in Schweigen. Er arbeitet als Vertreter, ein Job, den er hasst. Gleichzeitig bezieht er seine ganze Identität aus seinen monatlichen Verkaufszahlen, genauer gesagt aus der Tatsache, dass er sie wieder und wieder übertrifft. Obwohl er im Beruf gut ist, hat er Probleme mit Nähe. Er fühlt sich nie sicher genug, um die Zugbrücke herunterzulassen und in der Gegenwart anderer einfach nur da zu sein. Vor allem, wenn es um Partnerinnen geht.

So war John, bevor er sich auf den Weg der Heilung machte. Sobald er die einzelnen Schichten seiner emotionalen Reaktivität abgestreift hatte, kam der sanfte, verwundete Kern eines

Kindheitstraumas zum Vorschein. Sein Narzissmus war die harte Schale, mit der er diesen weichen Kern ummantelt hatte. Er fing an, Geschichten von seinem Vater zu erzählen, einem Mann, der ständig aufbrauste, vor allem, wenn er zu viel getrunken hatte. Aber im Grunde konnte er jederzeit explodieren. Manchmal schlug er John mit seinem Gürtel. Seine Mutter, die diese Szenen durchaus miterlebte, ging dann immer aus dem Zimmer. Hinterher fand sie dann immer Entschuldigungen für das Verhalten des Vaters. Bezeichnenderweise empfand John mehr Zorn auf seine Mutter, die ihn nicht beschützt hatte, als auf seinen Vater, der ihn schlug.

Häufig suchen sich Menschen Partner aus, die in etwa das gleiche Niveau emotionaler Aktivierung aufweisen. Bei John war das ganz sicher so. Die Frauen, von denen er sich angezogen fühlte (und die er seinerseits anzog), schienen passiv und nachgiebig. Sie ließen John toben und schimpfen, ohne ihn je zur Rede oder gar infrage zu stellen. Bis der letzte große Krach kam und die Beziehung zerbrechen ließ. Dann fühlte John sich wieder allein und unbeachtet. Der letzte derartige Beziehungskrach ließ ihn ein Dutzend Glasteller auf dem Boden zerdeppern. Das war der Punkt, an dem John beschloss, sich auf den heilerischen Weg zu begeben.

Als er dabei vom Phänomen der emotionalen Unreife erfuhr, war er zunächst einmal peinlich berührt. Es gefiel ihm gar nicht, dass dies derart gut auf ihn passte. Tatsächlich fühlte er sich so verletzt, dass er für eine ganze Weile mit der Arbeit an sich selbst aufhörte. Bewusstheit zu erlangen ist manchmal unvermittelt und schwierig. Aber John ließ sich immer mehr auf seine meditative Praxis ein. Anfangs hatte er noch fünf Minuten meditiert, aber schon bald meditierte er täglich zwanzig Minuten. Am liebsten beschäftigte er sich mit dem Thema

»Grenzen«. Diese waren bei ihm nicht besonders ausgeprägt, also kümmerte er sich voller Begeisterung darum. Er schrieb lange Listen aller Menschen in seinem Leben und hielt fest, welche Bedürfnisse er in diesen Beziehungen hatte. Gleichzeitig arbeitete er an seinen Erwartungen, die er an andere stellte. Tauchten schwierige Gefühle auf, lernte er, den Schmerz und die Irritation auszuhalten, ohne auf andere loszugehen.

Heute würde sich John vielleicht immer noch nicht als »gereift« bezeichnen (was ich für ein Zeichen seiner wachsenden Reife halte). Aber er hat unglaubliche Fortschritte gemacht. Er kämpft nach wie vor mit seiner Reaktivität – vor allem in Situationen, die sein Kindheitstrauma aktivieren, wenn er sich also unverstanden oder verurteilt fühlt. Aber nun hat er die Instrumente an der Hand, mit denen er diese Erfahrungen bewältigen kann. Wenn schwierige Gefühle wie Wut auftreten, sieht er sie als physiologische Reaktion, die nichts damit zu tun hat, *wer er ist*. Und er kann diese Gefühle durch seinen Körper gehen lassen, ohne sie ausagieren zu müssen. Er arbeitet immer noch als Vertreter, doch er hat mittlerweile eine Ausbildung zum Meditationslehrer gemacht. Seiner Aussage nach ist dies eine wahre Leidenschaft geworden (sein vierter Grundpfeiler des Reparenting). Und er sagt, dass er jeden Tag an seiner Reaktivität arbeitet. Das gehört mittlerweile zu seinem Alltag.

Innere Reife strahlt aus

Wenn wir mit stressbelasteten Situationen konfrontiert sind, die unseren Ressourcen einiges abverlangen, kommt das für unsere emotionale Reife einer Feuertaufe gleich. John sagt, dass er ständig seine Reaktionen überprüft und sie nach Hinweisen absucht, ob sich seine Unreife in den verschiedenen Reparenting-Schichten irgendwie bemerkbar macht. Denn allen Bemühungen zum Trotz wird seine mangelnde emotionale Reife immer wieder mal aktiv und beherrscht dann das Geschehen. Um festzustellen, wann wir mit unseren Ressourcen an Grenzen stoßen und zurück in alte Muster fallen, ist es hilfreich, unser Verhalten hin und wieder einem Check zu unterziehen. Wenn unser Leben stressig wird oder wir unter Belastung erneut emotional reaktiv werden, sollten wir die Ereignisse, die unsere Erfahrung beeinflusst haben, mal genau unter die Lupe nehmen. Die folgenden Fragen können uns helfen, unsere Reaktivität besser zu verstehen, bevor sie uns überwältigt:

Was kann ich für mich selbst aus dem Geschehen lernen?

Welche Denk- oder Verhaltensmuster haben mich an diesen Punkt gebracht?

Wie kann ich mich für diese unangenehme Situation öffnen, damit ich daran wachsen kann?

Wie kann ich lernen, Kritik zu akzeptieren, ohne ihr absolute Wahrheit zuzubilligen?

Wie kann ich mir und anderen vergeben?

Je mehr wir uns Rechenschaft über uns selbst geben, desto stärker vertrauen wir unserem Selbst. Dann ist da auch Raum fürs Scheitern. Und für Flexibilität und Vergebung, wenn wir von unserem Weg einmal abweichen sollten, was unweigerlich geschehen wird. Wenn wir Selbstvertrauen besitzen, wissen wir, dass der Pfad immer noch offen vor uns liegt. Das ist das Herzstück der Rechenschaft uns selbst gegenüber. Nur so kann sie uns Flügel verleihen.

Auch du wirst mal straucheln. Es wird Wochen geben, in denen du einfach zu müde bist, wofür auch immer. Es wird Zeiten geben, die für dich eine Prüfung sind und in denen du auf eine Weise reagierst, für die du dich am Ende schämst. Wann immer das Stressniveau in deinem Leben ansteigt – du hast einen kranken Verwandten, du bringst ein Neugeborenes mit nach Hause, du erlebst eine Trennung –, kann es sein, dass alle die Instrumente, die du bisher erlernt hast, kurzfristig nicht mehr funktionieren. Wir alle kennen Augenblicke, in denen wir alles andere als emotional gereift sind. Das ist nur menschlich. Unser Zugang zur emotionalen Reife wandelt sich ebenso wie wir. Er hängt von unserer Umwelt ab, von unserem Hormonspiegel, von Hunger oder Müdigkeit. Das Ziel hier ist, dich in die Lage zu versetzen, die beste Entscheidung für deinen aktuellen emotionalen Zustand zu treffen, auch wenn sich die Welt um dich herum in einem ständigen Wandel befindet.

Emotionale Reife ist kein Punkt auf einer Liste, den man erledigen und abhaken kann, so wie man bei einem Videospiel auf das nächste Level kommt. (*Du hast gewonnen! Du bist ein voll verwirklichtes menschliches Wesen!*) Es ist kein magischer Zustand. Bei deinem *Werk* geht es nicht um ein irgendwie geartetes Erleuchtetsein, sondern um Arbeit und die Fähigkeit zur Selbstvergebung. Denn nur das bringt uns Menschen am Ende näher zusammen.

Tu dein Werk: Entwickle emotionale Reife und Resilienz

Schritt 1: Entdecke deine Gefühle neu

Emotionen sind Vorgänge, die in deinem Körper ablaufen. Sie gehen mit Veränderungen des Hormonspiegels einher, der neuronalen Botenstoffe, der Empfindungen und Energien. Jeder von uns hat seine ganz eigene Art, wie der Körper auf unterschiedliche Emotionen reagiert. Wenn du die Fähigkeit entwickeln möchtest, deine Gefühle zu identifizieren (und sie am Ende zu besänftigen), musst du erst einmal herausfinden, wie dein Körper auf diese Vorgänge reagiert.

Zu diesem Zweck möchte ich dich einladen, täglich in deinen einzigartigen Körper hineinzuhorchen. Zu diesem Zweck habe ich die »Meditation zum Eintauchen in den Körper« entwickelt (wer eine Audioversion bevorzugt, findet diese – in englischer Sprache – auf YouTube unter dem Link https://www.youtube.com/watch?v=8UDg4qHLlkE).

Meditation zum Eintauchen in den Körper
Wenn du diese Meditation tagsüber des Öfteren machst, bleibst du in Verbindung mit der sich ständig wandelnden Gefühlslage, die sich in deinem Körper ausdrückt. Zu diesem Zweck suchst du dir erst einmal ein ruhiges Plätzchen, wo du dich für die nächsten paar Minuten ungestört hinlegen oder hinsetzen kannst. Und so könnte der Ablauf deiner Meditation aussehen:

Du spürst dem gegenwärtigen Moment nach. Wende dabei deine Aufmerksamkeit auf dich selbst und dein inneres Erleben. Wenn du dich damit wohlfühlst, schließ die Augen oder richte den Blick entspannt auf eine beliebige Stelle am Boden oder an der Wand.

Atme tief ein und aus. Folge der belebenden Luft auf ihrem Weg hinunter bis in die Lungenspitzen … Spüre, wie dein Bauch sich dehnt … Konzentriere dich dann auf eine sachte und lange Ausatmung … Wiederhole das Ganze … Spüre, wie deine Lungenflügel sich mit Sauerstoff füllen … Atme langsam und sachte aus.

Führ diese Atemübung so lange aus, wie du magst. Dabei sinkt der Körper immer tiefer in die meditative Erfahrung ein.

Wenn du bereit bist, wende deine Aufmerksamkeit deinem Körper und seinen Empfindungen zu. Beginn beim Kopf und scanne dann den ganzen Körper. Wo spürst du Spannungen, wo Wärme, wo Leichtigkeit, wo ein Kitzeln, wo eine gewisse Enge? Nimm dir für Kopf, Nacken und Schultern mehr Zeit. Geh dann den Körper weiter nach unten durch. Was spürst du in den Armen und Händen? Geh mit der Aufmerksamkeit weiter Richtung Brust und Bauch. Was empfindest du in den Beinen? Am Schluss kommen Füße und Zehen dran. Nimm dir für diesen »Body-Scan« so viel Zeit, wie du möchtest. Wenn ein Körperteil deine Aufmerksamkeit besonders zu erfordern scheint, dann bleib etwas länger dort.

Wenn du bereit bist, richtest du deine Aufmerksamkeit erneut auf den Atem. Dann nimmst du langsam deine Umgebung wieder wahr und kehrst zu den Sinneseindrücken zurück, die dir der gegenwärtige Moment vermittelt.

TKS: Emotionaler Body-Check

In deinem Tagebuch für dein künftiges Selbst kannst du mit dem folgenden Beispiel arbeiten oder es nach deinen Bedürfnissen abändern:

Heute übe ich mich darin, mir der ständig wechselnden emotionalen Reaktionen meines Körpers bewusst zu werden.

Ich bin dankbar für die Möglichkeit, mehr emotionale Reife zu entwickeln.

Heute bin ich fähig, mit meinem Körper Kontakt aufzunehmen, um meine Emotionen besser zu verstehen.

Eine Veränderung auf diesem Gebiet erlaubt mir, mir meiner Gefühle stärker bewusst zu sein.

Heute übe ich, indem ich mir den ganzen Tag über immer wieder kurz Zeit nehme, um die Empfindungen meines Körpers zu registrieren.

Schritt 2: Wie du deinen Körper ins Gleichgewicht zurückbringst

Jetzt, wo du dir der emotionsbedingten Veränderungen in deinem Körper stärker bewusst bist, kannst du anfangen, ihn immer wieder zurück in den Ausgangszustand zu bringen. Vergiss dabei nicht, dass jeder Mensch einzigartig ist und anders auf die unten aufgeführten Aktivitäten reagiert. Nimm dir Zeit, die einzelnen Methoden auszuprobieren. Möglicherweise musst du ein bisschen herumexperimentieren, bis du entdeckt hast, was dir am besten hilft, deine Emotionen zu besänftigen.

Wir teilen diese Aktivitäten in zwei Gruppen ein. Die einen bringen sofort Beruhigung, die anderen haben eher einen Langzeiteffekt.

Zur Beruhigung für den Moment

- *Nimm ein Bad*: Im warmen Wasser zu liegen beruhigt den Körper. Wenn du Epsom-Badesalz hast, nimm ein paar Körner mehr, denn der Magnesiumanteil sorgt für mehr Muskelentspannung.
- *Massier dich selbst*: Entweder massierst du einfach deine Füße und Unterschenkel. Oder du suchst dir ein YouTube-Video, das zeigt, wie man Akupressurpunkte zum Stressabbau massiert.
- *Lies ein wenig*: Hol den Zeitungsartikel oder das Buch hervor, das du schon lange mal lesen wolltest.
- *Hör Musik*: Du kannst auch einen Song schreiben oder auf deinem Instrument spielen. Wie du magst!
- *Kuscheln*: Das kannst du machen, wie es dir gefällt – mit dem Partner, mit deinem Haustier, den Kindern, Freunden, mit einer Schmusedecke oder deinem Kissen.
- *Beweg dich* (wenn möglich): Egal wie, es hilft alles!
- *Drück deine Emotionen aus*: Brüll in ein Kissen, schrei unter der Dusche oder draußen, wo dich niemand hört (damit du nicht das Nervensystem deines Nachbarn aktivierst).
- *Schreib*: Verfasse einen Brief oder schreib Tagebuch. Drück deine Gefühle in einem Gedicht aus. (Konzentriere dich dabei aber nicht auf das Ereignis, das deine Gefühle ausgelöst hat, sonst heizt du die physiologischen Reaktionen deines Körpers nur neu an.)

Langfristig wirkende Methoden

- *Ruh dich aus*: Ja, das ist es! Selbst wenn du dafür Termine absagen musst.
- *Erde dich*: Folge deinen fünf Sinnen und richte deine Aufmerksamkeit darauf, was du in deinem Umfeld sehen, rie-

chen, berühren, schmecken oder hören kannst. So wirst du präsenter und spürst die Sicherheit des gegenwärtigen Augenblicks.

- *Mach deine Atemübungen*: Diese können ganz einfach sein, zum Beispiel, dass du die Hand auf deinen Bauch legst und zwei oder drei tiefe Atemzüge nimmst. Spür nach, wie deine Lunge sich ausdehnt und wieder zusammenzieht. Wie verändert sich dabei die Energie deines Körpers? (Dazu gibt es Unmengen geführter Meditationen auf YouTube oder Spotify.)
- *Geh hinaus in die freie Natur*: Richte deine Aufmerksamkeit auf die ganze Bandbreite der möglichen Naturerfahrung. Achte auf die unterschiedlichen erdenden und beruhigenden Energien.
- *Meditiere oder bete*: Nimm Verbindung zu deinen spirituellen Helfern auf. Welche Praxis du dabei nutzt, bleibt ganz dir überlassen.
- *Rezitiere Mantras oder sprich Affirmationen*: Wiederhole leise deine gewählten Sätze. Zum Beispiel: »Ich bin sicher.« Oder: »Ich habe die volle Kontrolle.« Und: »Ich bin im Reinen mit mir selbst.«
- *Lenk dich ab*: Richte deine Aufmerksamkeit auf alles, nur nicht auf deine Emotionen. Ja, du hast richtig gelesen – es liegt schließlich an dir, wie viel Aufmerksamkeit du deinen Gefühlen gibst, solange du dich nicht *ständig* von ihnen ablenkst.
- *Hol dir Hilfe*: Wende dich an jemanden, bei dem du dich sicher fühlst. Jemanden zu haben, der dir zuhört, wenn du ihm deine Gedanken und Gefühle schilderst, kann sehr hilfreich sein. Wenn du möchtest, dass der andere dir nur aktiv zuhört (ohne dir Ratschläge zu erteilen, wie viele wohlmei-

nende Freunde das gern tun), dann solltest du das im Vorfeld ansprechen. Achte aber auch darauf, dass du den anderen nicht zur emotionalen Müllkippe machst. Dies wäre der Fall, wenn du die gleichen Geschichten wieder und wieder erzählst, was dich im Zyklus des negativen Erlebens festhält.

13
Gegenseitige Verbundenheit

Mit der Entwicklung emotionaler Reife ist man niemals »fertig«. Es ist ein Prozess des Gewahrseins und der Akzeptanz, der jeden Tag aufs Neue angepackt werden muss. Es wird Zeiten geben, in denen du ein deutliches Wachstum verspürst, und Rückschläge, die dich und deine Fortschritte auf eine harte Probe stellen. Ich selbst wurde tatsächlich einem solchen Härtetest unterworfen, als ich an eben diesem Kapitel arbeitete.

Ich hatte eine schwere Woche hinter mir. Ich war müde, überarbeitet und fühlte mich vollkommen ausgelaugt, als ich im Internet einen Post las, in dem mich ein mir vollkommen Fremder massiv angriff. Ich war so demoralisiert, dass ich fast angefangen hätte zu weinen. Am liebsten hätte ich alles hingeworfen. Ich hasste es, wenn mich jemand so vollkommen falsch verstand.

Ich fing an zu brüten. Ich hockte auf dem Sofa und scrollte durch Instagram auf der Suche nach weiteren Grenzverletzungen, die mich noch mehr auf die Palme treiben, mich noch mehr verletzten und innerlich zerreißen würden.

»Los, hoch mit dir«, meinte Lolly. »Wir gehen jetzt an den Strand.«

Es ging ja nicht nur darum, dass ich aus dem Haus kam und meine Klagearien beendete. Am Venice Beach war ein besonderes Ereignis angekündigt: Wir würden die einzigartige Gelegenheit haben, die Wellen von strahlend blauem Licht erhellt zu sehen, verursacht durch eine biolumineszente Algenblüte. Trotzdem lehnte ich ab.

Lolly ging dennoch an den Strand und ließ mich zu Hause im eigenen Saft schmoren. Ich suhlte mich in Selbstmitleid und redete mich immer mehr in Rage. Mein beleidigtes Ego hatte sich eine Geschichte ausgedacht: *Wie kann sie mich nur allein lassen? Sie macht das immer, wenn es hart auf hart kommt. Das ist eine Beleidigung!* Obwohl ich ihr ja selbst gesagt hatte, dass sie ruhig gehen könne, hatte mein Geist sie nun zur Verräterin erklärt. Da ich mir meiner selbst mittlerweile einigermaßen bewusst war, erkannte ich immerhin, dass es sich hier um eine Projektion der tiefen Verletzung meines inneren Kindes handelte (*Ich werde nicht beachtet*). Doch das ließ mich nur noch jammerseliger werden: *Ich bin so armselig. Lolly kann es nicht ertragen, mit mir zusammen zu sein.* Und dann begann mein Geist, auf einem anderen Gedanken herumzukauen: *Ich bin allein. Ich bin allein. Ich bin allein.*

Ich folgte dem inneren Dialog, ohne die Energie aufzubringen, mich aus diesem Gedankenkreislauf herauszureißen. Stattdessen ließ ich mein inneres Kind weiter beleidigt sein. Irgendwann schließlich hob ich doch mein Haupt und fing an, jene Instrumente anzuwenden, die ich immer mehr verfeinert hatte (und die du auf diesen Seiten findest). Ich begann mit Atemübungen. Ich machte mir bewusst, wie die Luft meine Lunge weitete. Ich sah mir selbst zu. Ich benannte die physiologischen Reaktionen meines Körpers: den Ansturm der Aufregung; die Enttäuschung, die meinen Magen sich verkrampfen ließ; das elektrisierende Gefühl des Beleidigtseins, das sich im Gefolge der negativen Kommentare in den sozialen Medien eingestellt hatte. Ich benannte die Gefühle, die mit den einzelnen Empfindungen verbunden waren: Wut, Angst, Trauer. Während ich ihnen Namen gab, begannen sich rund um sie Geschichten zu entspinnen, die mein Bewusstsein überwucherten. Als mein Ego begann, mir Beispiele für meine Wertlosigkeit zu liefern, lehnte ich mich zurück und registrierte das, ohne es zu verurteilen. Ich ließ die Gefühle kommen und wieder gehen.

Nachdem mein Bewusstsein wieder die Kontrolle übernommen hatte, fragte ich mich: *Was kann ich in diesem Moment für mich selbst tun? Wie kann ich mit diesen Selbstvorwürfen umgehen?* Ich fing mit dem Abwasch an und erzählte mir währenddessen eine Gegengeschichte: *Ich bin wertvoll. Ich werde geliebt. Ich bin nicht allein, selbst wenn im Moment niemand bei mir ist.* Während ich meine Hände in das warme Spülwasser tauchte und mit meiner Aufmerksamkeit ganz dabeiblieb, richtete sich meine emotionale Energie plötzlich nach außen. Das ließ mir innerlich genug Raum, um meinen emotionalen Zustand als das zu erkennen, was er war: *Ich bin müde. Ich arbeite zu viel. Ich habe zugelassen, dass die Kritik eines anderen Menschen einen Ganzkörper-Zusammenbruch auslöste. Ich will nicht hierbleiben und weiterjammern. Ich will mit meiner Partnerin etwas unglaublich Schönes ansehen.*

Ich konnte also hierbleiben und versuchen, meine Gefühle wegzuwaschen. Oder ich löste mich von dem instinktiven Drang hin zum Vertrauten und tat, was ich an diesem Tag ohnehin vorgehabt hatte: mir diese unglaublichen blau strahlenden Wellen ansehen. Ich entschloss mich, den traulichen Kokon meines Selbsthasses zu verlassen.

Als ich an den Strand kam, sah ich Lolly, die auf das unfassbar blaue Meer hinausblickte. Neben ihr standen unzählige andere Menschen, die sich von der majestätischen Natur beschenken lassen wollten. Ich stellte mich neben Lolly, und wir versenkten uns gemeinsam in den Anblick der fast übernatürlichen blauen See, ohne auch nur ein Wort zu sagen.

Ich war immer noch ein verletztes Kind. Ich fühlte mich immer noch missverstanden, und das tat weh. Aber ich war nicht allein, nicht gefangen in meinen Gedanken und Gefühlen. Ich hätte das prachtvolle Schauspiel am Meer niemals genießen können, wenn ich zugelassen hätte, dass die Geschichten mich auffraßen. Diese sagenhafte Schönheit hätte mich nicht erreicht.

Dieser Augenblick am Strand war so viel mehr als nur die Rückkehr zur emotionalen Reife. Er zeigte mir, wie sehr mein emotionaler Zustand in Verbindung zu anderen stand – vor allem zu den Menschen, die ich liebe. Und das ist das letztendliche Ziel unseres heilerischen *Werks*, von der Grenzsetzung über das innere Kind hin zum Reparenting: ein Zustand aufrichtiger Verbundenheit.

Während wir unseren Geist und unser Gehirn verändern, um Zugang zu unserem höchsten Selbst zu finden, sorgen wir für Freude, Kreativität, Empathie, Akzeptanz, Zusammenarbeit und schaffen schließlich das Einssein mit unserer Community. Dr. Steve Taylor, den ich schon einmal zitiert habe, hat die Erweckungserfahrungen anderer Menschen studiert und kam zu ähnlichen Ergebnissen: Liebe und Mitgefühl nehmen zu, es stellen sich tiefgründiges Wissen und innere Ruhe ein. All diese Elemente sind die Essenz der gegenseitigen Verbundenheit. Dieser Zustand der Authentizität und Vernetzung ist der letztendliche Beleg für die Macht der ganzheitlichen Heilung. Unser

Werk hat uns bis zu diesem Moment geführt, zur Fähigkeit, die Einheit zu verkörpern. Es hat uns zurückgebracht zu einem Zustand reinen Gewahrseins und Verbundenheit mit allem, was ist. Wir haben buchstäblich unseren Geist und unseren Körper verwandelt und sind zurückgekehrt zum reinsten Ausdruck unserer Seele. Wir entdecken das Göttliche in uns selbst, und es erstreckt sich auch auf die Welt um uns herum.

Wie ich die SelfHealer Community fand

Über ein ganz zentrales Puzzlestück meiner Reise zur Heilung habe ich bislang noch nichts erzählt: wie ich meine Community fand. Schließlich ist dies das Ziel der wechselseitigen Vernetztheit. Dabei ist »Gemeinschaft« ein sehr wandelbares Konzept. Manche Menschen finden sie in ihrem Online-Netzwerk, andere in der Nachbarschaft. Wieder andere haben ihre Gemeinschaft in der Kirche, der Schule, oder sie finden sich mit anderen zusammen, weil sie bestimmte Interessen haben oder ein gemeinsames Hobby pflegen. Ich fand meinen »Stamm« während jener sehr einsamen Zeit der Selbsterkundung, als ich das Gefühl hatte, mein neues Gewahrsein nur mit ganz wenigen Menschen teilen zu können. Ich fühlte mich so allein, als wären Lolly und ich die einzigen Menschen in einer ansonsten schlummernden Welt. Während ich Grenzen setzte und lernte, mich selbst zu beeltern, beendete ich Beziehungen, die mir nicht länger guttaten. Das hieß, dass ich Kontakte zu Menschen abbrach, die ich früher mal als den harten Kern meines sozialen Umfelds betrachtet hatte. Ich entschied mich für eine gesündere Lebensweise, die allgemein üblichen Gepflogenheiten zuwiderlief – keine harten Drinks mehr zur Happy Hour, keine Überforderung mehr durch ständig neue Pläne, kein nächtliches Um-die-Häuser-Ziehen mehr, weil mich das Schlaf kostete und mir die Zeit für meine Morgenmeditation raubte.

Ich war so weit gekommen und so ungeheuer stolz auf mich. Die Stimme meiner Intuition drängte mich, wieder Kontakt mit anderen Menschen aufzunehmen, mit der großen, weiten Welt um mich herum. Es war nicht eben schön, von allen anderen getrennt zu sein. Ich musste meinen Stamm finden, um meine Einsichten teilen und von anderen lernen zu können. An diesem Punkt meinte Lolly, ich solle doch über meine Erfahrungen online schreiben. Zu jener Zeit lebte ich noch in Philadelphia und arbeitete ganz klassisch als Psychotherapeutin. Ich brauchte diesen Brotberuf auch und hatte Angst, dass meine Überzeugungen von meinen Kollegen falsch aufgenommen und einige meiner traditionell orientierten Klientinnen und Klienten die Flucht ergreifen würden. Und ich musste doch Geld verdienen! Nichtsdestotrotz klaffte da ein Loch in meinem Ich-selbst-Sein. Mein Wunsch, Kontakt zu anderen aufzunehmen, war die Haupttriebfeder, als ich anfing, über meinen Weg auf Instagram zu berichten. Ich suchte nach Menschen, die die Sprache des SelfHealing verstanden und mit der Idee der ganzheitlichen Heilung etwas anfangen konnten. Und so begann ich 2018 mit *The Holistic Psychologist*, was auf der Stelle einschlug. So viele Menschen hungerten nach Verbundenheit und lebten mit sehr ähnlichen Erfahrungen und Erkenntnissen. Ganze Heerscharen waren bereit, sich auf das *Werk* der Heilung einzulassen. Die Nachricht verbreitete sich in Windeseile, und damit stellte sich bei mir ein neuer Wunsch ein: Ich wollte eine sichere Gemeinschaft gründen, die sich gegenseitig genug Raum für Heilung schenkte. Die Zahl derer, die sich für ein solches Projekt interessierten, stieg und stieg.

Jede Teilnehmerin, jeder Teilnehmer, der sich den SelfHealers anschloss, bestärkte mein Vertrauen in die Botschaft. So wuchs in mir die Zuversicht, dass ich mich ganz der Arbeit an der Holistischen Psychologie widmen konnte.

Ich übernahm also die Rolle der Lehrerin. Während ich die Methoden für mich ausprobierte, teilte ich die Anleitungen und die Resultate mit anderen. Die Community wuchs und wuchs und hörte nicht auf zu geben. Wir schufen zusammen eine neue Art der Gemeinschaft Gleichgesinnter, die auf einer ähnlichen Reise zurück zu ihrem wahren Selbst waren. Menschen aus aller Welt teilten in diesen Gruppen mit, welche Instrumente und Praktiken für sie funktionierten. Je mehr ich selbst online stellte, desto mehr Menschen schlossen sich uns an und erzählten von ihren eigenen Heilungserfahrung. Je mehr ich mich auf die Gemeinschaft abstimmte und Fortschritte machte, desto stärker spiegelte sich mein Wachstum in der Community wider. Eine Form der Co-Regulation in großem Maßstab. Der Austausch von Mensch zu Mensch über die sozialen Medien war mit Sicherheit der lohnendste in meinem ganzen Leben. Ich hatte meinen Stamm gefunden – und dabei auch erkannt, wie stark meine Stimme war, welche Mission ich hatte, welches höhere Ziel ich erfüllen konnte und wie sehr auch ich mit allem um mich herum verflochten war.

Die Kraft der Gemeinschaft

Wissenschaftliche Untersuchungen zeigen, dass sich drei von fünf Amerikanern allein fühlen.[79] Ich würde davon ausgehen, dass diese Zahl sogar noch zu niedrig gegriffen ist, weil sich viele Menschen schämen, sich offen zu ihrer Einsamkeit zu bekennen. Zuzugeben, dass wir uns allein fühlen, macht uns verletzlich und scheint einen grundlegenden Mangel offenzulegen: *Ich werde nicht geliebt, weil ich nicht liebenswert bin.* Das erschüttert mich bis ins Mark, und ich glaube, dass es durchaus mehr Menschen so geht.

Wir alle stammen schließlich von Menschen ab, die mit ihrem Stamm lebten. Unsere Vorfahren, wo auch immer sie herkamen, lebten in Gruppen, weil ihnen dies mehr Sicherheit verschaffte. Doch die Gruppe bot auch noch andere Vorteile: Arbeitsteilung, Verminderung von Stress und Unterstützung in allen Lebenslagen. Ob wir uns selbst nun als Individualisten betrachten oder ob wir gern im Kollektiv leben, kein Mensch kann ohne andere Menschen leben. Unser Körper und unser Gehirn sind für den Zusammenhalt geschaffen – er ist ein wesentlicher Teil des Menschseins. Ohne ihn können wir nicht überleben. Dazu passt, was Wissenschaftler herausgefunden haben: Die Epidemie der Einsamkeit, der wir heutzutage ausgesetzt sind, ist tatsächlich ein Problem, das die öffentliche Gesundheitsversorgung belastet. Wie Traumata leistet auch Einsamkeit Autoimmunerkrankungen und chronischen Leiden Vorschub. Dr. Vivek Murthy, ehemaliger Leiter der Gesundheitsämter der USA, schreibt in seinem Buch *Together: The Healing Power of Human Connection in a Sometimes Lonely World*, dass Einsamkeit »ein erhöhtes Risiko für Herz-Kreislauf-Erkrankungen zur Folge hat, aber auch für Demenz, Depressionen, Angst- und Schlafstörungen sowie vorzeitige Todesfälle«.[80] Offensichtlich schadet uns fehlende Verbundenheit nicht nur auf seelischer Ebene.

Dabei haben »ambivalente« Beziehungen (in denen die Bindung nicht unbedingt unterstützend ist) genauso negative Auswirkungen auf unsere körperliche und seelische Gesundheit wie das Alleinsein an sich. Bei mehr als der Hälfte aller verheirateten Paare betrachtet eine Seite die andere eher zwiespältig, wie die Journalistin Lydia Denworth in ihrem Buch *Friendship: The Evolution, Biology, and Extraordinary Power of Life's Fundamental Bond* schreibt.[81] Meiner Ansicht nach sind diese ambivalenten Beziehungen häufig traumatische Bindungen, die nicht auf Authentizität gründen. Wie sollten sie auch? Wenn du tatsächlich eine innere Verbindung zu deinen Wünschen und Bedürfnissen hast, wie kannst du dann mit jemandem zusammenbleiben, den du nicht wirklich magst? Viele unserer Beziehungen, selbst zu unseren engsten Vertrauten, sind für unser authentisches Selbst nicht gut, weil wir nicht mit unserer Intuition in Kontakt sind.

Glücklicherweise erfahren all jene, die unterstützende Partnerschaften, Freundschaften und eine entsprechende Gemeinschaft haben, den gegenteiligen Effekt: Sie sind glücklicher, gesünder und leben länger. Und das ist keineswegs Zufall. Du kannst dich darum bemühen, deinen »Stamm« aufzubauen, auch wenn die infrage kommenden Menschen nicht gerade vor deiner Haustür leben. Studien konnten zeigen, dass virtuelle Bande genauso bedeutsam sein können wie solche im richtigen Leben.[82] Also los: Such dir deine Leute. Glaub mir, es gibt sie.

Authentische Freundschaften

Gegenseitige Verbundenheit, die in zwei Richtungen funktioniert, heißt, gemeinsam »für sich« zu sein. Nur wenn ich ein vollständiges Ganzes bin, kann ich authentisch zu anderen Verbindung aufnehmen – auf eine Weise, die beiden erlaubt, ihre *spirituellen ebenso wie emotionalen und körperlichen*

Bedürfnisse zu erfüllen. Natürlich dienen uns nicht alle Beziehungen auf die gleiche Weise, und nicht jede Beziehung ist gleichermaßen auf Gegenseitigkeit ausgelegt. Wenn wir unsere Bedürfnisse geklärt und offen unsere Grenzen gesetzt haben, tauchen wir ein in ein Reich, in dem wir uns sicher fühlen. Haben wir Zutrauen zu unserer Innenwelt, wissend, dass wir die nötigen Instrumente beherrschen, um den Prüfungen des Lebens begegnen zu können, dann strahlen wir diese Zuversicht und Sicherheit in unsere Community aus. Wie wir mit uns selbst umgehen, prägt unseren Umgang mit anderen und umgekehrt. Das ist das Grundprinzip der wechselseitigen Vernetztheit.

Um authentische Beziehungen eingehen zu können, musst du daran arbeiten, mit deiner Authentizität eins zu werden. Nur dann wirst du das *Ping* deiner Intuition vernehmen, das dir sagt, dass du auf diesen Menschen zugehen solltest. Ich bin sicher, du weißt, was ich meine. Manchmal braucht es nur einen Blick, und du weißt: *Dieser Mensch gehört zu meinem Leben.* Da ist so ein Flattern in der Seele, das dir sagt, diese Begegnung war kein Zufall.

Mir passierte das, nachdem ich jahrelang daran gearbeitet hatte, den Kontakt zu mir selbst wiederherzustellen – einige Zeit, nachdem ich mit der Arbeit an meinem heilerischen *Werk* begonnen hatte. Ich fühlte mich viel stärker eins mit mir, und als ich anfing, meine Botschaft der Heilung in die Welt zu senden, war ich mir meiner inneren Ressourcen so sicher, dass ich wusste: Meine Botschaft spricht vielleicht nicht jeden Menschen an, aber die, für die sie gedacht ist, würden sich melden.

An diesem Punkt lernte ich Jenna kennen, die sehr früh zur SelfHealer Community stieß. Selbst übers Internet spürte ich unsere Verbundenheit. Ihre Kommentare sprachen mich immer wieder an. Da war das *Ping* der Intuition, und es machte sich selbst virtuell bemerkbar.

Nach der ersten Meditation zum inneren Kind am Venice Beach – das erste Real-Life-Event der Holistischen Psychologie, von dem ich schon berichtet habe – bildete sich vor mir eine Menschenschlange. Ich begrüßte alle und war vor Dankbarkeit ganz überwältigt. Ein paar Stunden später, als das Ende der Schlange allmählich in Sichtweite kam, entdeckte ich unter den Anwesenden eine Frau, die bis zum Schluss blieb. Sie legte die Hand aufs Herz und lächelte mich an. Bei all den Gesichtern, die ich an jenem Nachmittag sah, machte es bei diesem einen wieder ständig *Ping*. Die Frau hatte noch kein Wort gesagt, aber ich empfand sie als so vertraut, als würde ich sie schon mein Leben lang kennen. Als wären unsere Seelen längst miteinander verbunden.

»Ich bin Jenna«, sagte sie.

Ich konnte es nicht fassen. Meine Intuition hatte sie unter Tausenden Teilnehmenden erkannt. Wir plauderten, beide begeistert, uns nun endlich persönlich kennenzulernen. Sie schenkte mir spontan ihre Orakelkarten, ein Kartendeck mit wunderschönen Illustrationen. Die Großzügigkeit dieser Gabe – die aus einem der intimsten Bereiche ihrer selbst kam – bedeutete mir viel. Ich hatte diese Karten nun ständig bei mir, während jeder meiner folgenden Lebensphasen. Das Set war eines der wenigen Dinge, die ich mitnahm, als ich ein Jahr später von Philadelphia nach Kalifornien zog.

Ein paar Monate nach dieser Meditation riefen Lolly und ich den SelfHealers-Zirkel ins Leben, eine virtuelle Community, die Tools zur Selbstheilung anbietet. Am ersten Tag gab es gleich einen Wahnsinnsandrang: Innerhalb der ersten Stunde meldeten sich sechstausend Menschen an. Unser Server krachte zusammen. Nach zwei Tagen bekam ich fast einen Nervenzusammenbruch, denn ich fühlte mich von den Mengen der Anmeldungen schlicht überfordert. Der Bedarf war immens. Damit hatten wir nicht gerechnet, und wir waren nicht dafür ausgerüstet, das alles allein zu handhaben.

Gerade als ich mich am liebsten verkrümeln und alles hinschmeißen wollte, meldete sich Jenna und sagte, sie folge einem starken inneren Drang. »Ich fühle mich dieser Bewegung zutiefst verbunden. Wir wissen, dass eine neue Welt möglich ist, und wir sind dabei, sie zu schaffen. Meine Seele fühlt sich dazu hingezogen. Ich bin da, um dich und die Zukunft dieser Bewegung zu unterstützen. Wir sollten mal darüber reden.« Es war, als würde uns das Universum zuwinken, nicken und sagen: *Ja, ich werde dir die richtigen Leute schicken, wenn du dich für sie öffnest.*

Einen Tag später war Jenna die Erste, die zu unserem Team stieß. Seitdem ist sie ein ganz entscheidender Faktor in jedem einzelnen Arbeitsschritt der Holistischen Bewegung. Ich kann ohne den Hauch eines Zweifels sagen, dass wir beide auf unsere Intuition hören mussten, damit diese segensreiche Verbindung entstehen konnte. Wenn du im Einklang mit dir bist, dann ziehst du Leute an, die in deine Richtung gehen.

Das kollektive »Wir«

Wie wir mittlerweile wissen, sind wir, wenn wir auf die Welt kommen, eine Art Schwamm. Wir lernen zu überleben und uns dem Ungewissen zu stellen, dabei verstärken wir ständig unsere vom Ego gesteuerte Getrenntheit und lernen, wie wir uns in Beziehung zu anderen definieren. *Wir sind so, aber nicht so.*

Wir mögen dies und nicht jenes. Diese Trennung entsteht als Geschichte, die das Ich dem anderen gegenüberstellt, das Innen dem Außen. Bei Menschen, die in co-abhängigen Familien aufwachsen (wie ich), hat sich diese Vergleichsgeschichte, die *uns* sicher innen sieht und die *anderen* außen, besonders tief eingeschliffen.

Auf dem Weg zur Heilung gehen wir zurück zur Verbindung mit dem authentischen Selbst unserer Kindheit. Viele Menschen aber sehen sich nicht in der Lage, in diesen Zustand der Verwundbarkeit zurückzukehren, weil das Ego so empfindlich ist, so sehr darauf ausgerichtet, uns Sicherheit zu geben, dass die Geschichte unseres Ich untrennbar verknüpft ist mit dem Gegensatz des »anderen«. In diesem Zustand fühlen wir uns nicht sicher genug, um in dieses kollektive »Wir« einzutauchen, das aus der Vernetztheit aller Wesen auf diesem Planeten resultiert. Wenn wir lernen, die einzelnen Schichten unserer Psyche abzutragen, unsere Konditionierungen zu erkennen, uns von unseren Grundüberzeugungen zu verabschieden und stattdessen unsere körperlichen Zustände zu registrieren, dann sind wir fähig, unser Einssein nicht nur mit jenen Menschen zu schätzen, die wir lieben, sondern mit unserer Gemeinschaft und der Welt im Großen und Ganzen.

Wenn wir alle anfangen, diese Kollektivmentalität zu kultivieren, werden wir uns zu einer menschenfreundlichen Gesellschaft entwickeln, die auf gegenseitiger Hilfe beruht. Auf den ersten Blick scheint Mitgefühl das Gegenteil vom »Überleben des Bestangepassten«, das die Evolution uns ins Stammbuch geschrieben hat. In Wirklichkeit aber ist es gerade das Mitgefühl, welches das Überleben der Menschheit sicherte.

Als wir noch in Stämmen organisiert waren, war der einzigartige Selbstausdruck eines jeden Individuums Voraussetzung für die Erfüllung der Bedürfnisse aller. Jedes Puzzlestückchen hat seine Funktion. Wenn wir Teil des kollektiven Wir werden, sind die Bedürfnisse einer Person die aller mit ihr verbundenen Menschen.

Doch können wir eben nur dann am Ausdruck des kollektiven Wir teilhaben, wenn unser Nervensystem im Modus der Offenheit ist und bereit, eine Verbindung einzugehen. Das bedeutet, dass wir in einem ruhigen, ausgeglichenen Zustand sein müssen, um uns auf andere einzulassen und sie wichtig zu nehmen. Wenn wir im Modus sozialen Engagements sind, in einer stabilen, angenehmen Umgebung, dann geht unsere Stresswahrnehmung zurück, und unser Vagusnerv hält uns in diesem Zustand. Wir sind ausgeruht und offen für Freude, Spontaneität, Heilung und Verbundenheit. Damit wir wahrhaftiges Einssein erfahren können, muss sich unser Körper sicher fühlen.

Wie wir in den vorherigen Kapiteln gelernt haben, kommuniziert unsere Physiologie diesen Zustand durch den Prozess der Co-Regulation. Daher spiegelt sich unser innerer Zustand so häufig in unserem Umfeld wider. Unsere Innenwelten sind also ansteckend. Wenn wir uns sicher fühlen, fühlen sich auch die Menschen um uns herum sicher. Problematisch ist nur, dass das Gegenteil ebenso zutrifft. Das ist der Hauptgrund, warum es vielen Menschen so schwerfällt, zu anderen eine Verbindung herzustellen. Da der Großteil von uns mit einem fehlregulierten Nervensystem lebt, fühlen wir uns selten sicher genug, um uns auf Kontakte einzulassen. Infolgedessen fühlen wir uns immer noch einsamer, kränker und unfähiger, mit den Widrigkeiten des Lebens fertigzuwerden. Dieser Teufelskreis hat kein Ende. Er ist die schlimmste Zwickmühle, die man sich vorstellen kann. Wir sind gefangen in eben jenen Reaktionsmustern von Kampf, Flucht oder Erstarrung, die es uns physiologisch unmöglich machen, authentische Beziehungen einzugehen. Dieser Zustand wird zudem noch auf die Menschen, mit denen wir Umgang haben, übertragen und von ihnen verinnerlicht. So wird die globale Epidemie von Einsamkeit und mangelnder Verbundenheit immer weitergetragen. Und diese Unfähigkeit wirkt sich nicht nur auf unsere unmittelbare Familie und unsere Freunde aus, sondern setzt sich ins Kollektiv fort. Niemand von uns ist allein in seinem Kampf. Du bist nicht bloß ein Rädchen im Getriebe. Dein Innenleben prägt die Menschen um dich herum, im Guten wie im Schlechten.

Fühlen wir uns sicher, dann trauen wir uns, unser Innenleben auszudrücken, selbst wenn es fehlreguliert oder negativ ist. Wir wissen, dass wir mithilfe unserer Gemeinschaft wieder in den Ausgangszustand zurückkehren können. Wer nie streitet oder nie eine abweichende Meinung äußert, steckt hingegen in diesem fehlregulierten System fest, durch das die Stressempfindung künstlich aufrechterhalten wird. Wenn du dich nach echter Nähe sehnst, musst du dein authentisches Selbst ausdrücken (auch wenn es voller Schatten ist), frei von der Angst, falsch verstanden oder mit Vorwürfen bedacht zu werden. In einem sicheren Raum gegenseitigen Respekts können wir auch furchtlos eine andere Meinung äußern, um danach wieder in den Zustand des homöostatischen Gleichgewichts zurückzukehren. Das Wissen, dass wir jederzeit in diesen grundlegend beruhigten Zustand zurückgehen können, verleiht uns die Flexibilität, mit der wir auch unangenehme Gefühle tolerieren können. Der Erfahrungszyklus, bei dem auf Augenblicke der Fehlregulation Momente der Co-Regulation folgen, lehrt uns eine neue Grundüberzeugung: Wir können auf unsere inneren Ressourcen vertrauen.

Eines möchte ich hier noch anfügen: Angehörige indigener Völker oder People of Color können bei einer solchen Fehlregulierung häufig nicht in den sicheren Modus zurückkehren, weil sie Sicherheit und Ausgeglichenheit nie kennengelernt haben. Sie bleiben Gefangene eines Systems, das von Anfang an kein Gleichgewicht kannte. Das muss sich ändern, damit wir endlich alle in einem sicheren Umfeld leben können.

Jeder von uns verdient eine Chance zur Entwicklung jener Flexibilität, die es ermöglicht, den Wechselfällen des Lebens zu begegnen und immer wieder in einen sicheren Ausgangszustand zurückzukehren. Wenn wir förderliche Verbindungen zu anderen eingehen, während wir gleichzeitig eine Bewusstheit für unser Innenleben entwickeln, ist jedem Menschen gedient. Das ist das Herzstück der Wechselseitigkeit. Die Essenz, die uns zusammenschweißt. Denn letztlich gibt es das nicht: das Ich und die anderen.

Wenn wir die Wände einreißen, die uns als Individuen angeblich voneinander trennen, können wir Arten der Verbundenheit schaffen, die das menschliche Verständnis übersteigen. Diese Erfahrung kann viele verschiedene Formen annehmen, sie kann sich zum Beispiel als Verbundenheit mit deinem Gott oder deinen Ahnen zeigen, in der Geburt deines Kindes, im Erleben der freien Natur oder im Eintauchen in Kunstwerke, die dich innerlich berühren. Es kann die Erfahrung des Einsseins im großen Maßstab sein, die sich in den kleinsten Momenten auszudrücken vermag, wenn sie uns das unbeschreibliche und erhabene Gefühl der Ehrfurcht vermittelt.[83] Wissenschaftliche Untersuchungen haben gezeigt, dass diese Empfindung eine entwicklungsgeschichtliche Reaktion auf Ungewissheit darstellt. Unsere Vorfahren stellten diese Verbundenheit her, weil sie versuchten, sich auf die Rätsel des Lebens einen Reim zu machen. Erlebten wir früher eine Sonnenfinsternis, dann verband uns die Ehrfurcht angesichts der Schönheit und Schrecklichkeit des Lebens – und diese Gemeinsamkeit schenkte uns Sicherheit.

Der einzige Weg, wie wir uns für diese Ehrfurcht, dieses Staunen öffnen können, ist, unser geistiges Auge für die Menschen und die Welt um uns herum zu öffnen. Die Wahrheit unseres Daseins liegt in der einzigartigen Seele, die in jedem von uns wohnt. In den Worten von Chief Black Elk von der Nation der Oglala-Sioux: »Der erste Friede, der wichtigste, ist jener, der in die Seelen der Menschen einzieht, wenn sie ihre Verwandtschaft, ihr Einssein mit dem Weltall und allen seinen Mächten gewahren und innewerden, dass im Mittelpunkt des Weltalls Uakan-Tanka (der Große Geist) wohnt und diese Mitte tatsächlich überall ist. Sie ist in jedem von uns.«[84]

Auf den ersten Seiten dieses Buches habe ich davon gesprochen, dass transzendente Erfahrungen selten im klischeehaften Kontext des Göttlichen stattfinden – auf der Spitze eines Berges oder an einem rauschenden Bach. Eine spirituelle Entwicklung kann recht chaotisch ablaufen. Sobald du dich auf das Werk einlässt, Körper, Geist und Seele zu heilen, sobald du dir die Fähigkeit zurückeroberst, dich mit dem Universum zu verbinden, erhältst du Zugang zur Transzendenz in ihren Abertausend Formen. Sobald du hinter die Schaufensterdekoration deines Egos blickst und eintauchst in den reinsten, authentischsten Part deiner selbst, sobald du in aller Offenheit auf deine Gemeinschaft zugehst – werden sich die Erfahrungen des Erwachens einstellen. In diesen Augenblicken wird wahre Erleuchtung, wahre Heilung möglich.

Und wenn du selbst heil wirst, wird es auch die Welt um dich herum.

Tu dein Werk: Wie du Beziehungen voller Verbundenheit herstellst

Wenn du auch nur ein bisschen so bist wie ich und vielleicht aus einer co-abhängigen Familie stammst, dann braucht es eine gewisse Zeit, bis du dich auf diese wechselseitige Verbundenheit einstellen kannst. Folgende Übungen können dir dabei helfen:

Schritt 1: Wo lebst du diese Verbundenheit bereits (oder auch nicht)?

Um für diese Frage ein Gewahrsein herzustellen, solltest du prüfen, wie du folgende Bereiche erlebst:

Fällt es dir leicht, in all deinen Beziehungen klare Grenzen zu setzen und zu wahren? Oder brauchst du ein bisschen Zeit, um diese zu identifizieren und herzustellen?

...

Kannst du Raum für eine offene Kommunikation schaffen und dafür, dass du selbst und andere ihre Emotionen verarbeiten können? Oder brauchst du Zeit, um deine Emotionen zu erkennen und zu erspüren, ob du eine Pause brauchst, bevor du sie anderen mitteilst?

...

Kannst du deine Wahrheit und Wirklichkeit ausdrücken, selbst wenn du darin nicht mit anderen Menschen übereinstimmst? Oder empfindest du immer noch Angst, Scham oder Schuldgefühle bei der Vorstellung, wie andere darauf reagieren könnten?

...

Bist du dir über deine Absichten im Klaren, wenn du etwas tust? Weißt du, was dich zu deinen Entscheidungen treibt? Bist du dir sicher darüber, was du in deinen Erfahrungen und Beziehungen suchst? Oder brauchst du noch mehr Zeit, um dir deiner selbst gewahr zu werden?

...

Kannst du gelassen deinem Ego (und deinem Schatten) zuschauen, ohne auf jeden Gedanken zu reagieren? Oder brauchst du mehr Übung, um diese Aspekte deiner Alltagserfahrung ruhiger zu registrieren?

...

Schritt 2: Lass dich auf die wechselseitige Verbundenheit ein

Mit den Antworten, die du dir in Schritt 1 gegeben hast, kannst du die Bereiche identifizieren, die du stärken willst. Und du kannst neue Entscheidungen treffen, die dich beim Erreichen deines Ziels unterstützen: wechselseitige Verbundenheit zu erfahren. Fang mit einem der Punkte von Schritt 1 an. Bekräftige täglich deine Absicht, hier etwas zu ändern. Dabei kann dir das Tagebuch für dein künftiges Selbst helfen.

TKS: Wechselseitige Verbundenheit schaffen

Heute übe ich mich darin, die wechselseitige Verbundenheit in meinen Beziehungen zu stärken.

Ich bin dankbar für die Möglichkeit, erfüllendere Beziehungen zu schaffen.

Heute bin ich fähig, mich authentisch auszudrücken und trotzdem eine enge Verbundenheit zu anderen zu fühlen.

Eine Veränderung auf diesem Gebiet erlaubt mir, mich in all meinen Beziehungen mit meinem authentischen Selbst und seinen Bedürfnissen verbunden zu fühlen.

Heute übe ich, indem ich meinem Partner sage, wie es mir in unserer letzten Auseinandersetzung tatsächlich ging.

An dieser Stelle möchte ich dir danken, weil du den Mut, die Offenheit und die Zuversicht aufbringst, dich mit mir auf diese Reise zu machen. Vergiss nicht: Diese Reise endet nicht. Sie wird sich mit dir zusammen verändern und wandeln. Was du tun solltest: Lebe die Wahrheit, dass Heilung möglich ist. Wenn du dein heilerisches *Werk* beginnst, wird dein Leben zum machtvollen Beweis für diese Möglichkeit. Hier, am Ende unserer gemeinsamen Arbeit, fasse ich noch einmal zusammen, wie ein Tag mit diesem *Werk* aussehen kann. Nimm diese Tipps als lockeren Leitfaden und mach das *Werk* zu deiner höchstpersönlichen Erfahrung. Nutze alles, was dich anspricht. Was dir nichts sagt, lässt du einfach weg. Dein bester Heiler bist du selbst.

Ein Tag mit dem Werk der Heilung

Gleichgewicht für den Körper

- Finde heraus, was dein Körper braucht. Dazu können dir folgende Fragen dienen:
  - Mit welcher Art von Lebensmitteln fühlt sich dein Körper gut? Auf welche Nahrungsmittel reagiert er nicht so toll?
  - Mit wie viel Schlaf fühlt sich dein Körper wohl und erholt? Und zu welchen Zeiten?
  - Wie viel Bewegung hilft deinem Körper, aufgestaute Emotionen abzubauen? Und zu welchen Zeiten?

- Bring dein Nervensystem ins Gleichgewicht, indem du dich polyvagal unterstützt: mit Atemübungen, Meditation oder Yoga.

Gleichgewicht für den Geist

- Bau immer öfter Augenblicke des Gewahrseins in deinen Alltag ein. Werde zur Zeugin, zum Zeugen deines Innenlebens.
- Finde heraus, welche Geschichten dir dein Ego und dein Schatten-Selbst erzählen. Mach dir klar, welche Gefühle und Bewältigungsstrategien diese Geschichten in dir auslösen.
- Schaff ein tägliches Band zu deinem inneren Kind. Üb dich im Reparenting, indem du deinen weisen inneren Elternteil förderst. Dieser hilft dir, deine einzigartigen körperlichen, emotionalen und spirituellen Bedürfnisse zu entdecken und zu erfüllen.

Die Verbundenheit mit der Seele

- Erforsche deine tiefsten Sehnsüchte und Wünsche. Lass dich auf sie ein und üb dich darin, in allen Lebensbereichen dein authentisches Selbst auszudrücken.

Nachwort: Die Pizzaschachtel

Als ich mich mit dem Gedanken trug, dieses Buch zu schreiben, und dazu die wichtigsten Augenblicke meines beruflichen und privaten Lebens noch einmal Revue passieren ließ, musste ich feststellen, dass ich mich an vieles gar nicht mehr erinnern konnte. In meinem Gehirn wirkten immer noch die traumatischen Erfahrungen aus meiner frühen Kindheit nach. Die Fehlregulation meines Nervensystems setzte meinen Körper ständig unter Stress, und ich flüchtete mich in die Dissoziation. Daher war ich teils schlicht nicht in der Lage dazu, mich an die Vergangenheit zu erinnern. Immer wieder stieß ich auf Leerstellen in meinem Gedächtnis. Am meisten ärgerte mich an dem Ganzen, dass ich mich einfach nicht mehr an das Zitat erinnern konnte, das ich zu Beginn meiner Reise am Rubin Museum in New York gesehen hatte. Jenes Zitat, das meinem Geist vermittelt hatte, was Bewusstheit war, und mir das Tor zu einem ganz neuen Dasein eröffnete. Doch sosehr ich mich bemühte, soviel ich auch recherchierte, ich konnte das Zitat einfach nicht finden.

In der Zwischenzeit erfolgte der Umzug nach Kalifornien. Kaum angekommen merkte ich, dass ich immer öfter in alte Muster zurückfiel, weil ich mich an meinem neuen Wohnort noch nicht zu Hause fühlte. Mein altes Leben fehlte mir immer mehr. Obwohl ich wusste, dass es meinem besten Selbst nicht länger dienlich war, fand die alte Nicole es immer noch sicher und vertraut.

Trotz meines inneren Aufruhrs verbreitete sich die Botschaft der Holistischen Psychologie wie ein Lauffeuer. Bald hatte ich weltweit mehr als zwei Millionen Follower, die meine Posts in den sozialen Medien lasen. Menschen, die sich in einer Form auf das *Werk* einließen, wie ich es niemals zu träumen gewagt hätte. Ich war begeistert und fühlte mich bestätigt, aber auch überwältigt. Mein inneres Kind, das unbedingt beachtet und geliebt werden wollte, erbebte förmlich unter den Augen so vieler Menschen. Ich hatte Angst, falsch verstanden zu werden. Und als mir dann tatsächlich Missverständnis begegnete, kam ich mir vor wie eine Versagerin.

Dann schlug die weltweite Pandemie zu und brachte unglaubliche Dinge ans Tageslicht. Da draußen war so viel Schmerz, Leid und Trauma. Und das betraf uns alle. Wir saßen plötzlich alle fest und litten sowohl energetisch wie auch körperlich an einer Welt, die auf einen Schlag sinnlos geworden war. Der Stresspegel erreichte neue Höchststände. Wie so viele Menschen hatte ich erstmals seit Jahren wieder das Gefühl, dass mein Weg überhaupt nicht zu mir gehörte. Dieses Gefühl äußerte sich auf vielfache Weise. Zum Beispiel hörte ich auf, für mich zu kochen, ein täglicher Akt der Selbstwertschätzung, der mir bis dahin immer viel Freude bereitet hatte. Normalerweise genieße ich es, für mich und meine Lieben zu kochen. Während des Lockdowns aber konnte ich mich einfach nicht aufraffen, mir auch nur eine Mahlzeit zuzubereiten. Eines Abends saßen Lolly, Jenna und ich zusammen und wollten uns eine Pizza bestellen. Bei Lieferando entdeckten wir einen Heimdienst, der glutenfreie Pizzen anbot. Ich hatte dort noch nie bestellt und wusste auch sonst nichts darüber. Wir trafen unsere Entscheidung einzig aufgrund der Online-Bewertungen.

Der Ausfahrer legte die Pizzaschachtel vor die Tür. Als ich sie von dort aufhob, fielen mir Buchstaben in die Augen, die am Rand der Schachtel tanzten. Als ich las, was da stand, hätte ich den Karton fast wieder fallen lassen. Da stand er plötzlich, der Spruch, und er war mir auch noch direkt an die Haustür geliefert worden: »Wir erinnern uns nicht an Tage, sondern an Augenblicke.« Cesare Pavese hatte das gesagt.

Es war das Zitat, nach dem ich gesucht hatte – das mich in den Kaninchenbau der Selbsterforschung gelockt hatte. Von den Millionen – oder Milliarden – Zitaten auf der Welt kam dieser Satz ein zweites Mal zu mir und erinnerte mich daran, welche Fortschritte mein inneres Wachstum seitdem gemacht hatte. Die Vergangenheit blitzte vor meinem inneren Auge auf: Wie ich über dem Haferbrei weinte, wie ich am Swimmingpool erstmals das Bewusstsein verlor, wie ich unter dem Küchentisch mein Dreirad hin und her schob. Alles war da, alle Anteile des Menschen, der ich heute bin, der ich damals war und der ich irgendwann eines Tages sein werde. Ich atmete tief durch und ließ die Worte in mich einsinken. Dankbarkeit erfüllte jede Zelle meines Körpers.

Es wäre zu viel gesagt, dass mir die Pizzaschachtel den Anstoß für den nächsten Schritt auf meinem Weg zum persönlichen und spirituellen Wachstum gegeben hat. Aber sie half mir, mein Selbstvertrauen und mein Gewahrsein zurückzuerlangen. Ich hatte mich unwohl gefühlt, verletzt, und war mir meiner selbst kein bisschen bewusst. Nun aber lebte ich dieses Zitat, auch wenn mein Leben im Moment auf einen etwas abschüssigen Pfad geraten war. Die Pizzaschachtel schenkte mir genug Selbstvertrauen, um einen weiteren wichtigen Schritt auf diesem Weg zu tun: Ich entschied, dass es an der Zeit war, wieder Kontakt zu meiner Familie aufzunehmen.

Als ich die harte Grenze setzte und jeden Kontakt abbrach, war dies nötig gewesen, um herauszufinden, wer ich ohne die überwältigende Präsenz meiner Familie in meinem Leben war. Nun aber hatte ich erstmals das Gefühl, mich richtig zu sehen: Ich kannte meine Stärken ebenso wie meine Schwächen. Ich hatte mein inneres Kind kennengelernt und meine Wunden akzeptiert. Ich hatte die Kommunikation mit meinen Angehörigen auf null heruntergefahren, weil ich mir selbst nicht traute. Ich wusste, dass der Weg zurück in die Co-Abhängigkeit nur allzu leicht war. Die harte Grenze hatte mir geholfen, die Verbindung zu meinem authentischen Selbst herzustellen. Nun konnte ich auch eine authentischere Verbindung zu anderen Menschen eingehen – und letztlich zu dir und allen, die von mir lesen oder hören. Das war der perfekte Hintergrund für einen Versuch, meine familiären Beziehungen wieder aufleben zu lassen. Wenn nicht jetzt, wann dann?

Als ersten Schritt schrieb ich einen Brief. Ein kurzes und einfaches Schreiben, in dem im Wesentlichen stand: *Ich bin bereit, mit euch eine neue Beziehung aufzubauen, wenn auch ihr bereit und willig seid, mit mir an einer neuen Beziehung zu arbeiten.* Ich signalisierte, dass ich die Tür zur Kommunikation offen halten wollte. Meine Familie antwortete. Zögerlich, aber auch sie war bereit für einen Neuanfang. Man ließ mich außerdem wissen, dass man diesen Neustart als Chance zur eigenen Heilung betrachten wollte.

Ich weiß nicht, wie diese Beziehung sich gestalten wird. Ich erlaube mir hier die Flexibilität der freien Wahl. Ich schenke mir Offenheit und Neugier, um die Möglichkeiten einer Beziehung zu erkunden, die meinerseits aus innerem Selbstvertrauen und Selbstliebe erwächst. Ich finde es aufregend herauszufinden, was dies bringen kann und was nicht.

Wir entscheiden uns in jedem Moment unseres Lebens: Wir können in der Vergangenheit leben oder wir richten den Blick nach vorn in eine Zukunft, die anders aussieht. Gleichgültig, wie viel wir an uns gearbeitet haben, wir neigen doch, wenn wir in eines unserer Systeme zurückkehren, dazu, wieder in die alten Muster zu verfallen. Die Versuchung ist groß, erneut in die unbewussten Konditionierungsmuster unserer Familie einzutauchen. Wir können uns aber auch dafür entscheiden, eine neue, uns nicht vertraute Tür zu öffnen. Ich weiß heute, dass ich, sollte mir diese Entscheidung nicht guttun, umkehren und die Tür hinter mir schließen kann. Ich kann eine neue Tür ins Ungewisse öffnen.

In dem Moment, in dem ich diese Worte niederschreibe, haben wir alle uns auf unsere ureigene Weise verändert. Meine Schwester hat sich auf die Reise des SelfHealings eingelassen. Ich wiederum habe aufgehört, zur Familientherapie zu gehen, und stattdessen angefangen, unsere gemeinsame Beziehung von Tag zu Tag neu zu gestalten. Neulich, als mein Vater außer Haus war, rief ich meine Mutter an, weil ich wusste, dass sie sich allein fühlte. Ich fühlte mich nicht gezwungen, ihr zu helfen. Ich tat es, weil ich es wollte. Und das fühlte sich gut an.

Ich wandle immer noch auf dem schmalen Grat, der zwischen dem Wunsch auf der einen Seite verläuft, meine Familie zu unterstützen, während ich mir auf der anderen Seite selbst treu bleiben will. Ich gehe das Ganze immer noch von Augenblick zu Augenblick an und bitte meine Intuition um Führung. Aber ich bin mittlerweile der festen Überzeugung, dass ich die richtige Entscheidung für mich zu treffen vermag.

Und genau darum geht es bei unserem heilerischen *Werk*: uns die innere Stärke zu erobern, dass wir frei unsere Wahl treffen können. Wir können selbst entscheiden, wie wir unseren Körper behandeln, wie wir in Beziehungen agieren, wie wir unsere Wirklichkeit gestalten und uns unsere Zukunft vorstellen. Egal welchen Weg du einschlägst, solange du dich bewusst dafür entschieden hast und dir dabei selbst vertraust, bist du bereit für das Resultat, wie auch immer es aussehen mag. Es gibt keine Wegweiser, Landkarten, Gurus oder Weisen. Es gibt keine Checklisten, wie du dein Leben aufräumen musst, keine magischen Zauberkügelchen, die dich heilen.

Ich bin die mächtige Schöpferin meiner Welt. Meine Energie und meine Gedanken schaffen die Welt um mich herum. Ja, es gibt Dinge, die ich nicht kontrollieren kann. Aber wir können die Art und Weise beeinflussen, wie wir die Welt sehen. Wir können verändern, wie wir Sorge für uns selbst treffen. Wir können umstellen, wie wir unsere Umgebung sehen und die Beziehung zu unseren Lieben gestalten. Wir können revolutionieren, wie wir auf unser Selbst zugehen, und dadurch unsere Verbundenheit mit der Welt wandeln. Es gibt immer einen Weg zu Wachstum, Entwicklung und Inspiration. Und dieser wird unweigerlich auch auf unser Umfeld Auswirkungen haben. In diesem Buch ging es darum, wie wir zu unserem authentischen Kern zurückkehren können, zu unserem reinen Gewahrsein, zur Verkörperung dessen, wer wir waren, bevor uns Konditionierungsprozesse vereinnahmten. Aber wir wollen auch die Verbindung zum kollektiven Wir wiederherstellen und so eintauchen in die tiefe Quelle der Selbstwirksamkeit, die wir alle in uns tragen.

Niemand von uns kann die Zukunft vorhersehen. Wir haben unsere Intuition, unser Selbstvertrauen und unsere Emotionen – Informationen, die uns helfen, die für uns bestmögliche Wahl zu treffen. Denn genau darum geht es auf dem Weg zur Heilung: unsere Wahlmöglichkeiten zu entwickeln und das

Vertrauen in jene Instrumente, die wir gebrauchen, um uns durch die Vergänglichkeit des Lebens zu kämpfen, ganz egal, was da auf uns zukommen mag.

Danksagung

Es war mir eine große Ehre, dass ich Zeugin sein durfte, wie unsere Gemeinschaft der SelfHealers zu einer Bewegung heranwuchs. Jede und jeder von euch ist dafür ein lebendes Beispiel. Eure zahllosen Botschaften der Heilung aus aller Welt haben dieses Buch überhaupt erst entstehen lassen. Ich bin euch für immer dankbar für eure Unterstützung und für euer Vertrauen in diese Lehren. Ihr habt mir das Selbstvertrauen geschenkt, das mir half, diesen Weg fortzusetzen. Denn auf jeden Menschen, der Heilung gefunden hat, kommt einer, der sich davon inspiriert fühlt. Ihr alle verändert unsere gemeinsame Zukunft.

Ich danke Ally, die mich in aller Wahrheit begleitet hat. Deine Geschichte spiegelt die unbegrenzten Chancen wider, die in jedem von uns verborgen liegen. Es ist eine wahre Ehre, die Reise zur Selbstwirksamkeit gemeinsam mit dir zu unternehmen.

Für meine Eltern, die ich mir, so meine Überzeugung, ausgesucht habe: Danke! Eure Geschichte, eure Liebe und eure noch ungelösten Traumata waren mir Impuls, mich mit meinen Traumata auseinanderzusetzen. Ich lehre das *Werk* auch für euch und jede Generation vor euch, die zu diesem Wissen keinen Zugang hatte und mit der ererbten Scham leben musste. Ihr habt mich gelehrt, Verantwortung zu übernehmen und zu der zu werden, die ich wirklich bin. Mein Dank geht an euch, weil ihr mir erlaubt habt, mich daran zu erinnern.

Dank an meine Mentoren, die größtenteils in weiter Ferne leben. Meine Wertschätzung für euch lässt sich in Worten kaum ausdrücken. Ihr habt die ausgetretenen Pfade verlassen und für uns Wege gebahnt. Ich habe gelernt, dass diese Reise mitunter beschwerlich und einsam ist. Eure Weisheit hat in mir Pforten aufgestoßen, die ich in der traditionellen Ausbildung nie kennenlernen durfte. Euer Mut inspiriert mich zum Mutigsein. Ich drücke meine Wahrheit aus, damit andere Menschen in mir jene Inspiration finden, die ihr mir geschenkt habt.

Ein herzliches Dankeschön an meinen Agenten Dado Derviskadic, der mir während des Schreibens mit weisem Rat zur Seite stand. Als du zum ersten Mal den Titel dieses Buches aussprachst, ging ein Schauder durch meinen Körper. Du tust dein *Werk*, weil du die Welt zu einem besseren Ort machen willst. Es ist mir eine Ehre, an deiner Seite zu arbeiten.

Mein erstes Buch wäre niemals geschrieben geworden, hätte ich nicht die Unterstützung des Teams von Harper Wave gehabt. Ihr habt meine Vision erkannt und daran geglaubt, dass auch der Rest der Welt darauf ein Anrecht hat. Ein dickes Dankeschön an Karen, Julie, Yelena, Brian und den Rest des Teams, die alle dazu beigetragen haben, dass aus diesem Buch etwas geworden ist. Ein besonderer Dank geht an jeden einzelnen meiner Verleger in der ganzen Welt, vor allem an Pippa Wright und ihr Team bei der Orion Publishing Group. Ihr alle habt daran geglaubt, dass dieses Buch in viele Sprachen übersetzt werden sollte, und so den Weg dafür geebnet, dass sich die Botschaft des SelfHealings weiter verbreiten kann.

Ich empfinde es als großen Segen, ein Team von bewussten, wunderbaren Menschen um mich zu wissen. Jede und jeder von euch verkörpert dieses Werk und trägt dazu bei, ihm einen Raum im kollektiven Bewusstsein zu erschaffen.

Für Jenna Weakland, deren Seele viele Leben durchmaß, bevor sie in diesem Leben meiner Seele begegnete und sich mit ihr zum Dienst am großen Ganzen verband. Danke, dass du auf deine Berufung gehört und dich furchtlos darauf eingelassen hast, deinen wichtigen Platz in dieser Bewegung einzunehmen. Dein Herz ist reine Liebe und mir in meiner Entwicklung eine Quelle ständiger Inspiration. Worte können meine Dankbarkeit für dich wirklich nicht ausdrücken.

Für meine Partnerin im Leben und im Geschäft: Lolly! Danke, dass du mich gesehen hast. Danke, dass du mich zur Entwicklung angehalten hast. Danke, dass du an mich geglaubt hast, bevor ich überhaupt wusste, wie ich das anstellen sollte. Du hast mir eine neue Art der Liebe gezeigt, die mir einen ehrlichen, wirklichen Raum gab, in dem ich endlich all das erkennen konnte, was zu mir gehört. Du hast blind an unsere Vision geglaubt und stehst mir Tag für Tag bei. Ich verspreche dir, das Licht dieser Vision für immer scheinen zu lassen.

Du hält dieses Buch in der Hand, weil du einfach bereit dafür bist. Du kehrst zurück in die Heimat deines wahren Seins. Ich glaube voll und ganz an dein grenzenloses Potenzial und werde für diesen Weg an deiner Seite bleiben. Dieses Buch ist all jenen Menschen gewidmet, die den Ruf der Freiheit verspüren. Unsere Schutzschichten abzuwerfen, um kollektiv Heilung zu finden, ist der mutigste Schritt, den eine Seele machen kann. Ich sehe jede und jeden Einzelnen von euch, und ich schätze euch alle.

Glossar der Holistischen Psychologie

Affengeist: Der konstante Strom mentalen Geschnatters, der unseren Geist für gewöhnlich ausfüllt.

Allostase: Der physiologische Prozess des Übergangs von einem reaktiven Zustand (Kampf oder Flucht) in das Gleichgewicht der Homöostase.

Analytischer Geist: Bezeichnet den rational denkenden Teil des Gehirns im präfrontalen Kortex, der mit Problemlösung und Entscheidungen befasst ist.

Aufsteigendes retikuläres Aktivierungssystem (ARAS): Ein Neuronennetzwerk um den Hirnstamm herum, das Reize aus unserer Umgebung filtert und eine entscheidende Rolle dabei spielt, wie wir auf sie reagieren. Es ist verantwortlich für Erregung, Bewusstsein/Wachheit und Motivation.

Authentische Liebe: Ein sicherer Raum, in dem beide Partner sich entwickeln können. Er ermöglicht den Beteiligten, gesehen, gehört und beachtet zu werden. Alle Beteiligten können sich authentisch ausdrücken.

Autonomes Nervensystem (ANS): Jener Teil des Zentralen Nervensystems (ZNS), der für die Regulierung unwillkürlicher Funktionen verantwortlich ist, zum Beispiel Herzschlag, Atmung und Verdauung.

Autopilot: Zustand, in dem wir ohne Bewusstheit und Gewahrsein nur unseren konditionierten Mustern und Gewohnheiten folgen.

Beruhigung/Besänftigung: Dabei werden emotionale Erregungszustände neutralisiert, sodass wir ins Gleichgewicht der Homöostase zurückkehren können.

Bewältigungsstrategien (adaptive und maladaptive): Alles, was wir tun, um uns erneut Sicherheit zu verschaffen.

Bewusstheit: Der Zustand der Präsenz und des Gewahrseins, der Vorbedingung für jede Wahl und Entscheidung ist.

Bewusstsein der Selbstwirksamkeit: Das Verständnis für das Ego und dessen Akzeptanz. Beides schafft einen Raum des Gewahrseins, der uns in die Lage versetzt, eine bewusste Wahl zu treffen, statt nur reflexhaft in die Reaktivität des Egos zu verfallen. Wir erkennen, dass die Möglichkeit zur Veränderung in unserer Hand liegt.

Bindung: Jene Beziehung zwischen Menschen, die durch das frühkindliche Verhältnis zu den Elternfiguren und Bezugspersonen geprägt ist.

Co-Regulation: Austausch oder Interaktion zwischen Menschen, die einen sicheren Raum schaffen, um schwierige Emotionen zu verarbeiten. Zum Beispiel, wenn eine Mutter ihr Kind mit sanften Worten tröstet oder es auf den Arm nimmt, wenn es weint. Sie erkennt damit das Leid des Kindes an.

Cortisol: Ein Stresshormon, das den Kampf-Flucht-Impuls steuert. Dieser aktiviert den Körper, damit der Betreffende sich vor einer wahrgenommenen Gefahr in Sicherheit bringen oder dagegen ankämpfen kann.

Dissoziation (Abkopplung): Eine Stressbewältigungsstrategie, bei der eine Person zwar körperlich anwesend ist, sich geistig aber vollkommen aus der Situation herausnimmt. Ihr Nervensystem ist überfordert, daher betäubt sie sich und ihre Wahrnehmung.

Ego-Bewusstsein: Vollkommene Identifikation mit dem Ego. Ein Zustand, der häufig in Reaktivität, Scham und Abwehrverhalten mündet.

Egozentrische Phase: Entwicklungsstadium der Kindheit, in dem wir unfähig sind, eine andere Perspektive als unsere eigene einzunehmen. Wir glauben, dass alles unseretwegen passiert. Das führt zu dem fälschlichen Eindruck, dass das Verhalten eines anderen Menschen etwas darüber aussagt, was wir für Menschen sind.

Emotionale Müllablagerung: Wenn jemand seine Emotionen bei einer anderen Person ablädt, ohne darauf zu achten, wie es dieser Person damit geht.

Emotionale Regulierung: Die Fähigkeit, auf Stress auf flexible, tolerante und angemessene Weise zu reagieren, damit unser Nervensystem in den beruhigten Ausgangszustand zurückkehren kann.

Emotionale Reife: Die Fähigkeit, die eigenen Emotionen so weit zu regulieren, dass auch während stressbesetzter Erfahrungen flexibles Denken, offene Kommunikation und Resilienz möglich sind.

Emotionale Resilienz: Die Fähigkeit, flexibel zu reagieren und schnell in den Ausgangszustand zurückzukehren, während man mit der ganzen Bandbreite der Emotionen fertigwird.

Emotionale Sucht: Die Neigung des Unbewussten zu vertrauten emotionalen Zuständen, in denen das Nervensystem Stresshormone ausschüttet.

Emotionale Unreife: Die Unfähigkeit, den Gedanken, Meinungen, Gefühlen oder Sichtweisen anderer Menschen Raum zu geben, weil man sich selbst damit unwohl fühlt.

Enterisches Nervensystem (ENS): Jener Teil des autonomen Nervensystems, der die Aktivitäten des Darms regelt.

Gewahrsein: Offener Zustand des Bewusstseins, in dem alle Erscheinungen im eigenen Inneren und in der Umgebung wahrgenommen werden können.

Grenze: Eine schützende Trennlinie zwischen uns selbst und anderen Menschen, die verdeutlichen soll, wo ein Mensch aufhört und der andere anfängt. Klare Grenzen ermöglichen es uns, unsere Bedürfnisse zu erfüllen und authentische Beziehungen einzugehen.

Grundüberzeugungen: Unsere tiefsten Überzeugungen im Hinblick darauf, wer wir sind. Grundüberzeugungen werden aufgrund unserer gelebten Erfahrung in unserem Unbewussten abgespeichert, bevor wir sieben Jahre alt sind.

Holistische Psychologie: Ein praktischer Ansatz der Psychologie, der alle Teile der Persönlichkeit (Geist, Körper, Seele) miteinbezieht. Er ermutigt die Betreffenden, den Ursachen ihrer Symptome auf den Grund zu gehen, statt sie zu unterdrücken. Und er beruht auf der Erkenntnis der wechselseitigen Verbundenheit im Universum.

Homöostase: Die Fähigkeit, einen relativ ausgeglichenen inneren Zustand (des Nervensystems) zu bewahren, ganz egal, was um uns herum in der Außenwelt passiert.

Homöostatischer Impuls: Der psychische und biologische Drang zum Vertrauten, zum »Gewohnheits-Selbst«.

Inneres Kind: Unbewusster Teil des Geistes, in dem wir unsere unerfüllten Bedürfnisse abspeichern, unsere unterdrückten kindlichen Emotionen, unsere Kreativität, unsere Intuition und unsere Fähigkeit zum Spiel.

Intuition: Ein inneres Wissen, eine innere Einsicht, die uns auf den authentischen Weg zu uns selbst führt, wenn wir auf sie hören.

Intuitives Selbst: Jener authentische und spirituell verbundene Teil unseres Selbst, der jenseits von konditionierten Denk-, Verhaltens- und Reaktionsmustern existiert.

Kampf-Flucht-Impuls: Reaktion des Nervensystems, das uns vor Gefahr bewahren soll.

Konditionierung: Die Gewohnheiten, Bewältigungsstrategien und Grundüberzeugungen, die wir von unseren Bezugspersonen beziehungsweise der Kultur im Allgemeinen ererbt haben. Diese Prägung beginnt schon in frühester Kindheit.

Kritischer innerer Elternteil: Die verinnerlichte Stimme einer Bezugsperson, die als Kind unsere Wirklichkeit verleugnet, uns getadelt oder unseren Bedürfnissen, Gefühlen und Gedanken keine Beachtung geschenkt hat.

Modus des sozialen Engagements: Zustand des Nervensystems, in dem wir uns so sicher fühlen, dass wir offen und empfänglich für den Kontakt zu anderen Menschen sind.

Negativitätsverzerrung: Die entwicklungsgeschichtlich festgeschriebene Neigung unseres Gehirns, negative Informationen wichtiger zu nehmen als positive (um besser auf Gefahren reagieren zu können).

Neuroplastizität: Die Fähigkeit des Gehirns, neue Verbindungen herzustellen, neue neuronale Pfade zu schaffen und damit seine Reaktion unseren Erfahrungen anzupassen.

Noceboeffekt: Ein wissenschaftlich gut dokumentiertes Phänomen. Negative Erwartungen an eine medizinische Behandlung oder Prognose führen demnach zu negativen Resultaten.

Normativer Stress: Vorhersag- und erwartbare Stressreaktion bei Ereignissen, die sich im Leben häufig einstellen, zum Beispiel Geburt, Heirat und Tod.

Parasympathisches Nervensystem: Teil des autonomen Nervensystems (auch als »Rast- und Verdauungssystem« bekannt), der dafür verantwortlich ist, unsere Energie aufrechtzuerhalten, die Herzfrequenz zu senken und die Muskeln des Verdauungstrakts zu entspannen.

Placeboeffekt: Ein wissenschaftlich gut dokumentiertes Phänomen, bei dem wirkstofffreie Substanzen (beispielsweise Zuckerkügelchen) die Symptome einer Krankheit bessern.

Polyvagaltheorie: Diese Theorie wurde vom Psychiater Steven Porges aufgestellt. Sie besagt, dass der Vagusnerv bei der Regulierung des zentralen Nervensystems eine entscheidende Rolle spielt. So ist er beispielsweise verantwortlich für soziale Kontakte, Angstreaktionen und für das allgemeine geistige und emotionale Wohlbefinden.

Präfrontaler Kortex: Jener Teil des Gehirns, der für komplexe kognitive Funktionen zuständig ist, zum Beispiel Problemlösung, Entscheidungen, Zukunftsplanung und Meta-Kognition (die Fähigkeit, unsere eigenen Gedanken zu registrieren und über sie nachzudenken).

Psychoneuroimmunologie: Zweig der wissenschaftlichen Forschung, der sich für das Zusammenspiel zwischen Geist, Nervensystem und Immunsystem interessiert.

Raum schaffen/geben: Volle Präsenz, neugierig, ohne zu verurteilen oder zu verändern. Gleichzeitig erlauben wir unserem Gegenüber, seine Gefühle und Erfahrungen auszudrücken.

Reparenting: Das Einüben von Denk- und Verhaltensmustern, die dazu beitragen, durch tägliches Engagement die körperlichen, emotionalen und spirituellen Bedürfnisse unseres inneren Kindes zu erfüllen.

Schatten-Selbst: Die »unerwünschten« Teile unseres Selbst, die wir aufgrund von Konditionierung und Scham unterdrücken oder verleugnen.

Selbstverrat: Eine erlernte Bewältigungsstrategie aus der Kindheit. Wir verleugnen Teile unseres Selbst, um von anderen gesehen, gehört und akzeptiert zu werden.

Spirituelles Trauma: Die anhaltende Erfahrung, nicht gesehen, gehört und beachtet zu werden, sodass wir uns nicht authentisch ausdrücken können. Dies führt zu einer Abkopplung vom authentischen Selbst und verursacht viel Leid, Einsamkeit und häufig auch Scham.

Stresstoleranz: Die Fähigkeit, eine schwierige Situation auszuhalten und dann wieder in einen Zustand des Gleichgewichts zurückzukehren.

Sympathisches Nervensystem: Jener Teil des autonomen Nervensystems, der auf Stress mit dem Impuls zu Kampf oder Flucht reagiert.

Tagebuch für dein künftiges Selbst (TKS): Tagebuch, das uns erlaubt, neue neuronale Pfade im Gehirn zu schaffen, die zu neuen Emotionen und zu verändertem Verhalten führen.

Trauma: Jede Erfahrung, bei der ein Mensch nicht in der Lage ist, sich auf ein Ereignis emotional einzustellen und es zu verarbeiten, um dann wieder in den ruhigen Ausgangszustand zurückzukehren. Jedes Trauma führt zu einer Fehlregulierung des Nervensystems. Ein Trauma wirkt sich bei jedem Menschen anders aus, was von dessen Konditionierung und den erlernten Bewältigungsstrategien abhängt. Letztlich lässt sich eine traumatische Erfahrung in ihrer Wirkung nicht einschätzen oder messen.

Traumabindung: Ein konditioniertes Verhaltensmuster im Umgang mit anderen Menschen, welches unsere frühkindliche Bindung zu unseren Bezugspersonen widerspiegelt oder diese nachspielt. In Traumabindungen kommt es zu emotionaler Vernachlässigung, mangelnder Grenzsetzung, Vermaschung oder Vermeidungsverhalten. Traumabindungen können sowohl Liebesbeziehungen als auch alle Formen platonischer Beziehungen sein.

Überlebensgehirn: Zustand des Nervensystems, in dem sich unsere ganze Aufmerksamkeit auf eine wahrgenommene Gefahr richtet. Daraus entstehen unter anderem Schwarz-Weiß-Denken, Panik und emotionale Kurzsichtigkeit.

Überzeugung: Praktizierte Gedanken, die in gelebter Erfahrung wurzeln. Überzeugungen bilden sich über Jahre hinweg aus Gedankenmustern heraus. Diese formen neuronale Pfade im Gehirn, die nur dann gültig bleiben, wenn sie regelmäßig im Innen- wie im Außenleben bestätigt werden.

Unbewusstes: Jener tiefreichende Teil unserer Psyche, in dem all unsere Erinnerungen, unterdrückten Gefühle, Kindheitsverletzungen und Grundüberzeugungen abgespeichert sind.

Vagaler Tonus: Die Fähigkeit unseres Nervensystems, zwischen der Aktivierung von Sympathikus und Parasympathikus zu wechseln und so unsere Stressreaktion anzupassen. Ein geringer vagaler Tonus führt zu falschen Reaktionen und einer Übersensibilität im Hinblick auf wahrgenommene Bedrohungen. Dadurch wird der Körper regelmäßig zu stark aktiviert.

Im Allgemeinen lassen sich mit einem schlechten vagalen Tonus weder Emotionen noch Aufmerksamkeit richtig regulieren.

Verhaltensmodellierung: Man lebt anderen durch das eigene Handeln, die eigenen Entscheidungen und die persönliche Art zwischenmenschlicher Kontakte ein bestimmtes Verhalten vor.

Verletzung des inneren Kindes: Die schmerzliche Erfahrung, die körperlichen, emotionalen und spirituellen Bedürfnisse unserer Kindheit (gesehen, gehört, beachtet zu werden und sich authentisch ausdrücken zu können) nicht erfüllt zu sehen. Diese Erfahrung nehmen wir mit ins Erwachsenendasein.

Vermaschung: Eine Beziehungsdynamik, bei der fehlende Grenzen und überschwappende Emotionen die persönliche Unabhängigkeit der Beteiligten unterminieren.

Wechselseitige Verbundenheit: Die Vernetzung zur gegenseitigen Unterstützung im Rahmen einer Beziehung. Eine solche Beziehung hat Raum für Grenzen, Sicherheit, Unabhängigkeit und vollen Selbstausdruck.

Weiser innerer Elternteil: Eine Instanz aus dem Reparenting-Spektrum: Wir beobachten uns, ohne uns zu verurteilen. Der weise innere Elternteil nimmt all unsere emotionalen Zustände, Verhaltensweisen und Reaktionen mit liebevoller Aufmerksamkeit wahr und weiß sie zu würdigen.

Tipps zum Weiterlesen

Zum Gewahrsein des Selbst

Red Hawk, *Self Observation. The Awakening of Consciences. An Owner's Manual*. Hohm Press, Chino Valley 2009.

Singer, Michael A., *Die Seele will frei sein. Eine Reise zu sich selbst*. Allegria, Berlin 2016.

Tolle, Eckhart, *Eine neue Erde. Bewusstseinssprung anstelle von Selbstzerstörung*, Arkana, München 2015.

Über die neue Traumatheorie

DeGruy, Joy, *Post Traumatic Slave Syndrome. America's Legacy of Enduring Injury and Healing*. Joy DeGruy Publications 2005.

Levine, Peter A., *Traumaheilung. Das Erwachen des Tigers. Unsere Fähigkeiten, traumatische Erfahrungen zu transformieren*. Synthesis Verlag, Essen 1999.

Maté, Gabor, *Wenn der Körper Nein sagt. Wie verborgener Stress krank macht – und was Sie dagegen tun können*. Unimedica, Kandern 2020.

Menakem, Resmaa, *My Grandmother's Hands. Racialized Trauma and the Pathway to Mending Our Hearts and Bodies*. Central Recovery Press, Las Vegas 2017.

Stanley, Elizabeth A., *Widen the Window. Training Your Brain and Body to Thrive During Stress and Recover from Trauma*. Avery, New York 2019.

Van der Kolk, Bessel, *Verkörperter Schrecken. Traumaspuren in Gehirn, Geist und Körper und wie man sie heilen kann*, G. P. Probst Verlag, Lichtenau 2019.

Wolynn, Mark, *Dieser Schmerz ist nicht meiner. Wie wir uns mit dem seelischen Erbe unserer Familie aussöhnen*. Kösel, München 2017.

Die Heilung von Geist und Körper

Balaster, Cavin, *How to Feed a Brain. Nutrition for Optimal Brain Function and Repair*. Feed a Brain LLC, 2018.

Campbell-McBride, Natasha, *Gut and Psychology Syndrome. Natural Treatment for Autism, Dyspraxia, A.D.D., Dyslexia, A.D.H.D., Depression, Schizophrenia*. Medinform Publishing, White River Junction 2010.

Kharrazian, Datis, *Was ist bloß mit meinem Gehirn los? Wie Funktionsstörungen entstehen und was wir effektiv dagegen tun können*. VAK, Kirchzarten 2018.

Mayer, Emeran, *Das zweite Gehirn. Wie der Darm unsere Stimmung, unsere Entscheidungen und unser Wohlbefinden beeinflusst*. Riva, München 2020.

McKeown, Patric, *Erfolgsfaktor Sauerstoff. Wissenschaftlich belegte Atemtechniken, um die Gesundheit zu verbessern und die spezifische Leistung zu steigern*. Riva, München 2020.

Walker, Matthew, *Das große Buch vom Schlaf. Die enorme Bedeutung des Schlafs. Beste Vorbeugung gegen Alzheimer, Krebs, Herzinfarkt und vieles mehr*. Goldmann, München 2018.

Die Macht der Überzeugung

Braden, Gregg, *Die Weisheitscodes. Uralte Energiemuster, die unser Gehirn neu vernetzen und unser Herz heilen*. Momanda, Rosenheim 2020.

Chopra, Deepak, Tanzi, Rudolph E., *Super-Gene. Die neuesten Erkenntnisse aus der Neurowissenschaft für ein langes, gesundes Leben*. Nymphenburger, München 2016.

Dispenza, Joe, *Ein neues Ich. Wie Sie Ihre gewohnte Persönlichkeit in vier Wochen wandeln können*. KoHa, Dorfen 2017.

Dyer, Wayne, *Ändere deine Gedanken – und dein Leben ändert sich. Die lebendige Weisheit des Tao*. Goldmann, München 2008.

Lipton, B. H., *Intelligente Zellen. Wie Erfahrungen unsere Gene steuern*. KoHa, Dorfen 2019 (Neuauflage).

Anmerkungen

1 LePera, N., »Relationships between boredom proneness, mindfulness, anxiety, depression, and substance use«, in: *The New School Psychology Bulletin*, 2011, 8 (2).

2 McCabe, G., »Mind, body, emotions, and spirit. Reaching to the ancestors for healing«, in: *Counselling Psychology Quarterly*, 2 (2), 2008, Seite 143-152.

3 Schweitzer, A., *Die Ehrfurcht vor dem Leben. Grundtexte aus fünf Jahrzehnten*, München 2020.

4 Mantri, S., »Holistic medicine and the Western medical tradition«, in: *AMA Journal of Ethics*, 10 (3), 2008, Seite 177-180.

5 Mehta, N., »Mind-body dualism. A critique from a health perspective«, in: *Mens Sana Monographs*, 9 (1), 2011, Seite 202-209

6 Lipton, B. H., *Intelligente Zellen. Wie Erfahrungen unsere Gene steuern*, Dorfen 2019 (Neuauflage).

7 Kankerkar, R. R., Stair, S. E., Bhatia-Dey, N., Mills, P. J., Chopra, D., & Csoka, A. B., »Epigenetic mechanisms of integrative medicine«, in: *Evidence-Based Complementary and Alternative Medicine*, 2017, Artikel 4365429.

8 Nestler, E. J., Peña, C. J., Kundakovic, M., Mitchell, A., Akbarian, S., »Epigenetic basis of mental illness«, in: *The Neuroscientist*, 22 (5), 2008, Seite 447-463.

9 Jiang, S., Postovit, L., Cattaneo, A., Binder, E. B., Aitchison, K. J., »Epigenetic modifications in stress response genes associated with childhood trauma«, in: *Frontiers in Psychiatry*, 10, 2019, Artikel 808. Und: Center for Substance Abuse Treatment, »Trauma-informed care in behavioral health services«, in: *Substance Abuse and Mental Health Services Administration*, Bericht von 2014.

10 Lipton, Bruce, »The jump from cell culture to consciousness«, in: *Integrative Medicine. A Clinician's Journal*, 2017, 16 (6), 2017, Seite 44-50.

11 Fuente-Fernández, R. de la, Stoessel, A. J., »The placebo effect in Parkinson's disease«, in: *Trends in Neurosciences*, 25 (6), 2002, Seite 302-303.

12 Lu, C.-L., Chang, F.-Y., »Placebo effect in patients with irritable bowel syndrome«, in: *Journal of Gastroenterology and Hepatology*, 26 (s3), 2011, Seite 116-118.
13 Peciña, M., Bohnert, A. S., Sikora, M., Avery, E. T., Langenecker, S. A., Mickey, B. J., Zubieta, J. K., »Association between placebo-activated neural systems and antidepressant responses. Neurochemistry of placebo effects in major depression«, in: *JAMA Psychiatry*, 72 (11), 2015, Seite 1087-1094.
14 Ross, R., Gray, C. M., Gill, J. M. R., »Effects of an injected placebo on endurance running performance«, in: *Medicine and Science in Sports and Exercise*, 47 (8), 2015, Seite 1672-1681.
15 Lipton, *Intelligente Zellen*, a. a. O. Und: Brogan, K., Loberg, K., *A Mind of Your Own. The Truth About Depression and How Women Can Heal Their Bodies to Reclaim Their Lives*, New York 2016.
16 Meador, C. K., »Hex death. Voodoo magic or persuasion?«, in: *Southern Medical Journal*, 85 (3), 1992, Seite 244-247.
17 Holder, D., »Health. Beware negative self-fulfilling prophecy«, in: *The Seattle Times* vom 2. Januar 2008, abrufbar unter: https://www.seattletimes.com/seattle-news/health/health-beware-negative-self-fulfilling-prophecy/ (zuletzt abgerufen im Mai 2024).
18 Reeves, R. R., Ladner, M. E., Hart, R. H., Burke, R. S., »Nocebo effects with antidepressant clinical drug trial placebos«, in: *General Hospital Psychiatry*, 29 (3), 2007, Seite 275-277.
19 Mehr Hinweise dazu (in englischer Sprache) findest du auf meiner Website: https://theholisticpsychologist.com/future-self-journaling/ (zuletzt abgerufen im Mai 2024).
20 Kotchoubey, B., »Human consciousness. Where is it from and what is it for«, in: *Frontiers in Psychology*, 9, 2018, Artikel 567.
21 Dispenza, J., *Ein neues Ich. Wie Sie Ihre gewohnte Persönlichkeit in 4 Wochen wandeln können*, Rosenheim 2017.
22 Van der Kolk, B., *Verkörperter Schrecken. Traumaspuren in Gehirn, Geist und Körper und wie man sie heilen kann*, Lichtenau (6) 2019.
23 Langer, E. J., *Die Uhr zurückdrehen. Gesund alt werden durch die heilsame Wirkung der Aufmerksamkeit*, Paderborn 2011.
24 Cacioppo, J. T., Cacioppo, S., Gollan, J. K., »The negativity bias: Conceptualization, quantification, and individual differences«, in: *Behavioral and Brain Sciences*, 37 (3), 2014, Seite 309-310.
25 Van der Hart, O., Horst, R., »The dissociation theory of Pierre Janet«, in: *Journal of Traumatic Stress*, 2 (4), 1989, S. 397-412.
26 Bucci, M., Gutiérrez Wang, L., Koita, K., Purewal, S., Marques, S. S., Burke Harris, N., *ACE-Q user guide for health professionals* vom Center for Youth Wellness, hrsg. 2015, abrufbar unter: https://

www.nursing.umaryland.edu/media/son/academics/professional-education/religion-and-ethics/CYW-ACE-Q-USer-Guide-copy.pdf.

27 Bruskas, D., »Adverse childhood experiences and psychosocial well-being of women who were in foster care as children«, in: *The Permanente Journal*, 17 (3), 2013, Seite e131-e141.

28 Van der Kolk, B., *Verkörperter Schrecken. Traumaspuren in Gehirn, Geist und Körper und wie man sie heilen kann*, Lichtenau (6) 2019, Seite 148f.

29 Robert Scaer, *Das Traumaspektrum. Verborgene Wunden und die Kraft der Resilienz*, Lichtenau 2014, Seite 83 und 253.

30 Lindsay Gibson, *Kalte Kindheit. Wie wir trotz unemotionaler Eltern Wärme im Leben finden*, München 2018, Seite 17.

31 Krill, P. R., Johnson, R., Albert, L., »The prevalence of substance use and other mental health concerns among American attorneys«, in: *Journal of Addiction Medicine* 10 (1), January/February 2016, Seite 46-52, abrufbar unter: https://pubmed.ncbi.nlm.nih.gov/26825268/. Und: Dutheil, F., Aubert, C., Pereira, B., Dambrun, M., Moustafa, F., Mermillod, M., Baker, J. S., Trousselard, M., Lesage, F. X., Navel, V., »Suicide among physicians and health-care workers: A systematic review and meta-analysis«, in: *PLOS ONE*, 14 (12), 2019, Seite e0226361, abrufbar unter: https://journals.plos.org/plosone/article?id=10.1371/journal.pone.0226361 (beide zuletzt abgerufen im Mai 2024).

32 Lazarus, R. S., Folkman, S., *Stress, appraisal, and coping*, New York 1984.

33 Maté, G., *Wenn der Körper Nein sagt. Wie verborgener Stress krank macht – und was Sie dagegen tun können*, Kandern 2020.

34 Punchard, N. A., Whelan, C. J., Adcock, I. M., »The Journal of Inflammation« , Einleitung zu: *The Journal of Inflammation*, 1(1), 2004, Seite 1.

35 Bessel van der Kolk, *Verkörperter Schrecken. Traumaspuren in Gehirn, Geist und Körper und wie man sie heilen kann*, Lichtenau (6) 2019, Seite 83.

36 ebenda, Seite 68.

37 Matheson, K., McQuaid, R. J., & Anisman, H., »Group identity, discrimination, and well-being. Confluence of psychosocial and neurobiological factors«, in: *Current Opinion in Psychology*, 11, 2016, Seite 35-39.

38 Paradies, Y., Ben, J., Denson, N., Elias, A., Priest, N., Pieterse, A., Gupta A., Kelaher, M., Gee, G., »Racism as a determinant of health: A systematic review and meta-analysis«, in: *PLOS ONE*, 2015, Article 10.1371, abrufbar unter: https://journals.plos.org/plosone/

article?id=10.1371/journal.pone.0138511 (zuletzt abgerufen im Mai 2024). Und: Goldsmith, R. E., Martin, C. G., Smith, C. P., »Systemic trauma«, in: *Journal of Trauma & Dissociation*, 15 (2), 2014, Seite 117-132.

39 Paradies, Y. et al., »Racism as a determinant of health«, a. a. O.

40 Williams, D. R., Mohammed, S. A., »Racism and health I. Pathways and scientific evidence«, in: *American Behavioral Scientist*, 57 (8), 2013, Seite 1152-1173.

41 Porges, S., *The Polyvagal Theory*, New York 2017. Siehe auch: Porges, S., *Die Polyvagal-Theorie und die Suche nach Sicherheit. Traumabehandlung, soziales Engagement und Bindung*, Lichtenau 2021.

42 Center for Substance Abuse Treatment (Zentrum für die Behandlung Suchtkranker), *Trauma-informed care in behavioral health services*, abrufbar unter: https://www.ncbi.nlm.nih.gov/books/NBK207201/ (zuletzt abgerufen im März 2021).

43 Håkansson, A., Molin, G., »Gut microbiota and inflammation«, in: *Nutrients*, 3 (6), 2011, Seite 637-682.

44 Campbell-McBride, N. (2010), *Gut and psychology syndrome. Natural treatment for autism, dyspraxia, A.D.D., dyslexia, A.D.H.D., depression, schizophrenia*, Medinform Publishing 2018.

45 Peirce, J. M., Alviña, K., »The role of inflammation and the gut microbiome in depression and anxiety«, in: *Journal of Neuroscience Research*, 97 (10), 2019, Seite 1223-1241.

46 Caspani, G., Kennedy, S. H., Foster, J. A., Swann, J. R., »Gut microbial metabolites in depression. Understanding the biochemical mechanisms«, in: *Microbial Cell*, 6 (10), 2019, Seite 454-481.

47 Zheng, P., Zeng, B., Liu, M., Chen, J., Pan, J., Han, Y., Liu, Y., Cheng, K., Zhou, C., Wang, H., Zhou, X., Gui, S., Perry, S. W., Wong, M.-L., Lincinio, J., Wei, H., Xie, P., »The gut microbiome from patients with schizophrenia modulates the glutamate-glutamine-GABA-cycle and schizophrenia-relevant behaviors in mice«, in: *Science Advances*, 5 (2), 2019, Seite eeau8817.

48 Li, Q., Han, Y., Dy, A.B.C., Hagerman, R. J., »The gut microbiota and autism spectrum disorders«, in: *Frontiers in Cellular Neuroscience*, 11, 2017, Artikel 120.

49 De Cabo, R., Mattson M. P., »Effects of intermittent fasting on health, aging, and disease«, in: *The New England Journal of Medicine*, 381 (26), 2019, Seite 2541-2551.

50 Mattson, M. P., Moehl, K., Ghena, N., Schmaedick, M., Cheng, A., »Intermittent metabolic switching, neuroplasticity and brain health«, in: *Nature Reviews Neuroscience*, 19 (2), 2018, Seite 63-80.

51 Watkins, E., Serpell, L., »The psychological effects of short-term fasting in healthy women«, in: *Frontiers in Nutrition*, 3 (7), 2016, Seite 27.

52 Walker, M., *Das große Buch vom Schlaf. Die enorme Bedeutung des Schlafs. Beste Vorbeugung gegen Alzheimer, Krebs, Herzinfarkt und vieles mehr*, München 2018.

53 Brown, R. P., Gerbarg, P. L., »Yoga breathing, meditation, and longevity«, in: *Annals of the New York Academy of Sciences*, 1172 (1), 2009, Seite 54-62.

54 James Nestor, *Breath – Atem. Neues Wissen über die vergessene Kunst des Atmens*, München 2021, Seite 66.

55 Hof, W., *Becoming the Iceman. Pushing Past Perceived Limits*, Maitland 2011.

56 Sullivan, M. B., Erb, M., Schmalzl, L., Moonaz, S., Noggle Taylor, J., Porges, S. W., »Yoga therapy and polyvagal theory. The convergence of traditional wisdom and contemporary neuroscience for self-regulation and resilience«, in: *Frontiers in Human Neuroscience*, 12, 2018, Artikel 67. Und: Kinser, P. A., Goehler, L. E., Taylor, A. G., »How might yoga help depression? A neurobiological perspective«, in: *Explore*, 8 (22), 2012, Seite 118-126.

57 Loizzo, J., *Love's brain. A conversation with Stephen Porges*, 17. April 2018, veröffentlicht vom: Nalanda Institute for Contemplative Science, abrufbar unter: https://nalandainstitute.org/loves-brain-a-conversation-with-stephen-porges/ (zuletzt abgerufen im Mai 2024).

58 Villemure, C., Čeko, M., Cotton, V. A., Bushnell, M. C., »Insular cortex mediates increased pain tolerance in yoga practitioners«, in: *Cerebral Cortex*, 24 (10), 2014, Seite 2732-2740.

59 Porges, S., »Play as a neural exercise: Insights from the polyvagal theory«, 2015, abrufbar unter: https://www.legeforeningen.no/contentassets/6df47feea03643c5a878ee7b87a467d2/sissel-oritsland-vedlegg-til-presentasjon-porges-play-as-neural-exercise.pdf (zuletzt abgerufen im Mai 2024).

60 Porges, Seth, »The polyvagal perspective«, in: *Biological Psychology*, 2007, Seite 74.

61 Neale, D., Clackson, K., Georgieva, S., Dedetas, H., Scarpate, M., Wass, S., Leong, V., »Toward a neuroscientific understanding of play. A dimensional coding framework for analyzing infant–adult play patterns«, in: *Frontiers in Psychology*, 9, 2018, Artikel 273.

62 Gillath, O., Karantzas, G. C., Fraley, R. C., *Adult attachment. A concise introduction to theory and research*, Cambridge 2016.

63 Bowlby, J., *Bindung als sichere Basis. Grundlagen und Anwendung der Bindungstheorie*, München 2018.
64 Leblanc, É., Dégeilh, F., Daneault, V., Beauchamp, M. H., Bernier, A., »Attachment security in infancy. A study of prospective links to brain morphometry in late childhood«, in: *Frontiers in Psychology*, 8, 2017, Artikel 2141.
65 Bradshaw, J., *Homecoming. Reclaiming and Championing Your Inner Child*, New York 1992.
66 Ebenda.
67 Hazan, C., Shaver, P., »Romantic love conceptualized as an attachment process«, in: *Journal of Personality and Social Psychology*, 52 (3), 1987, Seite 511-524.
68 Carnes, P. J., *The Betrayal Bond. Breaking Free of Exploitive Relationships*, LaVergne 1997.
69 Ebenda.
70 Gottman, J., *Die sieben Geheimnisse einer glücklichen Ehe*, München 2014.
71 Gazipura, A., *Not Nice. Stop People Pleasing, Staying Silent and Feeling Guilty ... and Start Speaking Up, Saying No, Asking Boldly, and Unapologetically Being Yourself*, Tonic Books 2017.
72 Taylor, S., *The Leap. The Psychology of Spiritual Awakening*, Novato 2017.
73 Miller, L., Balodis, I. M., McClintock, C. H., Xu, J., Lacadie, C. M., Sinha, R., Potenza, M. N., »Neural correlates of personalized spiritual experiences«, in: *Cerebral Cortex*, 29 (6), 2019, Seite 2331-2338.
74 Lindsay Gibson, *Kalte Kindheit. Wie wir trotz unemotionaler Eltern Wärme im Leben finden*, München 2018, Seite 11.
75 Brown, S., *Play. How It Shapes the Brain, Opens the Imagination,and Invigorates the Soul*, New York 2010.
76 Lindsay Gibson, *Kalte Kindheit*, München 2018, Seite 9.
77 Lindsay Gibson, *Kalte Kindheit*, München 2018, Seite 18.
78 Taylor, Jill B., *Mit einem Schlag. Wie eine Hirnforscherin durch ihren Schlaganfall neue Dimensionen des Bewusstseins entdeckt*, München 2010.
79 »Loneliness and the workplace. Cigna takes action to combat the rise of loneliness and improve mental wellness in America«, *Cigna*, 23. Januar 2020, abrufbar unter: https://www.multivu.com/players/English/8670451-cigna-2020-loneliness-index/ (zuletzt abgerufen im Mai 2024)
80 Murthy, V. H., *Together. The Healing Power of Human Connection in a Sometimes Lonely World*, New York 2020.

81 Denworth, L., *Friendship. The Evolution, Biology, and Extraordinary Power of Life's Fundamental Bond, New York 2020.*

82 Antheunis, M. L., Valkenburg, P. M., Peter, J., »The quality of online, offline, and mixed-mode friendships among users of a social networking site« in: *Cyberpsychology. Journal of Psychosocial Research on Cyberspace*, 6 (3), 2012 Artikel 6.

83 Gottlieb, S., Keltner, D., Lombrozo, T., »Awe as a scientific emotion«, in: *Cognitive Science*, 42 (6), 2018, Seite 1-14.

84 Schwarzer Hirsch, *Das indianische Weisheitsbuch*, Bindlach 1994, Seite 161.

Stichwortverzeichnis

Personenregister